S. Ried · G. Schüler

Epilepsie

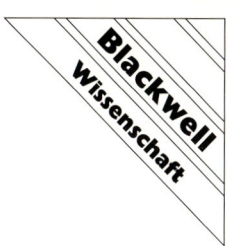

S. Ried · G. Schüler

Epilepsie

Vom Anfall bis zur Zusammenarbeit

2., durchgesehene Auflage

Blackwell Wissenschafts-Verlag Berlin · Wien 1997

Oxford · Edinburgh · Boston · London · Melbourne · Paris · Yokohama

Blackwell Wissenschafts-Verlag GmbH
Kurfürstendamm 57, D-10707 Berlin
Zehetnergasse 6, A-1140 Wien

Blackwell Science Ltd
Osney Mead, GB-Oxford, OX2 0EL
25 John Street, GB-London WC1N 2BL
23 Ainslie Place, GB-Edinburgh EH3 6AJ

Blackwell Arnette SA
224, boulevard Saint-Germain, F-75007 Paris

Blackwell Science, Inc.
Commerce Place, 350 Main Street
USA-Malden, MA 02148

Blackwell Science Pty Ltd
54 University Street, AUS-Carlton,
Victoria 3053

Blackwell Science Japan
290-2 Nase Totsuka, J-Yokohama

Adressen der Autorinnen:

Dr. med. Sibylle Ried
Schweizerische Epilepsie-Klinik
Bleulerstraße 60
CH-8008 Zürich

Gisela Schüler
Dipl. Sozialpädagogin (FH)
c/o Selbsthilfe von Anfallkranken
Zillestraße 102
D-10585 Berlin

Alle in der Legende mit einem Sternchen* versehenen Abbildungen wurden mit freundlicher Genehmigung der im Abbildungsnachweis genannten Autoren bzw. Verlage abgedruckt.

Gewährleistungsvermerk
Die Medizin ist eine Wissenschaft mit ständigem Wissenszuwachs. Forschung und Weiterentwicklung klinischer Verfahren erschließen auch gerade in der Pharmakotherapie veränderte Anwendungen. Der Verfasser dieses Werkes hat sich intensiv bemüht, für die verschiedenen Medikamente in den jeweiligen Anwendungen exakte Dosierungshinweise entsprechend dem aktuellen Wissensstand zu geben. Diese Dosierungshinweise entsprechen den Standardvorschriften der Hersteller. Verfasser und Verlag können eine Gewährleistung für die Richtigkeit von Dosierungsangaben dennoch nicht übernehmen. Dem Praktiker wird dringend empfohlen, in jedem Anwendungsfall die Produktinformation der Hersteller hinsichtlich Dosierungen und Kontraindikationen entsprechend dem jeweiligen Zeitpunkt der Produktanwendung zu beachten.

Die Deutsche Bibliothek – CIP Einheitsaufnahme
Ried, Sibylle: Epilepsie : vom Anfall bis zur Zusammenarbeit / S. Ried ; G. Schüler. – 2. durchges. Aufl. – Berlin ; Wien [u.a.] : Blackwell Wiss.-Verl., 1997
   ISBN 3-89412-315-X
NE: Schüler, Gisela:

© 2. Auflage 1997 Blackwell Wissenschafts-Verlag, Berlin · Wien
© 1. Auflage 1994 Blackwell Wissenschafts-Verlag, Berlin

ISBN 3-89412-315-X · Printed in Germany

Einbandgestaltung: Rudolf Hübler, Berlin
unter Verwendung einer Abbildung von
P. Lagerstein, Berlin
Herstellung: Goldener Schnitt, Sinzheim
Satz: Cicero Lasersatz, Dinkelscherben
Druck und Bindung: Druckhaus Aumüller, Regensburg

Gedruckt auf chlorfrei gebleichtem Papier

Geleitwort

Dieses Buch ist geschrieben für Betroffene, die an einer Epilepsie erkrankt sind, für ihre Angehörigen, ihre Freunde, für Mitglieder von Selbsthilfegruppen und für die professionellen Helfer. Die Autorinnen greifen den Appell auf, wie er unter anderem in der Denkschrift der Deutschen Forschungsgemeinschaft 1973 und im Bericht des Epilepsie-Kuratoriums 1985 zum Ausdruck kommt. Das unstrittig vorhandene Wissen um Vorbeugung, Diagnostik, Behandlung und Versorgung sowie berufliche und soziale Habilitation und Rehabilitation bei Epilepsie bedarf nach wie vor der von Engagement getragenen Verbreitung in einer auch dem Laien problemlos verständlichen Sprache. Information und Fortbildung sind die Grundvoraussetzungen für eine erfolgreiche integrative Arbeit in medizinischer und sozialer Hinsicht. Dabei ist zu betonen, daß das Spektrum der möglichen Ursachen, der klinischen Symptome, der Schwere des Verlaufs, der Folgen und Einschränkungen bei kaum einer anderen chronischen Erkrankung so außerordentlich breit gefächert ist. Der Tatsache, daß jeder Mensch mit einer Epilepsie ein individuelles von den jeweils für ihn zutreffenden Gegebenheiten bestimmtes Schicksal hat und es „den Epileptiker" nicht gibt, tragen die Autorinnen in besonderer Weise Rechnung. Sie tun dies aus der Erfahrung langjähriger sozialarbeiterischer und ärztlicher Arbeit an einer Klinik, deren Krankheitsverständnis und Stil von Herrn Prof. Dr. Dieter Janz geprägt und getragen wurde.

Berlin, im November 1993   Gertrud Beck-Mannagetta

Vorwort zur zweiten, durchgesehenen Auflage

Mit Freude haben wir vielen Reaktionen, Mitteilungen und Briefen entnehmen können, daß dieses Buch von Patienten, ihren Angehörigen und Freunden, interessierten Laien, aber auch von Fachkollegen, als gut verständliche, das Wesentliche erfassende, hilfreiche Informationsquelle aufgenommen wurde, die nicht nur Fragen beantwortet, sondern auch weiterführende Anregungen vermittelt.

Das Konzept, sich nicht nur mit medizinischen Aspekten wie Grundlagen, Diagnose und Behandlung der Epilepsien, sondern auch mit sozialen Aspekten wie Schule, Ausbildung, Arbeitswelt und Mobilität auseinanderzusetzen und hier auch Wege der Zusammenarbeit zwischen den Betroffenen, ihren Helfern sowie diesen untereinander aufzuzeigen, ist von vielen Lesern sehr positiv aufgenommen worden. Der Nachteil ist allerdings, daß viele Informationen und Hinweise, die im Abschnitt „Soziale Aspekte" gegeben werden, für die Leser in der Schweiz und in Österreich nicht zutreffen, da sie auf der in Deutschland geltenden Sozialgesetzgebung beruhen. Deshalb wurde eine spezielle österreichische und eine Ausgabe für die Schweiz erstellt; beide sind im Laufe des Jahres 1996 erschienen. Der medizinische Teil bezüglich der Antiepileptika wurde darin aktualisiert und der soziale Teil entsprechend den Gegebenheiten in Österreich bzw. der Schweiz vollständig neu geschrieben und aktuelle Adressenlisten zusammengestellt.

Für die jetzt vorliegende zweite, durchgesehene Auflage der deutschen Ausgabe wurde der aktualisierte medizinische Teil der schweizerischen und österreichischen Ausgabe übernommen. Der Abschnitt „Soziale Aspekte" wurde bezüglich der Empfehlungen zur Beurteilung beruflicher Möglichkeiten von Menschen mit Epilepsie, dem Schwerbehindertengesetz und der Pflegeversicherung überarbeitet; ebenso wurde der gesamte Adressenteil aktualisiert.

Zusätzlich zu all denen, die uns bei der Entstehung der ersten deutschen Auflage geholfen haben, gilt unser Dank besonders Frau Ludmilla Goertz, die wiederum die vielfältigen Schreibarbeiten für die Erstellung des neuen Manuskriptes durchführte, sowie der Lektorin Frau Dr. Tina Schubert vom Blackwell Wissenschafts-Verlag für ihre engagierte Mitarbeit. Der Firma Hoechst Marion Roussel danken wir für die auch bei dieser durchgesehenen Auflage der deutschen Ausgabe geleistete Unterstützung.

Zürich und Berlin, Dezember 1996

Sibylle Ried
Gisela Schüler

Vorwort

Dieses Buch ist aus der täglichen Zusammenarbeit mit Menschen, die an einer Epilepsie erkrankt sind, entstanden. Für sie haben wir dieses Buch geschrieben, aber auch für ihre Angehörigen, ihre Freunde und für alle, die sich beruflich um Epilepsiepatienten bemühen. Darüber hinaus möchten wir auch all die ansprechen, die sich aus den unterschiedlichsten Gründen für diese Krankheit interessieren. Sei es, daß sie einen Mitarbeiter mit einer Epilepsie haben, daß sie als Lehrer Betroffene unterrichten, als Politiker gesundheitspolitische Entscheidungen treffen oder einfach einen Menschen kennen, der an einer Epilepsie erkrankt ist und dessen Behinderung sie besser verstehen wollen. Zudem soll das Buch mithelfen, der Krankheit Epilepsie das Geheimnisvolle zu nehmen und so durch Aufklärung Vorurteile abzubauen.

Dieses Buch informiert – für alle verständlich – über Epilepsie und zeigt Wege der Zusammenarbeit zwischen den Betroffenen und ihren Helfern sowie diesen untereinander auf. Denn die erfolgreiche Behandlung und Besserung einer Epilepsie kann nur auf der Basis einer weitgreifenden, vertrauens- und verständnisvollen Zusammenarbeit gelingen. Deshalb auch der Untertitel unseres Buches: „Vom Anfall bis zur Zusammenarbeit".

Der medizinische Teil gliedert sich in Grundlagen, Diagnose und Behandlung der Epilepsie. Die Kapitel über Diagnose und Behandlung informieren nicht nur über den heutigen Wissensstand, sondern zeigen dem Patienten und seinen Angehörigen auch, wie und wann die aktive Mitarbeit im Bemühen um eine richtige Diagnose und eine erfolgreiche Behandlung erforderlich ist.

Im Abschnitt „Soziale Aspekte" geht es um Schule, Ausbildung, Arbeitswelt und Mobilität unter Berücksichtigung der einschlägigen Sozialgesetze. Die Betroffenen werden auch hier zur aktiven Mitarbeit ermutigt.

Um dem Leser in der Vielzahl der Informationen die Orientierung zu erleichtern, finden sich am Seitenrand Marginalien und am Ende einzelner Abschnitte Merkkästchen, in denen die wichtigsten Informationen noch einmal zusammengefaßt sind.

Im Anhang des Buches werden Fachausdrücke in einem Glossar erklärt. In Adressenlisten sind Einrichtungen genannt, bei denen Epilepsiepatienten Informationen und Unterstützung erhalten können.

Allen, die uns beim Entstehen dieses Buches geholfen haben, gilt unser Dank:
Zunächst einmal den Epilepsiepatienten, denen wir in der täglichen Arbeit begegnet sind. Aus der Zusammenarbeit mit ihnen haben wir viel

gelernt. Viele Kollegen haben uns all die Jahre bei unserer Arbeit
unterstützt. Mein besonderer Dank (S. Ried) gilt meinen beiden Lehrern in der Epileptologie, Herrn Prof. Dr. M. Egli (Zürich) und Herrn
Prof. Dr. D. Schmidt (Berlin). Dem Medizin-Soziologen Herrn R. Thorbecke (Bielefeld/Bethel) sei von G. Schüler für die langjährige Zusammenarbeit am Universitätsklinikum Rudolf Virchow (Berlin) gedankt.
Wir danken Frau M. Müller für die umfangreichen Schreibarbeiten bei
der Erstellung des Manuskriptes, Frau Prof. Dr. B. Heinz für die Anfer-
tigung der Cartoons, Herrn P. Lagerstein für den Entwurf und die
Ausführung der Grafiken und Frau Dr. A. Hecker (Lobetal) für die
kritische Durchsicht des Manuskriptes. Unser Dank gilt dem Blackwell
Wissenschafts-Verlag, besonders der Lektorin Frau Dr. A. Jaensch und
dem Verleger Herrn Dr. A. Bedürftig, für ihre anregende Unterstützung und Aufgeschlossenheit, die sie dem Buch – von der Idee bis zur
Fertigstellung – entgegenbrachten. Die Firma Marion Merrell Dow
unterstützte von einem sehr frühen Stadium an das Entstehen dieses
Buches.

Albert Einstein bemerkte einmal, daß der Fortschritt im Austausch
des Wissens liegt. In diesem Sinne bitten wir die Leser um Zusammenarbeit, indem sie uns Kritik und Anregungen zu diesem Buch mitteilen.

Berlin, im Dezember 1993   S. Ried
                                                             G. Schüler

Inhaltsverzeichnis

3. Behandlung

Soziale Aspekte

4. Schule – Ausbildung

5. Arbeitswelt

Medizinische Aspekte

1. Grundlagen

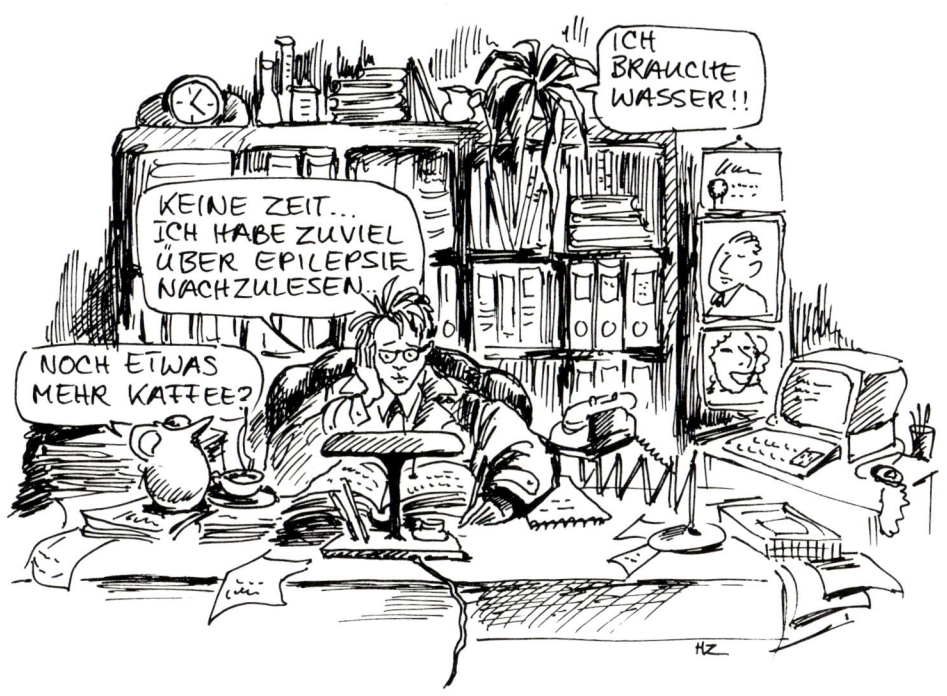

„Nur ein Anfall" oder Epilepsie?

Von einer Epilepsie darf erst dann gesprochen werden, wenn epileptische Anfälle spontan wiederholt auftreten. Ein einzelner epileptischer Anfall muß nicht der Beginn einer Epilepsie sein und erlaubt somit noch nicht die Diagnose: Epilepsie. Dazu gehören neben den wiederholt spontan auftretenden epileptischen Anfällen unter anderem auch noch Angaben zur Ursache, zur Altersbindung und zum Verlauf.

Ein epileptischer Anfall ist keine Krankheit, sondern ein Krankheitszeichen (Symptom). Ebenso wie Kopfschmerz ein Symptom ist, das die unterschiedlichsten Ursachen haben kann, ist ein epileptischer Anfall ein Symptom, das durch verschiedene Erkrankungen des Gehirns hervorgerufen sein kann. Ferner kann jeder Mensch unter außergewöhnlichen Bedingungen wie zum Beispiel starke Unterzuckerung, nach langjährigem Alkoholkonsum als Alkoholentzugsanfall, im Kindesalter bei hohem Fieber einen epileptischen Anfall bekommen. Da das Auftreten dieser Anfälle immer an eine ganz bestimmte auslösende Gelegenheit, nämlich eine akute Beeinträchtigung des Gehirns, gebunden ist, spricht man von Gelegenheitsanfällen.

Gelegenheitsanfall

Die häufigste Form der Gelegenheitsanfälle im Kleinkindalter sind die Fieberkrämpfe, im Erwachsenenalter die Alkoholentzugsanfälle. Selbstverständlich ist nicht jeder, der ab und zu ein oder zwei Gläser Wein oder Bier trinkt, gefährdet. Alkoholentzugsanfälle treten vor allem bei den Menschen auf, die über längere Zeit regelmäßig größere Mengen Alkohol trinken oder aufgrund einer mittlerweile entstandenen Abhängigkeit trinken müssen. Hören sie plötzlich mit dem Trinken auf, können Entzugsanfälle auftreten. Die Menge Alkohol, die solche Entzugsanfälle auslöst, variiert von Mensch zu Mensch. Auch bestimmte Medikamente und Drogen wie Heroin, Kokain etc. können beim Weglassen Entzugsanfälle hervorrufen. Für sämtliche Gelegenheitsanfälle gilt, daß sie nicht verharmlost werden dürfen und ihre Ursache schnell geklärt werden muß.

Fieberkrampf
Alkoholentzugsanfall

Etwa jeder hundertste Mensch ist an einer Epilepsie erkrankt. Interessanterweise gibt es keine

Unterschiede bezüglich der Häufigkeit der Erkrankung bei den unterschiedlichen Rassen und Völkern. Rund 800 000 Menschen leiden z. B. in Deutschland an einer Epilepsie. Sie ist also keineswegs selten, sondern tritt ungefähr genauso häufig auf wie die Zuckerkrankheit (Diabetes mellitus).

Weitaus mehr Patienten aber, nämlich etwa fünfmal so viele, erleiden in ihrem Leben mindestens einmal einen epileptischen Anfall; bezogen auf Deutschland sind das etwa vier Millionen Menschen. Umgekehrt gesagt: Jeder Fünfte entwickelt eine Epilepsie, das heißt, daß bei ihm nach dem ersten Anfall noch weitere epileptische Anfälle auftreten werden, ohne daß jeweils ein bestimmter Auslöser oder eine andere auslösende Erkrankung vorhanden ist. Bei der weitaus größeren Gruppe (80 %) der Menschen, die mindestens einmal in ihrem Leben einen epileptischen Anfall erleiden, liegt also nicht die Krankheit Epilepsie vor. Sie bekommen einen Anfall aufgrund eines gut nachweisbaren Auslösers und können das Auftreten weiterer Gelegenheitsanfälle verhindern, indem sie künftig versuchen, den Auslöser auszuschalten.

> *Ein epileptischer Anfall ist keine Krankheit, sondern ein Krankheitszeichen. Ein einzelner epileptischer Anfall muß nicht der Beginn einer Epilepsie sein. Von einer Epilepsie wird erst dann gesprochen, wenn epileptische Anfälle spontan wiederholt auftreten. Etwa jeder 100. Mensch ist an einer Epilepsie erkrankt. Etwa jeder 25. Mensch erleidet in seinem Leben mindestens einen oder mehrere epileptische Anfälle (Gelegenheitsanfälle), ohne an Epilepsie erkrankt zu sein.*

Wie kommt ein epileptischer Anfall zustande?

Schon der griechische Arzt und Philosoph Hippokrates (460–377 v. Chr.) nahm bei einer Epilepsie den Ort der Störung im Gehirn an. Das menschliche Gehirn ist sehr kompliziert aufgebaut; es besteht aus vielen Milliarden Nervenzellen, Neurone genannt, und aus Stützgewebe. Die Nervenzellen besitzen neben einem Körper (Soma) Ausläu-

Nervenzelle (Neuron)

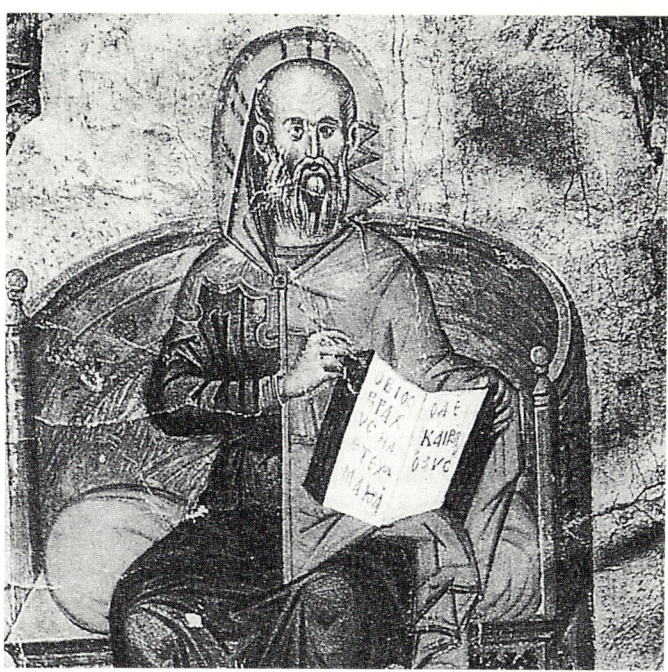

Abb. 1. *Der griechische Arzt und Philosoph Hippokrates (460 – 377 v. Christus).**

fer (Dendriten) und Fortsätze (Axone), über die sie alle miteinander verbunden sind. Das weitverzweigte Telefonnetz einer Großstadt wie Berlin wirkt wie ein Nichts im Vergleich zum komplizierten Verschaltungsplan der Nervenzellen des menschlichen Gehirns.

Alles Denken, Handeln und Fühlen geht vom Gehirn aus und wird von dort gesteuert. Konkret bedeutet das, daß etwa zum Ausüben einer Tätigkeit wie Gehen die dafür verantwortlichen Nervenzellen kontrolliert und geregelt arbeiten: Sie entladen sich, während die anderen Nervenzellen, die zum Beispiel das Zugreifen mit den Händen oder das Sprechen steuern, nicht arbeiten, d. h. gehemmt sind. Die Weitergabe von Erregung bzw. Hemmung zwischen den Nervenzellen wird über chemische Stoffe vermittelt, die im Endbereich der Fortsätze (Axone) freigesetzt und von den Ausläufern (Dendriten) benachbarter Zellen aufgenommen werden.

Erregung
Hemmung

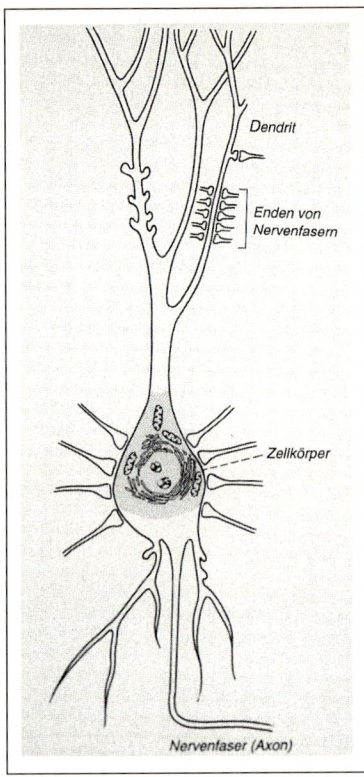

Abb. 2. *Aufbau einer Nervenzelle (Neuron).*

Neurotransmitter

GABA (Gammaamino-
buttersäure)

Glutamat
Aspartat

Ein Großteil dieser chemischen Überträgerstoffe (Neurotransmitter) ist heute bereits bekannt. Die hemmend wirkenden Nervenzellen geben eine chemische Substanz ab, die GABA (Gammaaminobuttersäure) genannt wird, die erregend wirkenden Nervenzellen geben mehrere chemische Substanzen weiter, die wichtigsten sind Glutamat und Aspartat. Beim Gesunden ist die Tätigkeit der Milliarden von Nervenzellen genau abgestimmt, das Zusammenspiel von erregenden und hemmenden Nervenzellen verläuft ungestört. Beim Epilepsiekranken hingegen ist es zum Zeitpunkt des Anfalls zu einem Ungleichgewicht zwischen Hemmung und Erregung gekommen. Plötzlich entladen sich viele Nervenzellen gleichzeitig und lösen einen Anfall aus. Ob letztlich eine vermehrte Erregung oder eine verminderte Hemmung der Nervenzellen zum epileptischen Anfall führt – diese Frage ließ sich noch nicht klären.

Nochmals soll betont werden, daß es im Gehirn jedes Menschen bei genügend starken Reizen, etwa Alkoholentzug, zu diesem Ungleichgewicht zwischen Hemmung und Erregung und damit zu einem epileptischen Anfall kommen kann. Bei Säuglingen und Kleinkindern scheint das Zusammenspiel der Nervenzellen noch wesentlich störanfälliger zu sein, so daß schon bei Fieber epileptische Anfälle auftreten können. Je nach betroffenem Gehirngebiet geht die Kontrolle über bestimmte Körperfunktionen vorübergehend verloren. Entsprechend unterschiedlich fallen die Anfallssymptome aus: Bewußtseinsverlust, Verwirrtheit, Verkrampfungen der Muskulatur, unkontrollierte oder ziellose Körperbewegungen, unkontrollierbare sprachliche Äußerungen usw. Gewöhnlich ist das Gehirngebiet mit den übererregbaren Nervenzellen so klein, daß es die Funktion des Gehirns nicht stört. Daher sind die meisten Epilepsiepatienten, abgesehen von ihren Anfällen, ganz gesund. Sie denken, fühlen, empfinden und bewegen sich wie jeder Gesunde.

Anfallssymptome

> *Jedem epileptischen Anfall liegt eine Funktionsstörung des Gehirns zugrunde. Das Zusammenspiel zwischen erregenden und hemmenden Nervenzellen ist vorübergehend gestört. Im Gehirn jedes Menschen kann es bei genügend starken Reizen zu einem epileptischen Anfall kommen.*

Ursachen für eine Epilepsie

Bei etwa der Hälfte der Patienten bleibt die Ursache ihrer Epilepsie unbekannt. Bei diesen Patienten läßt sich trotz ausführlicher neurologischer Untersuchung, mehrfacher Kontrolle des EEG (Elektroenzephalogramm = Kurve der Hirnströme) und Einsatz modernster radiologischer Untersuchungsmethoden (s. S. 67) kein Hinweis auf eine Erkrankung des Gehirns finden. Man spricht dann von einer idiopathischen Epilepsie. Vermutlich liegen dieser Form der Epilepsie noch unbekannte chemische Veränderungen im Gehirn zugrunde.

idiopathische Epilepsie

Kann man die Erkrankung oder Schädigung des Gehirns, die zu der Epilepsie führte, nachweisen

symptomatische
Epilepsie

Hirnentwicklungs-
störungen

Stoffwechselstörungen

Hirntumor

Schlaganfall

Verletzungen
Entzündungen

posttraumatische
Epilepsie

oder zumindest sehr wahrscheinlich machen, spricht man von einer symptomatischen Epilepsie. Sehr häufig handelt es sich um schädigende Einflüsse, die das Gehirn während seiner Entwicklung, also bereits vor der Geburt, während der Geburt oder in den ersten Lebensjahren treffen: Schwere Erkrankungen der Mutter während der Schwangerschaft, die zu Hirnentwicklungsstörungen beim Fetus führen, Sauerstoffmangel unter der Geburt, zum Beispiel durch Umschlingung mit der Nabelschnur, oder angeborene Stoffwechselstörungen des Gehirns. Da einige der Stoffwechselstörungen bei rechtzeitiger Diagnose heilbar sind, ist eine frühzeitige Klärung notwendig.

Solche frühen Schädigungen des Gehirns führen häufig zu einem Erkrankungsbeginn in den ersten zwanzig Lebensjahren. Beginnt eine Epilepsie jenseits des 25. Lebensjahres, sind Hirntumoren die häufigste Ursache. Manchmal sind Anfälle erstes Anzeichen für einen Gehirntumor. Epilepsien bei älteren Menschen treten häufig nach Schlaganfällen auf. Die Ursache einer Epilepsie und das Erkrankungsalter hängen also oft zusammen. Zwischen der Erkrankung des Gehirns und dem Ausbruch der Epilepsie können jedoch manchmal auch viele Jahre liegen. Verletzungen und entzündliche Erkrankungen des Gehirns führen zudem oft auch ganz altersunabhängig zu einer Epilepsie. Hirnentzündungen können als Folge von Infektionskrankheiten auftreten, zum Beispiel bei Mumps, Masern oder Herpes. Mit steigenden Unfallziffern, vor allem durch Unfälle im Straßenverkehr, nimmt auch die Zahl der durch Schädelhirnverletzungen verursachten Epilepsien zu (posttraumatische Epilepsie).

In den meisten Fällen gilt: Der Erkrankung liegt kein fortschreitendes Hirnleiden ursächlich zugrunde, vielmehr ist die Narbe einer längst abgelaufenen Hirnerkrankung für das Auftreten der epileptischen Anfälle verantwortlich. Bei den Epilepsien mit fokalen Anfällen (s. S. 34) wird wesentlich häufiger als bei denen mit generalisierten Anfällen (s. S. 37) eine Erkrankung des Gehirns gefunden. Zur Behandlung jeder Epilepsie gehört daher eine sorgfältige Klärung der Ursache.

Oft sind die Patienten und ihre Angehörigen enttäuscht und irritiert, wenn trotz umfangreicher Untersuchungen die Ursache der Epilepsie nicht gefunden wird. Sie sollten sich aber sagen: Erst einmal ist die Nachricht, daß kein Hirntumor, keine Blutung, keine Entzündung oder sonstige Erkrankung des Gehirns gefunden werden konnte, ein Grund zum Aufatmen. Eine erfolgreiche Behandlung ist damit ja keineswegs ausgeschlossen. Nur ganz speziell auf genau bekannte Ursachen zugeschnittene Therapien (kausale Therapien), zum Beispiel Operationen, Antibiotikabehandlung, Ernährungsvorschriften bei nachgewiesenen Stoffwechselstörungen usw., scheiden dann aus. Man wird statt dessen eine rein symptomatische Therapie wählen, nämlich Einnahme von anfallshemmenden Medikamenten (Antiepileptika) und Vermeidung anfallsauslösender Situationen.

Unter symptomatischer Therapie einer Krankheit versteht man das Bemühen, das Auftreten der Symptome der Krankheit zu vermindern, im Falle einer Epilepsie also das Auftreten epileptischer Anfälle. Auch wenn die Ursache einer Epilepsie nicht bekannt ist, können Antiepileptika wirken. Das Vermeiden anfallsauslösender Faktoren ist immer angezeigt. Zum anderen sollte die Suche nach der Ursache einer Epilepsie bei keinem Patienten – vor allem, wenn er nicht anfallsfrei wird – zu keinem Zeitpunkt aufgegeben werden. Daher müssen bestimmte Untersuchungen wie zum Beispiel EEG, Blutanalysen, Computertomographie und Kernspintomographie zuweilen wiederholt werden.

kausale Therapie

symptomatische Therapie

Antiepileptika

anfallsauslösende Faktoren

Zur Behandlung jedes Epilepsiepatienten gehört die sorgfältige Klärung der Ursache seiner Epilepsie. Häufigste Ursachen sind: Sauerstoffmangel unter der Geburt, Stoffwechsel- und Entwicklungsstörungen des Gehirns, Hirntumoren, Hirnblutungen, Entzündungen und Verletzungen des Gehirns.

Die Suche nach der Ursache der Epilepsie soll zu keinem Zeitpunkt aufgegeben werden. Bei etwa der Hälfte der Patienten bleibt dennoch die Ursache ihrer Epilepsie unbekannt.

75 Prozent aller Epilepsien beginnen vor dem 20. Lebensjahr.

Obwohl eine Epilepsie, wie bereits erklärt, in jedem Lebensalter erstmals auftreten kann, beginnen 75 Prozent aller Epilepsien vor dem 20. Lebensjahr, also vorwiegend im Kindes- und Jugendalter.

Ist Epilepsie eine Erbkrankheit?

erworbene
Hirnschädigung

angeborene
Bereitschaft

Epilepsie ist keine Erbkrankheit im engeren Sinn. Aber: Bei der Entstehung einer Epilepsie spielen zwei Ursachen die Hauptrolle: erworbene Hirnschädigung und angeborene Bereitschaft für epileptische Anfälle. Es wird also, wenn überhaupt, nicht die Art der Anfälle an die Nachkommen weitergegeben, sondern die Neigung, Anfälle zu bekommen. Die erworbene Hirnschädigung überwiegt aber als Ursache einer Epilepsie bei weitem die angeborene Bereitschaft, wobei diese beiden Faktoren freilich nicht immer streng zu trennen sind. Patienten mit angeborener Epilepsiebereitschaft werden auf geringfügigere Hirnschädigungen mit epileptischen Anfällen reagieren als Patienten, die diese angeborene Veranlagung (Disposition) nicht haben. Bei rund sieben Prozent aller Epilepsiepatienten spielt wahrscheinlich die angeborene Bereitschaft eine Hauptrolle. Sie haben nähere oder fernere Verwandte, die entweder ebenfalls an einer Epilepsie erkrankt sind oder Gelegenheitsanfälle hatten. Diese „Epilepsien mit familiärer Belastung" verlaufen im allgemeinen milde mit guten Behandlungsaussichten.

Dennoch kann auch bei diesen Fällen nicht einfach von einer Erbkrankheit gesprochen werden. Da die Veranlagung zur Epilepsie durch verschiedene, bislang nicht näher bekannte Gene (Träger der Erbinformationen) weitergegeben wird, ist ein strenger Erbgang wie etwa bei der Bluterkrankheit nicht nachweisbar. Das Vererbungsrisiko bei diesen

„familiäre Epilepsie"

„familiären Epilepsien" kann nur geschätzt werden und hängt auch von der Art der Epilepsie ab; dabei ist das Risiko im allgemeinen höher, wenn die Eltern an einer generalisierten als an einer fokalen Epilepsie (s. S. 33) erkrankt sind. Bei einem sporadischen „Fall" beträgt es zum Beispiel für die Nachkommen und die Geschwister des Patienten zwei bis fünf Prozent. Sollten weitere Familienmitglieder

erkrankt sein, liegt das Vererbungsrisiko etwas
höher – bei bis zu zehn Prozent – vorausgesetzt, der
andere Elternteil hat keine Epilepsie oder Disposition dazu. Sind hingegen beide Eltern an einer Epilepsie erkrankt, liegt das Risiko für das Kind bei
etwa zehn bis zwölf Prozent. Umgekehrt gesagt:
Rund 90 Prozent der Kinder von Eltern, die an   Vererbungsrisiko
einer Epilepsie erkrankt sind, bleiben ohne Epilepsie.
Nur bei sehr wenigen Patienten tritt die Epilepsie
im Rahmen eines eigentlichen Erbleidens auf.
Außerdem steht bei ihnen in der Regel nicht die
Epilepsie im Vordergrund: Sie leiden vielmehr an
Krankheiten, die häufig nicht nur das Gehirn, sondern auch andere Organe betreffen. Neben epileptischen Anfällen liegen bei ihnen vielfältige Krank-
heitserscheinungen wie Entwicklungsverzögerung,
neurologische Ausfälle, Funktionsstörungen anderer Organe vor. Je nach Erkrankung ist dann
anhand des bekannten Erbgangs das Wiederholungsrisiko genau kalkulierbar.
Für jeden Patienten ist also die genaue Epilepsiediagnose wichtig, damit er sich zuverlässig über das
Risiko einer Vererbung informieren kann. Dafür
stehen humangenetische Beratungsstellen oder   humangenetische
Epilepsieambulanzen (s. S. 129) zur Verfügung.   Beratungsstellen

---

*Epilepsie ist keine Erbkrankheit im engeren Sinne. Nur bei
wenigen Patienten (rund 7 Prozent) spielt die angeborene
Bereitschaft eine Hauptrolle bei der Entstehung ihrer Epilepsie.*

Anfallsauslösende Faktoren

Faktoren, die bei einem Patienten Anfälle auslösen,
dürfen nicht mit der Epilepsieursache verwechselt
werden. Die meisten epileptischen Anfälle ereignen
sich ohne Auslöser ganz plötzlich. Dennoch spielt
das Herausfinden und damit das künftige Vermei-
denkönnen von anfallsauslösenden Faktoren eine
wichtige Rolle bei der erfolgreichen Behandlung
einer Epilepsie. Dabei müssen der Patient und
seine Angehörigen den Arzt voll unterstützen.

individuelle
Anfallsauslöser

Wenigstens zu Beginn der Erkrankung empfiehlt sich neben einem Anfallskalender ein Protokoll der jeweiligen Begleitumstände der Anfälle. Dies sollte vom Patienten geschrieben werden; wenn dies nicht möglich ist, dann von einem Angehörigen oder Betreuer. Ein solches Protokoll hilft häufig, anfallsprovozierende Faktoren, auf die man sonst so ohne weiteres gar nicht käme, zu entdecken. Neben den seltenen individuellen Anfallsauslösern, die häufig erst durch aufmerksame Eigen- oder Fremdbeobachtung erkannt werden, gibt es anfallsauslösende Faktoren, die bei vielen Patienten auftreten und die durchaus vermeidbar sind: unregelmäßige Einnahme oder Weglassen der Antiepileptika, gestörter Schlaf-Wach-Rhythmus, Alkoholgenuß. Sehr wichtig ist die Vermeidung der Kombination mehrerer dieser Faktoren.

Der Arzt als Partner des Patienten bei der Behandlung der Epilepsie steht beim Gespräch über mögliche auslösende Faktoren vor einem Problem: Er will den Patienten einerseits wirksam beraten, ihn aber andererseits so wenig wie möglich durch Vorschriften „gängeln". Für den Umgang und das Zurechtkommen mit seiner Erkrankung braucht der Patient aber das offene Gespräch mit dem behandelnden Arzt über Faktoren, die die Krankheit beeinflussen. Letztlich wird der Patient in der Regel mehr durch die Anfälle eingeschränkt als durch das Einhalten ausführlich besprochener Verhaltensweisen.

Unregelmäßige Einnahme oder Weglassen der Antiepileptika

Status epilepticus

Erfolgreiche medikamentöse Behandlung setzt regelmäßige Tabletteneinnahme voraus, da nur so ein konstanter Wirkspiegel der Antiepileptika im Blut erreicht wird. Das plötzliche Weglassen der Antiepileptika kann einen epileptischen Anfall oder auch mehrere Anfälle bis hin zu einem lebensbedrohlichen Status epilepticus (Auftreten mehrerer Anfälle schnell hintereinander, ohne daß sich der Patient zwischen den Anfällen erholt; s. S. 157) auslösen. Manchmal genügt schon die Nachlässigkeit an einem einzigen Tag, um einen Anfall zu provozieren. Kleinere zeitliche Verschiebungen der

Tabletteneinnahme von bis zu einer Stunde spielen hingegen keine Rolle. Wichtig ist jedoch die Einnahme der vollständigen Gesamttagesdosis. Bei den meisten Antiepileptika läßt sich heute die Tagesdosis auf zwei Einzeldosen morgens und abends beschränken, so daß eine Einnahme mittags, die am ehesten vergessen wird, entfällt. Sobald man merkt, daß man die letzte Tabletteneinnahme vergessen hat, sollte man sie sofort nachholen.

Fällt einem erst am Abend ein, daß man die morgendliche Tabletteneinnahme vergaß, kann man bei den meisten Antiepileptika die gesamte Tagesdosis ausnahmsweise auf einmal nehmen. Eventuelle vorübergehende Nebenwirkungen wie Müdigkeit, Schwindel usw. muß man dann einmal in Kauf nehmen. Am besten bespricht man solche Fälle im voraus mit dem behandelnden Arzt. Es gibt auch Erinnerungshilfen, zum Beispiel einen Tagesdispenser (Dosierungsschachtel für einen Tag), oder besser noch einen Wochendispenser. Manchmal hilft auch einfach ein kleiner Zettel an der Innenseite der Wohnungstür oder auf dem Nachttisch mit der Frage: „Tabletten?" Beim morgendlichen Verlassen der Wohnung oder vor dem Zubettgehen erinnert man sich so selbst noch einmal an die Tabletteneinnahme. Ein Patient, der mit der Einnahme der Medikamente oder der Vertei-

Tagesdispenser
Wochendispenser

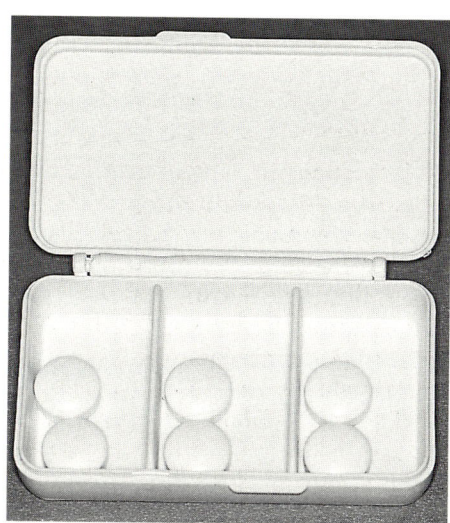

Abb. 3. *Erinnerungshilfe zur regelmäßigen Tabletteneinnahme: morgens, mittags, abends (Tagesdispenser).*

lung der Einzeldosen nicht einverstanden ist – er fürchtet vielleicht zu viele Nebenwirkungen – muß das unbedingt mit seinem behandelnden Arzt besprechen; niemals sollte er die Tabletten eigenmächtig absetzen oder die Einnahme umverteilen.

Unregelmäßiger Schlaf-Wach-Rhythmus

Einschlaf- und Aufwachzeit

Alle Epilepsiepatienten und ganz besonders Patienten mit einer idiopathischen generalisierten Epilepsie (s. S. 37) brauchen sehr geregelten Schlaf. Größere Schwankungen der Einschlaf- und Aufwachzeiten sind nicht ratsam. Schon wenige Stunden späteres Einschlafen kann bei manchen Patienten am anderen Morgen zu einem Anfall führen. Längeres Ausschlafen kann diesen Anfall dann meist nicht verhindern, ja es schadet eher, weil der Schlaf-Wach-Rhythmus dadurch noch weiter in Unordnung gerät. Nicht die Zahl der geschlafenen Stunden ist so sehr ausschlaggebend; es zählt vor allem die Regelmäßigkeit des Einschlafens und Aufwachens. Wenn dann noch am Abend Alkoholgenuß und womöglich obendrein eine Verzögerung der morgendlichen Tabletteneinnahme hinzukommen, summieren sich die anfallsauslösenden Faktoren dramatisch. Man sollte deshalb den Schlaf-Wach-Rhythmus nur ausnahmsweise um mehr als ein bis zwei Stunden schwanken lassen und dann besonders auf das Ausschalten weiterer Auslösefaktoren achten. Verschiebungen des Schlaf-Wach-Rhythmus ergeben sich häufig am Wochenende, von Freitagabend bis Montagmorgen. Zeigt der Anfallskalender eine deutliche Anfallshäufung an diesen Tagen, ist Schlafverschiebung offenbar ein Auslösefaktor. Auch Häufungen an anderen Tagen lassen sich manchmal damit erklären: So fand sich im Anfallskalender eines Patienten ein Mittwoch-Gipfel. Sehr wahrscheinliche Ursache: Einschlafverschiebung um mehrere Stunden durch Skatrunde am Dienstagabend.

Schichtarbeit

Flugreisen

Der Schlaf-Wach-Rhythmus ist für Epilepsiepatienten so wesentlich, daß etwa von Schichtarbeit dringend abgeraten werden muß. Auch Zeitverschiebungen bei Flugreisen können durch Störungen des gewohnten Schlaf-Wach-Rhythmus Anfälle auslösen. Lassen sich solche Flüge nicht vermeiden, sollte man – notfalls auch unter vorübergehender Einnahme von Schlaftabletten – seinen Schlaf-Wach-Rhythmus schnell an die örtlichen Tageszeiten anpassen.

Alkohol

Alkohol kann epileptische Anfälle auslösen. Freilich sind Wirkmenge, Wirkungsweise, Wirktempo von Patient zu Patient und von Situation zu Situation höchst unterschiedlich. Was in einem Fall ohne Schaden vertragen wird, reicht im anderen für das Auftreten von Anfällen, vor allem dann, wenn weitere Auslöser hinzutreten, etwa Schlafentzug oder verminderte Nahrungsaufnahme. Die Mechanismen, durch die Alkohol zu einem Auslösefaktor epileptischer Anfälle wird, sind vielfältig und bislang noch nicht gänzlich geklärt. Neben der direkten toxischen Wirkung des Alkohols auf das Gehirn spielt häufig auch das Absinken des erreichten Alkoholspiegels eine Rolle bei der Anfallsauslösung. Auch individuelle Gegebenheiten wirken dabei mit. Daher das sehr unterschiedliche Wirktempo: Manche Patienten erleiden sehr schnell nach Alkoholeinnahme einen epileptischen Anfall, andere erst am nächsten Tag.

Das Absinken des Alkoholspiegels ist sicher die Hauptursache für Alkoholentzugsanfälle bei chronischem Alkoholismus. Ferner ist zu beachten, daß Alkohol die möglichen Nebenwirkungen der Antiepileptika wie Müdigkeit, Konzentrationsstörungen, Doppeltsehen und Gleichgewichtsprobleme verstärken kann. Deswegen sollten Epilepsiepatienten Alkohol meiden oder nur in sehr kleinen Mengen trinken, nicht mehr als ein bis zwei Gläser Wein oder Bier am Tag. Merkt ein Patient, daß es bei ihm nach Genuß dieser kleinen Mengen Alkohol häufig zu Anfällen kommt, muß er ganz auf alkoholische Getränke verzichten. Die Erfahrung zeigt, daß Patienten der völlige Verzicht oft leichter fällt als die Disziplin, die dosiertes Trinken erfordert. Höherprozentige Alkoholika wie Schnaps oder Whisky sollten auf keinen Fall konsumiert werden.

Alkoholentzugsanfälle

Rauchen

Nikotin wirkt nicht anfallsauslösend. Dennoch ist vom Rauchen abzuraten, nicht nur, weil es ohnehin ungesund ist. Wenn ein Patient während des Rauchens einen Anfall erleidet und dabei allein ist, gefährdet er sich und seine Umgebung. Es kann zu Verbrennungen und Bränden kommen.

Andere mögliche anfallsauslösende Faktoren

Menstruation

Manche Epilepsiepatientinnen erleben einen zeitlichen Zusammenhang zwischen dem Auftreten ihrer Anfälle und der Menstruation. Nur sehr selten ist jedoch deshalb eine zusätzliche Behandlung mit Hormonpräparaten angezeigt.

Vollmond
Witterungseinflüsse

Noch keine Erklärung hat die Wissenschaft für die statistische Häufung von Anfällen bei Vollmond. Wissenschaftlich erwiesen ist hingegen, daß Witterungseinflüsse, zum Beispiel Fön, das Auftreten von Anfällen beeinflußt. Dies alles aber ist sozusagen höhere Gewalt, die hingenommen werden muß.

Häufig wird in der Sprechstunde gefragt, ob seelische Probleme Anfälle auslösen können. Darauf gibt es keine pauschale Antwort, zu individuell unterschiedlich werden Freude, Trauer, Angst erlebt. Festzustellen ist nur: Starke seelische Aufregungen lösen selten Anfälle aus. Wird ein solcher Zusammenhang dennoch beobachtet, sollte der Patient darüber in jedem Fall mit seinem Arzt sprechen. Die Zahl der Anfälle wird dann sicher zurückgehen, sobald der Patient seine Einstellung zu dem Problem oder seine Reaktionen auf Aufregungen ändern kann. Ist eine psychische Auslösung epileptischer Anfälle sehr wahrscheinlich, kann eine zusätzliche psychotherapeutische Behandlung sinnvoll sein. Auf jeden Fall gilt: Durchschnittliche psychische Belastung und geistige Tätigkeit mit erhöhter Konzentration wirken nicht anfallsauslösend. Etliche Patienten berichten im Gegenteil, daß ihre Anfälle fast ausschließlich am Feierabend oder am Wochenende, also in Phasen größerer Entspannung, auftreten.

unspezifische
Anfallsauslöser

Die bisher besprochenen Faktoren wie gestörter Schlaf-Wach-Rhythmus, unregelmäßige Tabletteneinnahme usw. sind unspezifische Auslöser epileptischer Anfälle. Werden jedoch Anfälle unmittelbar und wiederholt durch spezifische Reize, also durch Sinnesreize, ausgelöst, so spricht man von einer sensorisch ausgelösten Epilepsie oder auch von Reflexepilepsie. Die meisten Patienten haben daneben auch Spontananfälle, die ohne Auslösung durch den spezifischen Reiz auftreten. Am häufigsten sind die photogenen (durch Lichtreize) und die audiogenen (durch akustische Reize) Epilepsien.

Reflexepilepsie

Wiederholte Lichtreize können epileptische Anfälle auslösen. Solche kontrastreichen Hell-Dunkel-Reize gehen nicht nur vom Fernseher, von der Kinoleinwand oder von Computermonitoren aus, sie entstehen auch beim Fahren durch eine sonnenbestrahlte Baumallee oder entlang eines seitlich beleuchteten unterbrochenen Blendschutzes auf Autobahnen, beim Betrachten windbewegter Blätter eines Baumes, einer glitzernden Wasseroberfläche oder eines Schneefeldes. Auch in einer Diskothek ist man oft den ständigen Hell-Dunkel-Reizen der Lichtorgel ausgesetzt.

photogene Epilepsie

Wie kann man sich davor schützen? Im Freien hilft eine gut getönte Sonnenbrille bei Empfindlichkeit gegenüber Hell-Dunkel-Reizen. Beim Fernsehen lösen manchmal kaum registrierte Bildstörungen Anfälle aus. Zur Risikominderung ein paar Tips: Der Fernsehraum sollte gut beleuchtet sein; ein Farbfernseher ist vorzuziehen, da bei Schwarz-Weiß-Geräten die Kontraste stärker sind; möglichst großer Abstand zum Bildschirm verringert die Flackereffekte, die Fernbedienung hilft beim Abstandhalten. Ähnliche Vorsichtsmaßnahmen gelten auch für Videospiele, bei denen zudem im Eifer oft die dringend zu empfehlenden Pausen vergessen werden.

Hell-Dunkel-Reize
Fernsehen

Videospiel

Im Rahmen einer EEG-Untersuchung kann mit Provokationsmethoden festgestellt werden, ob eine Überempfindlichkeit gegenüber wiederholten Lichtreizen besteht und wie ausgeprägt sie ist. Der Patient muß vom Ergebnis dieser Spezialuntersuchung informiert werden, damit er die Höhe seines Risikos abschätzen kann. Bei Patienten, die auf Flimmer- oder Flackerlichtreizung im EEG einen abnormen Befund zeigen und die eine Bildschirmtätigkeit ausüben, ist es sinnvoll, unter Arbeitsplatz-

Bildschirm-Tätigkeit

bedingungen ein EEG abzuleiten. Nur wenn dabei im EEG epilepsiespezifische Potentiale vorkommen, was sehr selten ist, eignet sich der Patient nicht für diesen Arbeitsplatz. Das Betrachten kontrastreicher Gegenstände oder hellbeleuchteter Muster löst sehr

Leseepilepsie

viel seltener Anfälle aus. Auch Lesen provoziert in nur ganz seltenen Fällen einmal Anfälle.

audiogene Epilepsie

Akustische Reize wie überraschende Geräusche, plötzlich anschwellende Töne oder das Ende eines Dauertons können nur ausnahmsweise Anfälle auslösen. Und nur sehr wenige Epilepsiekranke bekommen beim Hören bestimmter Melodien oder

musiogene Epilepsie

Musikstücke – meist hat diese Musik dann eine sentimentale Bedeutung für den Patienten – einen Anfall.

taktile Reize

Sowohl taktile Reize durch Berührung eines umschriebenen Hautbezirkes, etwa am Arm oder

thermische Reize

im Gesicht, als auch thermische Reize, zum Beispiel durch Wasser einer bestimmten Temperatur, können sehr selten einmal Anfälle auslösen. Auch

Schreckreize

Schreckreize, zum Beispiel Telefonklingeln oder Zuknallen einer Tür, bewirken bei wenigen Patienten einen epileptischen Anfall. Dabei spielt es keine Rolle, welcher Art der Reiz ist, Auslösefaktor ist die Überraschung, das Erschrecken.

Neben den zahlreichen eben geschilderten Auslösefaktoren existiert noch eine ganze Anzahl weiterer. Und doch: Die Mehrzahl der epileptischen Anfälle ereignet sich spontan, ohne besonderen Auslöser. Das ändert nichts an dem Rat zu konsequenter Meidung der beobachteten möglichen Auslösefak-

---

Anfallsauslösende Faktoren und Ursache einer Epilepsie müssen unterschieden werden.
Die meisten epileptischen Anfälle ereignen sich ohne besonderen Auslöser.
Häufige Anfallsauslöser: Unregelmäßige Einnahme oder Weglassen der Antiepileptika, unregelmäßiger Schlaf-Wach-Rhythmus, Alkoholkonsum – Alkoholentzug, Menstruation, seelische Probleme – psychisches Ungleichgewicht.
In der Regel belasten die Anfälle den Patienten mehr, als es die Mühe tut, anfallsauslösende Faktoren zu meiden. Das Vermeiden anfallsauslösender Faktoren ist für die Behandlung einer Epilepsie genauso wichtig wie die regelmäßige Einnahme von Antiepileptika.

toren. Dazu muß der Patient sie kennen, und deswegen sollten er und seine Angehörigen über alle denkbaren Anfallsauslösungen, die von ihnen beobachtet werden, mit dem behandelnden Arzt sprechen, auch wenn ihnen die Vermutungen noch so abwegig erscheinen.

Epilepsie ist nicht gleich Grand mal

Beim Begriff Epilepsie denkt der Laie meist an den großen Krampfanfall, bei dem der Betroffene plötzlich bewußtlos wird, oft stürzt und sich die gesamte Muskulatur versteift, gefolgt von rhythmischen Zuckungen. Der große Krampfanfall, Grand mal genannt, ist jedoch nur eine von vielen Anfallsformen. Epilepsien äußern sich nicht nur in großen Krampfanfällen, sondern in Anfällen unterschiedlicher Art. Der Arzt braucht für seine Diagnose eine genaue Beschreibung der Anfälle. Dabei ist er auf die Darstellung der Angehörigen oder anderer Augenzeugen angewiesen, da er selbst nur in Ausnahmefällen die epileptischen Anfälle seiner Patienten beobachten kann. Videoaufzeichnungen bieten heute allerdings neue Möglichkeiten. Der Patient jedenfalls, der den Anfall zwar erleidet, in der Regel aber nicht oder nur bruchstückhaft erlebt, kann meistens wenig zur Anfallsbeschreibung beitragen.

Grand mal

Für eine Buchreihe wirbt ein Verlag mit dem Slogan „Man sieht nur, was man weiß". Das trifft in besonderer Weise auch auf die exakte Beobachtung und Schilderung eines Anfalls zu. Die wichtigsten Typen von Anfällen und Epilepsien zu kennen gehört zu den entscheidenden Voraussetzungen: Man unterscheidet heute auf Vorschlag der „Internationalen Liga gegen Epilepsie" zwei Einteilungsschemata (Klassifikationen): Eine für epileptische Anfälle und eine für Epilepsien. Diese Klassifikationen sind nicht starr, sie müssen immer neu dem Stand der wissenschaftlichen Erkenntnisse angepaßt werden. Die richtige Klassifikation der epileptischen Anfälle bzw. der Epilepsie eines Patienten ist eine Grundbedingung für seine erfolgreiche Behandlung.

Internationale Liga gegen Epilepsie

> Für die epileptischen Anfälle und die Epilepsien gibt es getrennte Klassifikationen.
> Die richtige Klassifikation der epileptischen Anfälle und der Epilepsie eines Patienten ist eine Grundbedingung für seine erfolgreiche Behandlung.
> Exakte Anfallsbeschreibungen sind deshalb sehr wichtig.

Epileptische Anfälle

Die Klassifikation der epileptischen Anfälle orientiert sich an zweierlei: Zum einen an der „Klinik", d. h. an den vom Patienten empfundenen und von ihm oder anderen beobachteten Anfallssymptomen. Das können zum Beispiel sein: Ein Kribbelgefühl in der rechten Hand, sichtbares Zucken des linken Beines, Versteifung aller Muskeln, unwillkürliche Kaubewegungen. Wie bereits erklärt, werden die epileptischen Anfälle durch eine vorübergehende abnorme Aktivierung von Gehirnzellen hervorgerufen. Der Ort der abnormen elektrischen Entladungen im Gehirn liefert den zweiten Anhaltspunkt für die Einteilung der Anfälle. Die Aufzeichnung der elektrischen Aktivität der Nervenzellen des Gehirns geschieht mittels EEG (Elektroenzephalogramm).

Elektroenzephalogramm (EEG)

Die beiden Klassifikationskriterien epileptischer Anfälle, die klinischen Anfallssymptome und die EEG-Veränderungen, gehören natürlich eng zusammen: Jeder Teil des Gehirns hat eine bestimmte Steuerungsaufgabe, zum Beispiel die Koordination bestimmter Muskelgruppen, die Leitung von Schmerzempfindungen, die Hervorbringung von Sprache. Kommt es nun beim Anfall zu einer abnormen elektrischen Entladung in einem bestimmten Hirnteil, so sind die klinischen Anfallssymptome abhängig von der Aufgabe des betroffenen Gebiets. Versorgt es zum Beispiel die Muskelgruppen des linken Beins, äußert sich das im Anfall durch Versteifen und/oder Zucken des linken Beins. Umgekehrt läßt sich aus dem Anfallssymptom „Zucken des linken Beins" darauf schließen, daß es in dem entsprechenden Areal des Gehirns zu abnormen Entladungen gekommen ist. Man unterscheidet zwei Gruppen von epileptischen Anfällen: Fokale und generalisierte Anfälle.

Fokale Anfälle

Das Wort „Fokus" kommt aus dem Lateinischen und bedeutet „Brennpunkt, Herd". Fokale Anfälle werden also hervorgerufen von einer abnormen elektrischen Entladung von Gehirnzellen in einem mehr oder weniger begrenzten Areal des Gehirns, einem Herd. Die ersten klinischen Symptome eines Anfalls hängen davon ab, in welchem Areal des Gehirns die abnormen elektrischen Erregungen anfänglich auftreten. In der Beobachtung und Schilderung eines Anfalls muß daher ganz beson- **Anfallsbeginn** ders auf die ersten klinischen Symptome geachtet werden. Häufig sind sie der einzige Hinweis auf den Ausgangsherd der epileptischen Entladungen im Gehirn, denn es gelingt natürlich nur in den seltensten Fällen, ein EEG während eines Anfalls (iktales EEG) abzuleiten. Die weiteren Anfalls- symptome hängen davon ab, ob die abnormen Ent- ladungen auf das anfängliche Gebiet begrenzt blei- ben oder sich auf weitere Hirnabschnitte oder gar auf das gesamte Gehirn ausbreiten. Im letzten Fall spricht man dann von einem fokal eingeleiteten Anfall, der sich sekundär, d. h. im zweiten Schritt, **sekundär gene-** auf das gesamte Gehirn ausgebreitet hat und zu **ralisierter Anfall** einem generalisierten Anfall geworden ist.

Die weitere Unterteilung der fokalen Anfälle rich- tet sich nach dem jeweiligen Bewußtseinsstatus während des Anfalls. Bleibt das Bewußtsein für die Dauer des gesamten Anfalls völlig ungestört, so spricht man von einem einfachen fokalen Anfall. **einfacher fokaler Anfall** Bei diesem Anfallstyp erlebt der Patient den gesamten Anfall und kann ihn danach schildern. Von einem komplexen fokalen Anfall hingegen **komplexer fokaler** spricht man, wenn das Bewußtsein des Patienten **Anfall** während des Anfalls gestört ist. Darunter versteht man die Unfähigkeit, auf Reize von außen zu rea- gieren. Der Patient ist zum Beispiel nicht in der Lage, zu zählen, sich ein Wort zu merken oder einfache Handlungsanweisungen, zum Beispiel die Zunge herauszustrecken, zu befolgen. Im Gegen- satz zu den generalisierten Anfällen, bei denen die Patienten während des gesamten Anfalls bewußt- seinsgestört sind, nimmt bei den komplexen foka- len Anfällen die Bewußtseinsstörung in der Regel allmählich zu und ihr Grad ändert sich häufig wäh-

"Dämmerattacke"

einfacher fokaler Anfall

Toddsche Lähmung

rend des Anfalls. Die Patienten wirken also eher verwirrt, umdämmert, so daß man diese Anfälle früher „Dämmerattacken" nannte.

Ein einfacher fokaler Anfall findet also bei völligem Bewußtsein statt. Da der epileptische Fokus überall im Gehirn sitzen kann, zeigen sich die verschiedensten Symptome während eines einfachen fokalen Anfalls. Ist zum Beispiel ein Teil der motorischen Hirnrinde betroffen, äußert sich das zum Beispiel durch Versteifungen und/oder Zuckungen in einer Hand, in einem Fuß oder im Gesicht. Einige Patienten weisen nach solchen Anfällen für kurze Zeit eine Lähmung im betroffenen Körperabschnitt auf, die sich aber in der Regel schnell wieder gibt. Nach ihrem Erstbeschreiber wird sie Toddsche Lähmung genannt. Ist dagegen ein Areal der sensiblen Hirnrinde betroffen, erlebt der Patient meist Mißempfindungen wie Kribbeln, Taubheitsgefühl oder „Ameisenlaufen", wiederum in einer Hand, in einem Bein oder im Gesicht.

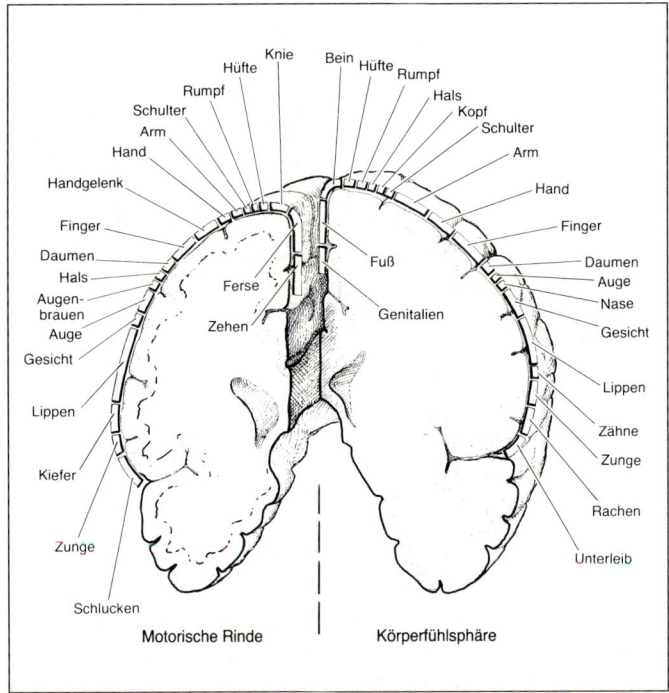

Abb. 4. *Motorische Rinde und Körperfühlsphäre (sensible Hirnrinde): Die verschiedenen Körperregionen werden von unterschiedlich großen Anteilen der motorischen bzw. sensiblen Hirnrinde versorgt.**

Manchmal breiten sich diese motorischen oder sensiblen Symptome weiter aus, indem sie etwa von der Hand zur Schulter oder vom Fuß zur Hüfte wandern. Man nennt diese Anfälle dann Jackson-Anfälle nach dem englischen Neurologen John Hughlings Jackson. Breitet sich der Anfall auf die ganze Körperseite aus, spricht man von einem Halbseitenkrampf oder -anfall. Die motorische Äußerung während eines einfachen fokalen Anfalls kann sich auch als Wendebewegung von Kopf und Blick zeigen, diese Anfälle heißen Versivanfälle; kommt es gleichzeitig zum Anheben und Abstrekken des Armes der gleichen Seite, spricht man von Haltungsanfällen.

Jackson-Anfall

Halbseitenanfall

Versivanfall

Haltungsanfall

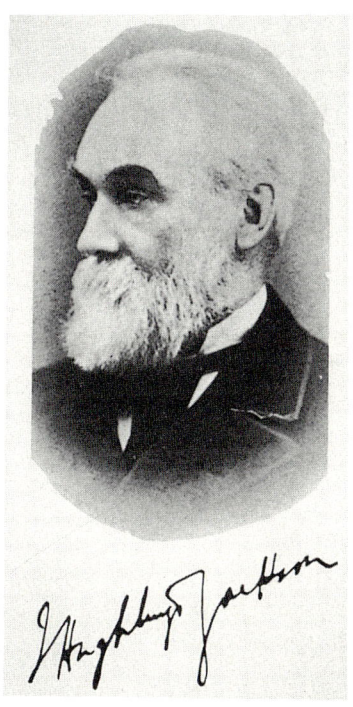

Abb. 5. *Der englische Arzt John Hughlings Jackson (1835–1911), Begründer der modernen wissenschaftlichen Epileptologie.**

Im Verlauf von einfachen fokalen Anfällen erleben manche Patienten veränderte Wahrnehmungen: einfache Halluzinationen zum Beispiel in Form von Lichtblitzen, Sehen von sich bewegenden Farbpunkten, Hören von Tönen, Wahrnehmen von oft unangenehmen Gerüchen oder Geschmacksempfindungen, Drehempfindungen oder Gefühle des Fallens und Leichterwerdens. Auch das Zeitemp-

einfache Halluzination

finden ist manchmal betroffen; der Patient hat das Gefühl, alles verlaufe im Zeitraffer oder in Zeitlupe. Veränderungen im Raumempfinden und in der Wahrnehmung von Größen stellen sich zuweilen ein; der Patient sieht plötzlich Gegenstände verzerrt, die Umwelt erscheint ihm größer oder kleiner. Auch traumähnliche Empfindungen werden erlebt; dem Patienten kommt plötzlich alles eigenartig und fremd vor oder er hat umgekehrt das Gefühl, die gleiche Situation schon einmal erlebt zu haben, so vertraut scheint sie ihm. Selten sind starke Glücks- oder Angstgefühle.

Oft ist es für den Patienten schwierig oder gar unmöglich, das Erlebte in Worte zu fassen. Viele behelfen sich mit der Umschreibung „ich hatte so ein komisches Gefühl". Daß derart buchstäblich Unbeschreibliches angst machen kann, nimmt nicht wunder. Und daß manche Patienten darüber nur ungern sprechen, ist nur zu gut zu verstehen. Daher sei hier nochmals betont: Die Veränderungen oder gar Verzerrungen der Wahrnehmungen haben nichts mit Geisteskrankheit zu tun, sie werden, wie die Zuckungen und Verkrampfungen, hervorgerufen durch vorübergehende abnorme elektrische Entladungen von Nervenzellen bestimmter Hirnareale. Danach funktionieren diese Nervenzellen wieder genauso wie bei Gesunden.

komplexer fokaler Anfall

Die komplexen fokalen Anfälle teilt man in zwei Gruppen ein: Es sind zum einen Anfälle, bei denen die Bewußtseinsstörung von Anfang an besteht, und zum anderen solche, bei denen der Patient den Beginn des Anfalls bewußt erlebt und die Bewußtseinsstörung erst im Anfallsverlauf auftritt. Im zweiten Falle handelt es sich genaugenommen um komplexe fokale Anfälle, die sich aus einem einfachen fokalen Anfall heraus entwickeln. Die Phase des Anfalls, die der Patient zu Beginn des komplexen fokalen Anfalls bewußt erlebt, wird Aura genannt. Die Bezeichnung Aura geht auf den griechischen Arzt Galen (129–199 n. Chr.) zurück und bedeutet so viel wie „Lufthauch".

Aura

In etwa der Hälfte der Fälle beginnt ein komplexer fokaler Anfall mit einer Aura. Sie gibt durch die begleitenden Symptome Anhaltspunkte für die Ortung des Herdes im Gehirn, von dem sich der Anfall ausbreitet. Deshalb muß sich der Patient

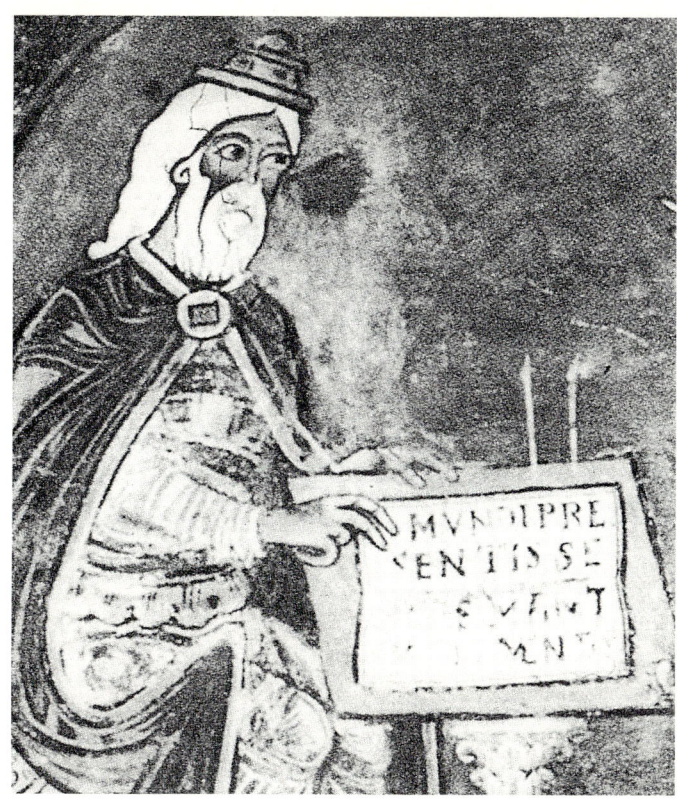

Abb. 6. *Der griechische Arzt Galen (129–199 n. Christus).* *

intensiv bemühen, dem Arzt seine Aura ganz
genau zu schildern. Da eine Aura ja eigentlich bloß
ein einfacher fokaler Anfall ist, kann sie auch alle
entsprechenden Symptome zeigen. Sie kündigt
dem Patienten zudem häufig noch rechtzeitig
genug das mögliche Auftreten einer Bewußtseinsstörung an. Vielen Patienten bleibt dann noch die
Zeit, sich schnell „in Sicherheit zu bringen", also
sich auf den Boden zu setzen oder gefährliche
Gegenstände aus der Hand zu legen.

Da die meisten komplexen fokalen Anfälle ihren
Ausgang vom Schläfenlappen (Temporallappen)   Temporallappen
nehmen, treten häufig die für den Schläfenlappen
typischen Auren auf: Ein schwer zu beschreibendes, von Bauch- und Brustraum, vereinzelt auch
von den Genitalien oder den Beinen zum Kopf hin
sich ausbreitendes Gefühl (epigastrische Aura);   epigastrische Aura

olfaktorische Aura
gustatorische Aura

Geruchs- oder Geschmacksempfindungen (olfaktorische oder gustatorische Auren); Fremdheit wohl-
bekannter Dinge oder Umgebungen oder scheinbare Vertrautheit von Fremden.

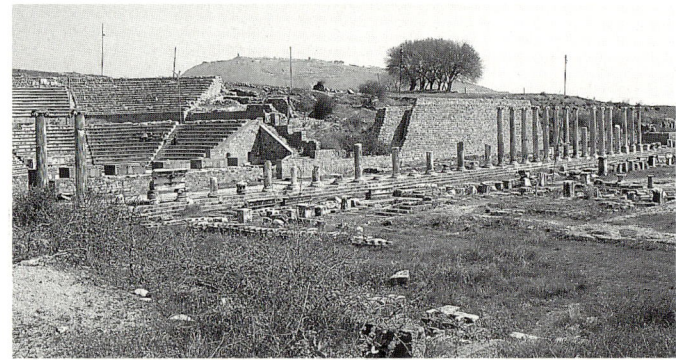

Abb. 7. *Galens Wirkungsstätte: Die Ruinen des bedeutenden antiken
Sanatoriums (Asklepieion) von Bergama (Westtürkei).**

Die komplexen fokalen Anfälle, die vom Schläfenlappen ausgehen, nannte man früher sehr treffend

psychomotorischer
Anfall

psychomotorische Anfälle; das Wort „psychomoto-
risch" umfaßt nämlich Empfindungen („psycho")
wie Bewegungen („motorisch"). Denn neben der
Aura und der Bewußtseinsstörung treten außerdem Automatismen auf.
Unter Automatismus versteht man eine unwillkür-

Automatismus

liche, also nicht willentlich beeinflußbare, motorische Aktivität während einer Bewußtseinsstörung.
Dabei kann es sich einfach um die Fortführung
einer Bewegung handeln, die bei Eintritt des epileptischen Anfalls im Gang war. Ein Patient etwa,
der seine Suppe gerade aufgegessen hatte, als der
komplexe fokale Anfall begann, löffelt weiter,
obwohl der Teller leer ist. Der Automatismus kann
sich aber auch in einer neuen Handlung äußern,
die sich in Verbindung mit der Bewußtseinsstörung
entwickelt. So kann es vorkommen, daß ein bei
Anfallsbeginn am Schreibtisch arbeitender Patient
sich plötzlich die Krawatte löst und das Hemd auf-
knöpft.
Man unterscheidet inhaltlich verschiedene Automatismen, zum Beispiel Kau- oder Eßautomatis-
men, also unwillkürliche Bewegungen mit dem

Mund, mimische Automatismen wie Grimassieren, gestische Automatismen und verbale Automatismen, bei denen Patienten manchmal für andere unverständliche Worte bilden. Während längerer komplexer fokaler Anfälle kann man zuweilen ausdauernde unwillkürliche Handlungen beobachten, an die sich die Patienten im nachhinein nicht mehr erinnern können. So kann es passieren, daß ein Patient auf dem Heimweg von der Arbeit im Anfall eine falsche U-Bahn benutzt und am anderen Ende der Stadt erst wieder zu sich kommt. Das Ende der komplexen fokalen Anfälle ist oft sehr unscharf; der Patient taucht nur langsam aus seiner Bewußtseinsstörung wieder auf. Meist ist er nach dem Anfall – diese Phase heißt postiktal – noch nicht völlig orientiert und müde. Die postiktale Phase dauert häufig wesentlich länger als der komplexe fokale Anfall selbst.

postiktale Phase

Komplexe fokale Anfälle, die vom Stirnlappen (Frontallappen) ausgehen, sind in der Regel ziemlich kurz und gehen meist mit einer nur wenig ausgeprägten Bewußtseinsstörung einher. Meist zeigen sich motorische Störungen in Form heftiger, unkoordinierter, oftmals zielloser Bewegungen.

Frontallappen

Einfache fokale Anfälle wie auch komplexe fokale Anfälle können in einen generalisierten Anfall übergehen. Fokale Anfälle treten in jedem Alter auf, häufig jedoch beginnen sie erst bei älteren Jugendlichen und Erwachsenen.

Generalisierte Anfälle

Bei den generalisierten Anfällen ist, einfach gesagt, das gesamte Gehirn von Anfang an am Anfall beteiligt, die abnormen elektrischen Entladungen breiten sich von Beginn des Anfalls an gleichmäßig auf das gesamte Gehirn aus. Es kommt meistens sofort zu einem Bewußtseinsverlust oder zu einer Bewußtseinsstörung. Der Patient bemerkt nicht, daß er einen Anfall bekommt. Motorische Symptome treten immer beidseitig am Körper auf. Nach der internationalen Klassifikation werden folgende generalisierte Anfälle unterschieden: Absencen, myoklonische Anfälle, klonische Anfälle, tonische Anfälle, tonisch-klonische Anfälle (Grand mal) sowie atonische (astatische) Anfälle.

Grand mal (großer Anfall, generalisierter tonisch-klonischer Anfall)

Der häufigste generalisierte Anfall ist der generalisiert tonisch-klonische Anfall, auch Grand mal oder großer Anfall genannt. Häufig beginnt dieser Anfall mit einem Schrei, dem sogenannten Initialschrei, und der Patient stürzt, wenn er nicht gerade sicher sitzt oder liegt, ohne Vorwarnung zu Boden. Er verliert sofort das Bewußtsein und bleibt während des gesamten Anfalls bewußtlos. In der tonischen

tonische Phase

Phase werden Arm-, Bein- und Rumpfmuskulatur steif. Die Augen sind weit aufgerissen, die Augäpfel verdrehen sich, das Gesicht ist verzerrt. Häufig setzt für wenige Sekunden der Atem aus und das Gesicht verfärbt sich blaurot. Obwohl das sehr bedrohlich aussieht, besteht nie Erstickungsgefahr.

Nach etwa 10–30 Sekunden, die Augenzeugen meist sehr viel länger vorkommen, treten grobe Zuckungen der Arme, der Beine, des Rumpfes und im Gesicht auf. Diese Zuckungen nennt man Kloni

klonische Phase

und die Phase, in der sie auftreten, klonische Phase. Sie dauert nur ein bis zwei Minuten, hält bei kleinen Kindern in einigen Fällen jedoch bis zu zehn Minuten an. Charakteristisch ist, daß die Frequenz (Anzahl pro Minute) der Kloni im Verlauf der klonischen Phase sinkt, während die Amplitude (Ausschlag) der einzelnen Zuckungen zunimmt.

Während des Anfalls kommt es bei einigen Patienten zu einer vermehrten Produktion von Speichel, der dann häufig aus dem Mund läuft; daher das Klischee vom „Schaum vor dem Mund". Hat sich der Patient während des Anfalls auf die Zunge gebissen, vermischen sich Speichel und Blut. Dieser Zungen-, Lippen- oder auch Backenbiß, während der tonischen Phase durch plötzlichen Kiefer-krampf hervorgerufen, ist ungefährlich; die ober-flächlichen Wunden heilen schnell. Den Zungenbiß

Zungenbiß

verhindert man nicht durch einen sogenannten Zungenkeil und schon gar nicht durch völlig untaugliche Gegenstände wie Schlüsselbund, Ku-gelschreiber usw., die manche Laien dem Patienten zwischen die Zähne schieben. Im Gegenteil, man gefährdet den Kranken dadurch eher, zum Bei-spiel durch Abbrechen der Zähne. Ein für allemal: Keinem Patienten während eines Anfalls irgend-etwas in den Mund stecken!

Gefaßt sein muß man auch auf Urin- und/oder Stuhlabgang während eines Anfalls. Machtlos ist man meist gegen den plötzlichen Sturz bei einem

Grand mal, der zu erheblichen Verletzungen, häufig im Gesicht oder am Kopf, führen kann.

Meistens atmen die Patienten am Ende des Anfalls tief durch und tauchen dann allmählich aus ihrer Bewußtlosigkeit auf. Das Verhalten nach dem Anfall (postiktales Verhalten) variiert sehr von

Patient zu Patient. Viele fallen in einen tiefen Schlaf, andere zeigen einen Abklingzustand, in dem sie noch nicht voll orientiert sind, ziellos herumlaufen und an sich oder irgendwelchen Gegenständen sinnlos herumhantieren. Bei Kindern wird häufig Erbrechen postiktal beobachtet. Viele Patienten berichten von stundenlangen Kopfschmerzen und klagen manchmal über schweren Muskel-

kater.

Ein großer Anfall dauert in der Regel nicht länger als zwei Minuten. Die postiktale Phase kann jedoch 30 Minuten und noch länger anhalten. Ein Grand mal sieht immer sehr dramatisch aus, ist aber fast nie lebensbedrohlich. Er kann zu jeder Tages- und Nachtzeit auftreten. Patienten, die nachts allein im Zimmer schlafen, bemerken häufig erst am anderen Morgen anhand von Speichel- und Blutflecken auf dem Kopfkissen oder aufgrund von Kopfschmerzen, Abgeschlagenheit und Muskelkater, daß sich in der Nacht ein generalisierter Anfall ereignet haben muß. Bei einigen Epilepsieformen treten die generalisiert tonisch-klonischen Anfälle häufig in Verbindung mit dem Aufwachen oder kurz danach auf.

Manche generalisierten Krampfanfälle weisen keine tonische Phase auf, man spricht dann von klonischen Anfällen. Wieder andere generalisierte

Anfälle verlaufen klonisch-tonisch-klonisch. Bei den generalisierten tonischen Anfällen, die häufig

im Schlaf auftreten und meist nur einige Sekunden bis zu einer Minute dauern, wird der gesamte Körper durch anhaltende Muskelverkrampfung vorübergehend in eine gezwungene Haltung gebracht. Die tonische Verkrampfung betrifft vor allem die sogenannte axiale Muskulatur, d. h. die Nacken- und Rumpfmuskulatur, oder auch die gesamte Körpermuskulatur. Die tonischen Anfälle im Schlaf verlaufen manchmal sehr milde. Dann öffnen sich nur kurz die Augen, die Augäpfel werden nach oben gedreht, die Pupillen sind weit und eine leichte Streckhaltung des Kopfes wird eingenommen.

myoklonischer Anfall

Myoklonische Anfälle sind durch plötzlich auftretende, kurze beidseitige Muskelzuckungen (Myoklonien) gekennzeichnet. Diese Zuckungen zeigen sich an einzelnen oder gleichzeitig an mehreren Muskeln, sie treten vereinzelt oder in Serie nacheinander auf.

atonischer Anfall

Bei den atonischen Anfällen geht die Muskelspannung plötzlich verloren, der Kopf sinkt herab, der Patient stürzt. Ein eventueller Bewußtseinsverlust ist meist rasch vorüber. Diese gewöhnlich sehr kurzen Anfälle werden als Sturzanfälle bezeichnet, bei denen sich die Patienten oft im Gesicht und am Kopf verletzen.

Absence

Absencen, die manchmal auch als Petit mal bezeichnet werden, sind kurze (etwa fünf bis zwanzig Sekunden) generalisierte epileptische Anfälle. Wie der Name sagt, ist Hauptmerkmal einer Absence die Bewußtseinsstörung. Eine Absence beginnt plötzlich und ohne jegliche Vorwarnung, und sie endet genauso plötzlich. Es ist wie das An- und Ausknipsen einer Lampe: Der Patient hält plötzlich in seiner Tätigkeit inne, sein Blick erstarrt, sein Gesichtsausdruck wirkt abwesend, und ebenso übergangslos nimmt der Patient, als wäre nichts gewesen, seine Tätigkeit wieder auf.

Schaut man genauer hin, sieht man in manchen Fällen, vor allem wenn die Absence länger dauert, leichte Zuckungen der Augenlider, des Mundwinkels oder auch anderer Muskelgruppen. Vereinzelt wird auch der Kopf nach hinten gezogen, und die Augäpfel werden nach oben gedreht ("Hans-Guck-in-die-Luft"). Einige Patienten zeigen leichte Automatismen in Form von kleinen Nestelbewegungen mit den Händen oder Kau-, Schluck- und Leckbewegungen.

Absencen können sehr häufig auftreten. Manche Patienten haben mehr als 100 Absencen am Tag. Sie treten vor allem bei Kindern und Jugendlichen auf, wesentlich seltener bei Erwachsenen. Oft werden sie bei Kindern zunächst gar nicht als epileptische Anfälle erkannt, sondern als Unaufmerksamkeit oder Tagträumerei belächelt oder kritisiert. Die häufigen kurzen Bewußtseinsstörungen verursachen Lern- und Schulschwierigkeiten, die durch vermehrtes Üben kaum auszugleichen sind. Denn alles, was dem Kind während der Absence erklärt wird, bekommt es nicht mit. Hilfe bietet hier nur eine frühzeitige gute antiepileptische Behandlung.

> *Man unterscheidet anhand der klinischen Symptome und des EEG-Befunds fokale und generalisierte Anfälle.*
> *Fokale Anfälle: Die ersten klinischen Anfallssymptome geben einen Hinweis auf den Ausgangsherd (Fokus) der epileptischen Entladungen im Gehirn; sie sollten deshalb gut beobachtet und beschrieben werden. Bei einem einfachen fokalen Anfall ist das Bewußtsein des Patienten während des gesamten Anfalls erhalten, bei einem komplexen fokalen Anfall ist das Bewußtsein gestört. Ein komplexer fokaler Anfall kann durch eine Aura eingeleitet werden, diese Phase des Anfalls wird vom Patienten bewußt erlebt. Zudem treten häufig Automatismen auf.*
> *Generalisierte Anfälle: Die abnormen elektrischen Entladungen sind von Beginn des Anfalls an gleichmäßig auf das gesamte Gehirn ausgebreitet. Meist tritt sofort ein Bewußtseinsverlust auf. Der häufigste generalisierte Anfall ist der große Anfall (Grand mal) mit Versteifung der gesamten Muskulatur (tonische Phase) und Übergang in rhythmische Muskelzuckungen (klonische Phase). Gewöhnlich dauert er nicht länger als zwei Minuten. Eine wesentlich längere postiktale Phase schließt sich an. Dem Patienten während des Anfalls nichts in den Mund stecken! Hauptmerkmal einer Absence ist die Bewußtseinsstörung; sie beginnt und endet genauso plötzlich.*
> *Häufig werden im Gegensatz zu dem großen Anfall (Grand mal) alle anderen Anfallsarten als „kleine Anfälle" zusammengefaßt.*

Epilepsien

Nochmals kurz zur Wiederholung: Ein epileptischer Anfall ist ein Symptom, ein Krankheitszeichen. Ein Syndrom hingegen ist eine Gruppe von gleichzeitig auftretenden Krankheitszeichen. Haben sie eine gemeinsame Ursache, spricht man nicht von einem Syndrom, sondern von einer Krankheit.
Die klinische Erfahrung hat gezeigt, daß es typische Kombinationen von Symptomen gibt hinsichtlich

Symptom
Syndrom

generalisierte
Epilepsien

fokale Epilepsien

symptomatische
Epilepsien

kryptogene Epilepsien

idiopathische Epilepsien

Anfallstypen, Erkrankungsalter, Auslösefaktoren, Beziehung des Auftretens der Anfälle zum Tagesrhythmus, Schweregrad, Verlauf und teilweise auch Ursache. Daraus entstand die internationale Klassifikation der Epilepsien und epileptischen Syndrome. Zur Klassifikation einer Epilepsie müssen neben den verschiedenen Anfallstypen des Patienten auch die eben genannten Krankheitszeichen beachtet werden.

Die Epilepsien werden zunächst einmal unterteilt in solche mit generalisierten Anfällen (generalisierte Epilepsien) und solche mit fokalen Anfällen (lokalisationsbezogene oder fokale Epilepsien). Die weitere Unterteilung trennt dann Epilepsien bekannter Ursache (symptomatische Epilepsien) von denen, bei denen man eine Ursache annimmt, die aber noch nicht bekannt ist (kryptogene Epilepsien), und den idiopathischen Epilepsien. Das Wort idiopathisch stammt aus dem Griechischen: „Idios" bedeutet „selbst, eigen" und „pathein" heißt „leiden". Bei den idiopathischen Epilepsien liefern weder die Krankengeschichte, noch die Anfallsbeschreibung, noch die medizinischen Untersuchungen Hinweise auf eine zugrundeliegende Erkrankung des Gehirns. Als einzige Ursache für die idiopathischen Epilepsien muß erbliche Veranlagung angenommen werden.

Fokale Epilepsien

In den allermeisten Fällen steckt hinter fokalen Epilepsien eine Grunderkrankung des Gehirns, zum Beispiel ein Tumor, eine Verletzung, eine Entzündung oder eine Hirnschädigung im Zusammenhang mit der Geburt. Eine solche Ursache kann nachgewiesen oder zumindest vermutet werden. Die meisten fokalen Epilepsien sind also symptomatische bzw. kryptogene Epilepsien. Bei den fokalen Epilepsien treten nur fokale Anfälle auf, d. h. einfache fokale, komplexe fokale und sekundär generalisierte Anfälle. Die weitaus größte Gruppe der fokalen Epilepsien sind die Schläfenlappenepilepsien (Temporallappenepilepsien).

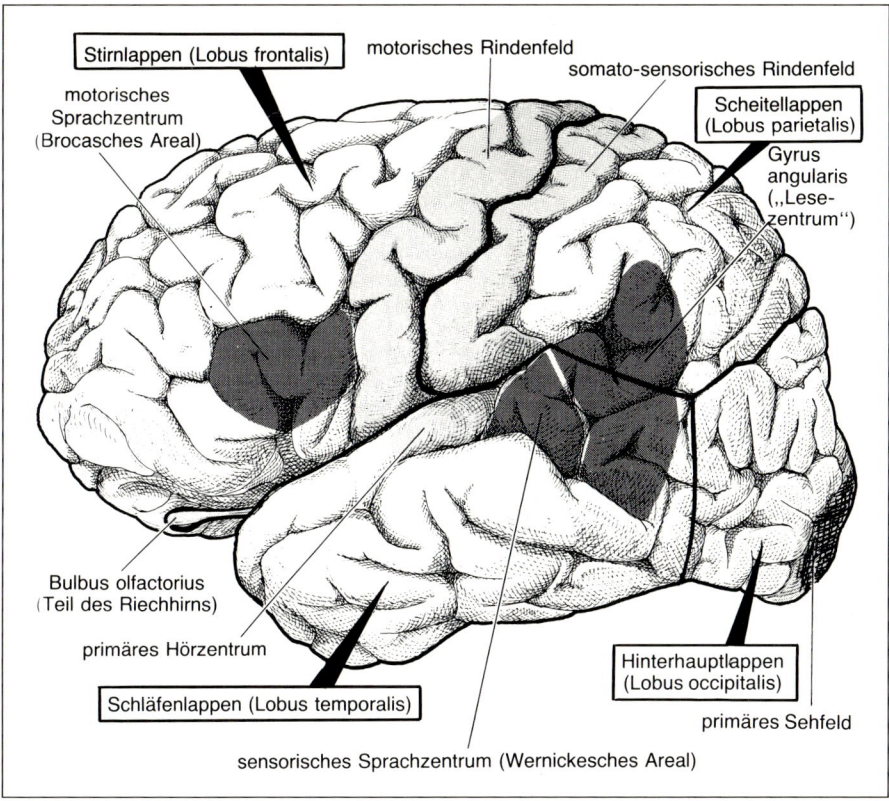

Stirnlappen (Lobus frontalis)

motorisches Rindenfeld

somato-sensorisches Rindenfeld

motorisches
Sprachzentrum
(Brocasches Areal)

Scheitellappen
(Lobus parietalis)

Gyrus
angularis
(„Lese-
zentrum")

Bulbus olfactorius
(Teil des Riechhirns)

primäres Hörzentrum

Schläfenlappen (Lobus temporalis)

Hinterhauptlappen
(Lobus occipitalis)

primäres Sehfeld

sensorisches Sprachzentrum (Wernickesches Areal)

Abb. 8. *Einteilung der Großhirnrinde in Gehirnlappen: Stirnlappen, Schläfenlappen, Scheitellappen und Hinterhauptlappen.* *

Temporallappenepilepsie

Meist äußert sich eine Schläfenlappenepilepsie in komplexen fokalen Anfällen. Diese nehmen ihren Ausgang in einem Anteil des Schläfenlappens und werden oft von einer Aura eingeleitet. Typisch sind: Die epigastrische Aura in Form eines schwer beschreibbaren, aufsteigenden Gefühls aus Brust- und Bauchraum, gelegentlich aber auch von den Beinen oder sogar im Rücken ausgehend. Ferner meist unangenehme, wiederum schwer zu schildernde Geruchs- oder Geschmackswahrnehmungen (olfaktorische oder gustatorische Auren) oder eine traumartige Veränderung der Wahrnehmung im Sinne einer Vertrautheit oder Fremdheit. Diese Auren können auch allein auftreten, man spricht

epigastrische Aura

olfaktorische oder
gustatorische Aura

isolierte Aura

Automatismen

dann von isolierten Auren. Während des weiteren Anfalls zeigen sich dann häufig Automatismen. Insbesondere werden orale Automatismen wie Kauen, Schlucken oder Lecken und Nestelbewegungen der Hände beobachtet, aber auch wesentlich komplexere Automatismen treten auf. Typisch für den komplexen fokalen Anfall des Schläfenlappens ist die lange Phase der Reorientierung nach dem Anfall.

Frontallappenepilepsie

Frontallappen

Fokale Epilepsien, die vom Stirnlappen ausgehen, bilden die zweitgrößte, allerdings zahlenmäßig erheblich kleinere Gruppe. Sie werden in der medizinischen Fachsprache Frontallappenepilepsien genannt. Typisch für ihre meist ebenfalls komplexen fokalen Anfälle sind kurze Dauer und gehäuftes Auftreten vor allem im Schlaf. Motorische Erscheinungen wie Kopfwendung, Muskelanspannung, Haltungsänderung, manchmal auch recht bizarre Bewegungen, stehen im Vordergrund. Nach dem Anfall ist der Patient gewöhnlich nur kurz verwirrt und kann schnell wieder wie gewohnt auf seine Umwelt reagieren. Häufiger als bei einer Temporallappenepilepsie kommt es zu sekundär generalisierten Krampfanfällen.

Parietallappen

Okzipitallappen

Fokale Epilepsien, deren Anfälle vom Scheitellappen (Parietallappenepilepsie) bzw. vom Hinterhauptslappen (Okzipitallappenepilepsie) ausgehen, sind noch seltener.

Rolando-Epilepsie

idiopathische fokale Epilepsien

Zu den idiopathischen fokalen Epilepsien und Syndromen gehört die „gutartige Epilepsie des Kindesalters mit zentrotemporalen sharp waves", auch bezeichnet mit Rolando-Epilepsie. Sie gehört mit 10–15 Prozent zu den häufigsten Epilepsieformen des Kindesalters. Das Erkrankungsalter liegt zwischen dem 3. und 12. Lebensjahr. Die frühere Anamnese dieser Kinder weist häufig Fieberkrämpfe auf. Typisch für diese Epilepsie sind meist aus dem Schlaf heraus auftretende einfache fokale Anfälle mit sensiblen Reizerscheinungen im

Gesicht und im Bereich der Mundhöhle, die häufig in tonisch-klonische Krämpfe vorwiegend eines Mundwinkels oder einer Gesichtshälfte übergehen. Gleichzeitig besteht meist eine Sprechstörung. Bei jüngeren Kindern kommt es oftmals zu einer Ausbreitung des Anfalls mit Übergang in einen Halbseitenkrampf oder generalisierten tonisch-klonischen Anfall. Das EEG zeigt typischerweise fokale epileptische Entladungen (in Form von sharp waves) über der Zentrotemporalregion, also im Schläfenlappen. Es gibt unterschiedliche Verläufe mit nur sehr vereinzelten Anfällen bis hin zu mehreren Anfällen täglich, unabhängig davon ist die Prognose meistens günstig. Spätestens in der Pubertät verschwinden die Anfälle.

Generalisierte Epilepsien

Patienten, die an einer generalisierten Epilepsie erkrankt sind, haben nur generalisierte Anfälle, also tonisch-klonische, klonische, tonische, myoklonische und atonische Anfälle sowie Absencen. Bei den generalisierten Epilepsien können als Ursache keine umschriebenen Störungen in irgendeinem Gebiet des Gehirns ausgemacht werden.
Abhängig vom Erkrankungsalter unterscheidet man verschiedene idiopathische generalisierte Epilepsien, von denen im folgenden einige erklärt werden. Gemeinsam ist ihnen, daß es keinen Hinweis auf irgendeine Veränderung im Gehirn als Ursache für die Erkrankung gibt.

idiopathische generalisierte Epilepsien

Absencen – Epilepsie des Kindesalters (Pyknolepsie)

Diese Epilepsie, die als einzigen Anfallstyp Absencen kennt, wird auch Pyknolepsie genannt, weil die Anfälle oft gehäuft aufeinander folgen – griechisch „pyknos" heißt „dick, dicht". Die Absencen stellen sich oft in den Morgenstunden und bei Müdigkeit ein und können durch Schlafentzug ausgelöst werden. Das Erkrankungsalter liegt zwischen dem 3. und 12. Lebensjahr. Mädchen sind von dieser Epilepsie häufiger betroffen als Jungen. Die Kinder zeigen ansonsten eine völlig normale Entwicklung, der neurologische Untersuchungsbefund ist unauf-

Absence

fällig. Die Absencen lassen sich mit Antiepileptika gut behandeln, völlige Anfallsfreiheit kann bei rund 95 Prozent der Patienten erreicht werden. Der Verlauf der Pyknolepsie ist also meist günstig. Behandelt man diese Kinder aber nicht rechtzeitig, besteht bei etwa der Hälfte von ihnen die Gefahr, daß zusätzlich noch andere generalisierte Anfälle wie Grand mal auftreten. Die Behandlung ist dann wesentlich schwieriger, und weniger Patienten erreichen Anfallsfreiheit.

Grand mal

Juvenile Absencen-Epilepsie

Etwas älter sind die Patienten mit juveniler (jugendlicher) Absencen-Epilepsie; das Erkrankungsalter liegt vornehmlich zwischen dem 10. und 17. Lebensjahr. Die Absencen treten nur sporadisch und nicht täglich auf und es spielen sich daneben manchmal sowohl generalisiert tonisch-klonische als auch myoklonische Anfälle ab. Der Verlauf dieser Erkrankung ist ebenfalls recht günstig, bis zu 80 Prozent der Patienten werden unter regelmäßiger Einnahme von Medikamenten anfallsfrei.

Juvenile myoklonische Epilepsie
(Impulsiv-petit-mal-Epilepsie)

Etwa in dasselbe Lebensalter gehört die juvenile myoklonische Epilepsie. Das Erkrankungsalter liegt meist zwischen dem 12. und 18. Lebensjahr, betroffen sind Jungen und Mädchen gleichermaßen. Im Vordergrund stehen blitzartige myoklonische Zuckungen, die vornehmlich Arme und Schulterregionen betreffen. Die Patienten sind während dieser Myoklonien, die einzeln oder auch in Serie auftreten können, bei vollem Bewußtsein und erleben also diesen Stoß durch die Schulter auch ganz bewußt, der meist mit einem ruckartigen Strecken und/oder Anheben der Arme einhergeht.

Myoklonien

Die Myoklonien treten vor allem morgens kurz nach dem Erwachen auf und können durch Schlafentzug und Alkoholgenuß provoziert werden. Gerade in der Hand gehaltene Gegenstände, etwa Zahnputzbecher oder Kaffeetasse, können dabei fortgeschleudert werden. Ist die Beinmuskulatur von den Myoklonien ebenfalls betroffen, kann es selten einmal zu einem Sturz kommen. Zuckungen beim Einschlafen aber, wie sie fast jeder kennt, haben mit diesen Myoklonien nichts zu tun und sind kein Zeichen einer Epilepsie.

Anfangs werden diese myoklonischen Zuckungen der Impulsiv-Petit-mal-Epilepsie von den Betroffenen selbst und von ihren Angehörigen oft nicht ernstgenommen und schon gar nicht mit einer Epilepsie in Verbindung gebracht. Deshalb gelingt eine zutreffende Diagnose oft erst, nachdem generalisierte tonisch-klonische Anfälle, die sich auch meist kurz nach dem Aufwachen ereignen, hinzugekommen sind. Zusätzlich können Absencen auftreten. Ungefähr ein Viertel der Patienten weist eine positive Familienanamnese auf, d. h. auch andere Familienmitglieder leiden an einer Epilepsie oder zeigen zumindest epileptische Entladungen im EEG. Es handelt sich um eine relativ günstig verlaufende Form der Epilepsie; unter medikamentöser Behandlung und bei entsprechender Lebensführung – vor allem mit regelmäßigem Schlaf – werden zwischen 55 und 75 Prozent der Patienten anfallsfrei.

Aufwach-Grand mal-Epilepsie

Etwa ein Drittel aller Patienten mit Grand mal-Anfällen haben eine Aufwach-Grand mal-Epilepsie: Ihre generalisierten tonisch-klonischen Anfälle ereignen sich ausschließlich oder überwiegend (90 Prozent) in den ersten beiden Stunden nach dem Aufwachen oder in den frühen Abendstunden; die Bezeichnung Aufwach- oder Feierabendepilepsie trifft daher genauer zu. Die generalisierten tonisch-klonischen Anfälle sind also an das Aufwachen gekoppelt, unabhängig von der Tageszeit; sie können auch nach dem Aufwachen aus einem Mittagsschlaf vorkommen. Das Erkrankungsalter liegt im 2. Lebensjahrzehnt. Die Anfälle können durch einen gestörten Schlaf-Wach-Rhythmus oder Schlafentzug ausgelöst werden. Häufig treten noch andere generalisierte Anfälle auf, vornehmlich Myoklonien und Absencen. Der Verlauf ist bei geeigneter Behandlung ähnlich günstig wie bei der juvenilen myoklonischen Epilepsie.

symptomatische und kryptogene generalisierte Epilepsien

Bei symptomatischen und kryptogenen generalisierten Epilepsien läßt sich eine Ursache nachweisen oder doch – ohne genauen Nachweis – vermuten. Die häufigsten Ursachen sind frühkindliche Hirnschädigung während der Schwangerschaft, unter der Geburt oder kurz danach, Mißbildungen des Gehirns, Stoffwechselstörungen oder Entzündungen des Gehirns. Im folgenden sollen drei Epilepsien dieser Gruppe besprochen werden:

Epilepsie mit Blitz-Nick-Salaam-Krämpfen (West-Syndrom)

Am häufigsten beginnt diese Epilepsie im Alter von fünf bis sieben Monaten, sehr selten erst im 2. oder 3. Lebensjahr. Bei den für diese Erkrankung so typischen Anfällen krümmt sich der Säugling plötzlich für zwei bis drei Sekunden lang und wirft dabei die Arme nach vorn und zur Seite, so daß man von dem Bewegungsablauf her an die islamische Art zu grüßen („Salaam") erinnert wird. Sind von der ruckartigen Bewegung nur Kopf und Nacken

Nickanfall

betroffen, spricht man von Nickanfällen oder aber, da die Anfälle oft sehr rasch ablaufen und nur wie ein Ruck durch den Körper des Säuglings gehen,

Blitzanfall

von Blitzanfällen. Sie können in Serie auftreten, und häufig schreien die Kinder dabei, so daß die Eltern oft zunächst nur an kolikartige Bauchschmerzen denken. Oftmals treten die Anfälle in der Einschlaf- oder Aufwachphase auf. Obwohl sie zunächst recht harmlos wirken, sind sie Zeichen einer schwer therapierbaren Epilepsieform. Sie geht oft mit einer Verzögerung der geistigen und körperlichen Entwicklung des Kindes einher, je nach zugrundeliegender Ursache. Fast 75 Prozent der Kinder zeigen typische EEG-Veränderungen, Hypsarrhythmie genannt. Die typischen Anfälle verschwinden zwar meist vor dem 5. Lebensjahr, doch bei den meisten Patienten treten dann andere Anfälle auf, zum Beispiel ist der Übergang in ein Lennox-Gastaut-Syndrom (s. S. 41) möglich. Besonders ungünstig ist der Verlauf bei den Kindern, bei denen sich eine klare Ursache für die Erkrankung findet.

Myoklonisch-astatische Epilepsie

Bei dieser seltenen Epilepsie, die zwischen dem 1. und 6. Lebensjahr beginnt, sind die Kinder gewöhnlich neurologisch und psychisch unauffällig. An ihr erkranken Jungen doppelt so häufig wie Mädchen. Die Krankheit ist durch ein vielfältiges Anfallsbild gekennzeichnet. Die sogenannten astatischen Anfälle äußern sich aufgrund eines plötzlichen Verlusts der Muskelspannung oft in ruckartigen Bewegungen mit Aufschlagen des Gesichts und Kopfes bis hin zum Hinstürzen. Die myoklonischen Anfälle zeigen sich meist in relativ symmetrischen Zuckungen der Arme und Schultern. Beschränken sich die Myoklonien auf die Augenlider, spricht man von Blinzelanfällen. Treten die astatischen und myoklonischen Anfallssymptome gleichzeitig auf, so ergibt sich das Bild eines myoklonisch-astatischen Anfalls. Bei ungefähr zwei Dritteln der Kinder treten außerdem Grand mal-Anfälle auf, was die medikamentöse Behandlung erschwert. Immerhin können die Anfälle bei ungefähr der Hälfte der Kinder einigermaßen kontrolliert werden.

astatischer Anfall

myoklonischer Anfall

Blinzelanfall

Lennox-Gastaut-Syndrom

Das schon erwähnte Lennox-Gastaut-Syndrom beginnt in den ersten acht Lebensjahren, meist schon im Vorschulalter. Ungefähr jedes fünfte Kind mit dieser Epilepsie war zuvor an einem Westsyndrom (s. S. 40) erkrankt. Drei Anfallstypen sind gewöhnlich zu beobachten: tonische Anfälle, die überwiegend im Schlaf auftreten, Sturzanfälle, die häufig mit schweren Verletzungen einhergehen sowie „atypische Absencen". Diese atypischen Absencen beginnen und enden – anders als die üblichen Absencen – allmählich. Die Bewußtseinsstörung ist weniger stark ausgeprägt, sie geht häufig mit Myoklonien vornehmlich im Augen-, Lid- und Mundbereich einher, und es zeigen sich tonische und atonische Komponenten. Mit der Zeit treten auch Grand mal-Anfälle und komplexe fokale Anfälle auf. Im Unterschied zur myoklonisch-astatischen Epilepsie sind Kinder mit einem Lennox-Gastaut-Syndrom oft in ihrer Motorik verlangsamt und geistig behindert. Ihre Anfälle sind schwer zu

tonischer Anfall

Sturzanfall

atypische Absence

behandeln; es entwickelt sich in der Regel eine chronische Epilepsie. Der Verlauf ist daher insgesamt ungünstig.

> *Neben den epileptischen Anfällen eines Patienten müssen zur Einteilung seiner Epilepsie noch weitere Krankheitszeichen wie Erkrankungsalter, Auslösefaktoren, Verlauf etc. beachtet werden.*
> *Man unterscheidet fokale von generalisierten Epilepsien. Bei generalisierten Epilepsien treten nur generalisierte Anfälle auf, bei fokalen Epilepsien nur fokale Anfälle. Kennt man die Ursache bzw. kann sie vermuten, so liegt eine symptomatische bzw. kryptogene Epilepsie vor. Bei den idiopathischen Epilepsien muß als Ursache eine erbliche Veranlagung angenommen werden. Die meisten fokalen Epilepsien sind symptomatisch oder kryptogen. Temporallappenepilepsien sind die häufigsten fokalen Epilepsien, gefolgt von Frontallappenepilepsien. Bei den Temporallappenepilepsien nehmen die meist komplexen fokalen Anfälle ihren Ausgang vom Schläfenlappen, bei den Frontallappenepilepsien vom Stirnlappen. Die idiopathischen generalisierten Epilepsien zeigen meist einen günstigen Verlauf, da sie in der Regel gut therapierbar sind. Die symptomatischen generalisierten Epilepsien hingegen sind schwer behandelbar; häufig gehen sie noch mit einer zusätzlichen geistigen Behinderung des Patienten einher.*

Nichtepileptische Anfälle

Nicht jeder Anfall ist ein epileptischer Anfall. Von einem solchen kann nur die Rede sein, wenn er auf überschießende elektrische Entladungen von Gehirnzellen zurückgeht. Nun wird das reibungslose Funktionieren des Gehirns manchmal auch anders gestört als durch die unkontrollierte Entladungstätigkeit von Nervenzellen. Es kommt dann zu Anfällen, aber nicht zu epileptischen. Einige Beispiele:

Ohnmacht

Blutdruckabfall nach längerem Stehen, zu schnelles Aufstehen nach langem Liegen, Übermüdung oder langer Aufenthalt in einem schlecht gelüfteten Raum führen zuweilen zu kreislaufbedingter Minderdurchblutung des Gehirns, die sich dann in einer Ohnmacht äußert.

Bei einer Migräne (Halbseitenkopfschmerz) stellen sich vorübergehende Mißempfindungen ein wie Taubheitsgefühl, Kribbeln im Gesicht oder an einem Arm, auch kurze Bewußtseinsstörungen sind möglich. **Migräne**

Die Narkolepsie, die manchmal mit einer Epilepsie verwechselt wird, ist eine Fehlregulierung des Schlaf-Wach-Rhythmus, die sich bei Tage in plötzlichem, unwiderstehlichem Schlafdrang äußert. Der Patient schläft in den verschiedensten Situationen übergangslos ein, ist jedoch gut weckbar. Man beobachtet manchmal auch eine plötzliche Erschlaffung der Muskulatur, der Kopf fällt nach vorn, der Patient geht buchstäblich in die Knie und kann auch stürzen. **Narkolepsie**

Ältere Menschen fallen manchmal ohne sichtbaren Anlaß hin, erleiden sogenannte „drop attacks" (Sturzanfälle). Wenn dabei überhaupt ein Bewußtseinsverlust eintritt, dann nur äußerst kurz; die Patienten sind schon wieder bei sich, ehe sie auf dem Boden aufschlagen. Meist geht dem Hinstürzen eine kurzes Drehen des Kopfes voraus, etwa bei Überkopfarbeiten wie Wäscheaufhängen oder Gardinenbefestigen. Dann wird eines der zuführenden Blutgefäße zum Gehirn für einen Moment abgeknickt, so daß das Gehirn vorübergehend zu wenig Sauerstoff erhält. **„drop attack"**

Psychogene Anfälle bilden eine weitere große Gruppe nichtepileptischer Anfälle. Sie werden nicht durch eine Störung der Hirnfunktion hervorgerufen, sondern durch gestörte seelische Vorgänge. Es ist also nicht ein Ungleichgewicht zwischen hemmenden und erregenden Nervenzellen im Gehirn entstanden – wie beim epileptischen Anfall – sondern der Patient befindet sich in einem meist schweren seelischen Ungleichgewicht. Die Belastung geht schließlich über die Kräfte des Patienten und entlädt sich in mehr oder minder häufigen Anfällen. Sie entziehen sich bewußter Steuerung ebenso wie epileptische Anfälle und ähneln ihnen häufig auch im Erscheinungsbild. Selbst erfahrene Ärzte verfolgen manchmal zunächst die falsche – epileptische – Spur. Für den Patienten übernehmen die psychogenen Anfälle eine Art Ventilfunktion für unbewußte Konflikte und seelische Störungen. Sie sind deshalb sehr ernst zu **psychogener Anfall**

psychotherapeutische
Behandlung

nehmen. Ihre meist psychotherapeutische Behandlung erweist sich oft als nicht einfach, ganz besonders dann, wenn ein Patient neben psychogenen Anfällen außerdem epileptische Anfälle hat. Nur eine Behandlung mit Antiepileptika ist in solchem Fall natürlich nicht ausreichend.

Bei der Klärung, ob Anfälle auf eine Epilepsie zurückgehen oder andere Ursachen haben, kann das EEG häufig weiterhelfen, wie noch auszuführen sein wird. Wichtig ist, daß auch der Patient und seine Angehörigen den Arzt durch ausführliche Angaben zur Krankengeschichte und durch möglichst exakte Beschreibungen der Anfälle unterstützen. Werden nämlich nichtepileptische für epileptische Anfälle gehalten, erhält der Patient womöglich

Antiepileptika

jahrelang Antiepileptika und muß ohne Grund Nachteile in Kauf nehmen wie Führerscheinbeschränkungen oder eingeschränkte Berufswahl aufgrund der Fehldiagnose Epilepsie. Zudem werden seine nichtepileptischen Anfälle durch die Antiepileptika falsch behandelt, treten weiterhin auf und belasten den Patienten zunehmend. Wenn umgekehrt epileptische für nichtepileptische Anfälle gehalten werden und keine medikamentöse Behandlung mit Antiepileptika eingeleitet wird, bekommt man die Anfälle natürlich nicht in den Griff. Der Patient bleibt durch sie gefährdet und man verschwendet wertvolle Zeit: Eine Epilepsie läßt sich immer schlechter behandeln, je länger sie besteht.

Nicht jeder Anfall ist ein epileptischer Anfall. Eine exakte Anfallsbeschreibung ist zur Unterscheidung zwischen epileptischen und nichtepileptischen Anfällen überaus wichtig; häufig hilft auch das EEG weiter. Die richtige Diagnose ist Voraussetzung für eine erfolgreiche Therapie. Die Einnahme von Antiepileptika hilft bei nichtepileptischen Anfällen nicht.

2. Diagnose

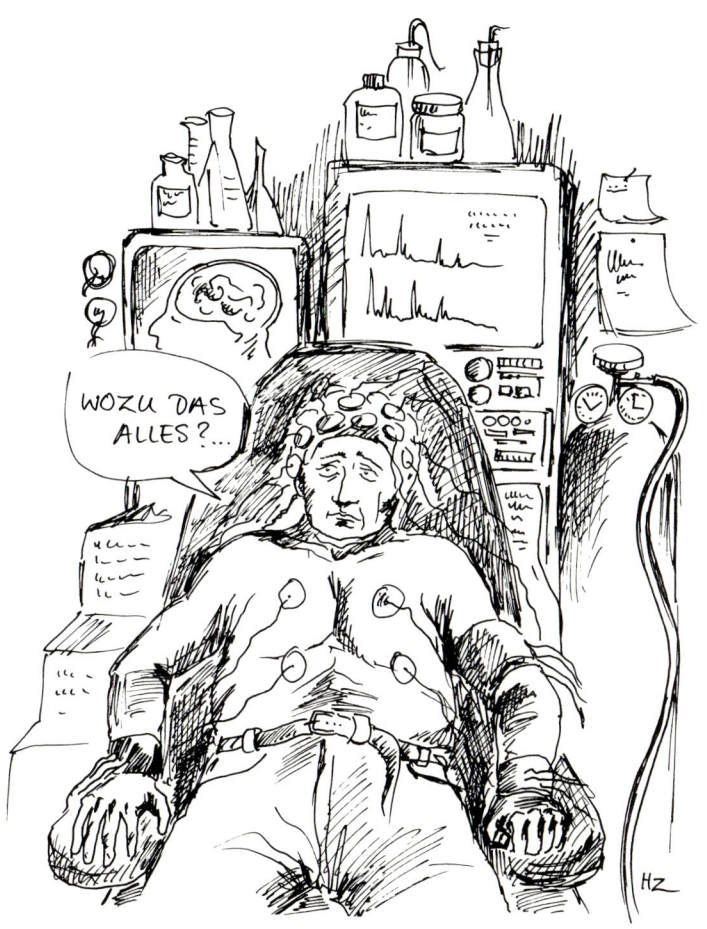

Mit der Behandlung einer Epilepsie sollte also rasch begonnen werden, schon damit weitere Anfälle vermindert oder ganz vermieden werden. Doch darf auch nichts überstürzt werden, denn eine exakte Diagnose braucht Zeit. Sie ist Grundvoraussetzung für eine erfolgreiche Behandlung. Schon bei der Diagnosefindung muß der Patient zum Partner des Arztes werden.

Die Diagnose „Epilepsie" ergibt sich aus der Klinik des Patienten, also aus seiner Krankheitsgeschichte, der Beschreibung seiner Anfälle und weiterer Untersuchungen, vornehmlich mittels EEG. Nochmals sei wiederholt: Von einer Epilepsie darf erst dann gesprochen werden, wenn epileptische Anfälle spontan, d. h. auch ohne erkennbaren Auslöser, wiederholt auftreten. Um die richtige Diagnose bei einem Patienten mit Anfällen stellen zu können, müssen deshalb folgende Fragen beantwortet werden:

- Handelt es sich bei den Anfällen um epileptische oder nichtepileptische?
- Was für epileptische Anfälle sind es?
- An welcher Epilepsie ist der Patient erkrankt?
- Welche Ursache hat seine Epilepsie?

Die Mithilfe des Patienten bei der Beantwortung besteht in möglichst ausführlichen und exakten Informationen zur Krankengeschichte (Anamnese). Insbesondere seine Anfälle muß er genau schildern und außerdem kooperativ an den notwendigen Untersuchungen teilnehmen. Dabei handelt es sich vor allem um Elektroenzephalographie (EEG) und Röntgenuntersuchungen, die unten im einzelnen erklärt werden.

Krankengeschichte

Anfallsbeschreibung

Auf den ersten Blick erscheint die Aufgabe „Anfallsbeschreibung" relativ einfach. Im konkreten Fall aber ergeben sich oft mancherlei Schwierigkeiten: Viele Anfälle gehen mit einer Störung des Bewußtseins einher und hinterlassen daher eine Erinnerungslücke (Amnesie). Der Patient kann dann entweder gar keine Angaben zu seinen Anfällen machen, oder er erinnert sich nur an

Erinnerungslücke

Bruchstücke seines Anfalls und kann also nur diese beschreiben. Deshalb sollten zur Erarbeitung einer möglichst ausführlichen Anfallsbeschreibung An-gehörige oder andere Augenzeugen bei der Erstuntersuchung in die Sprechstunde mitkom-men.

Fremdanamnese

Ihre Beobachtungen (Fremdanamnese) er-gänzen die Selbstaussagen des Patienten oft ent-scheidend. Aber auch Angehörige und Augenzeu-gen tun sich häufig schwer mit exakter Anfalls-beschreibung. Die Anfälle treten ja überwiegend völlig unerwartet für sie auf. Schreck und Hilflosig-keit verhindern häufig eine genaue Beobachtung.

Die Beantwortung folgender Fragen kann deshalb bei der Beschreibung der Anfälle als Leitfaden nützlich sein oder dazu verhelfen, auf das eine oder andere künftig mehr zu achten. Wichtig ist, daß von vornherein geklärt wird, ob bei dem Pa-tienten immer ein und derselbe Anfallstyp abläuft oder aber ob es unterschiedliche Anfälle gibt. Unter Umständen müssen mehrere Anfallsbe-schreibungen mit dem Arzt besprochen werden.

Fragen an den Patienten

Gibt es Vorboten, zum Beispiel Kopfschmerzen, Unwohlsein, geänderte Stimmung, die Ihnen einen Anfall ankündigen?
Reißt einfach plötzlich der Faden oder bekommen Sie den Beginn des Anfalls mit? Wenn ja, wie beginnt der Anfall?

Anfallsbeginn

Auch wenn es Ihnen schwerfällt, das, was Sie zu Beginn des Anfalls bemerken und erleben, in Worte zu fassen, versuchen Sie es bitte, zum Bei-spiel:
Erscheint Ihnen die Umwelt größer oder kleiner?
Nehmen bekannte Gegenstände seltsame Formen an?
Erscheint Ihnen Ihre Umwelt plötzlich fremd und eigenartig?
Haben Sie das Gefühl, die Situation, in der Sie sich gerade befinden, schon einmal erlebt zu haben?
Wirkt alles wie ein Traum für Sie?
Bekommen Sie Angst?
Gibt es so etwas wie ein Glücksgefühl?

Verspüren Sie ein Gefühl der inneren Leere?
Haben Sie ein sonderbares, vom Bauch- oder
Brustraum aufsteigendes Gefühl?
Empfinden Sie einen andersartigen Geruch oder
Geschmack?
Sehen Sie auf einmal Farben, farbige Muster,
Lichtblitze?
Oder hören Sie unvermittelt irgendwelche Töne
oder Musik?

Für viele Patienten, die den Anfallsbeginn bewußt
erleben, ist es dennoch oft schwierig, diese Fragen
zu beantworten. Obwohl mit dem, was sie zu
Beginn des Anfalls erleben, für sie eindeutig der
Anfallsbeginn auszumachen ist, ist es häufig fast
unmöglich, es in Worte zu fassen. Zu vielfältig,
eigenartig und für Worte ungreifbar erscheinen
die Eindrücke. Auch schämt sich der Patient
womöglich oder er wagt nicht, über das zu sprechen, was er zu Beginn eines Anfalls verspürt, weil
es ihm so unwirklich vorkommt. Deshalb sei erneut
betont: Gerade der Beginn eines Anfalls ist für die
richtige Diagnose entscheidend wichtig.

Wenn Sie bemerken, daß ein Anfall beginnt, haben   **Anfallsverlauf**
Sie dann noch Zeit, sich schnell zu setzen?
Was bekommen Sie selbst vom Anfall mit?
Hören Sie, was während des Anfalls um Sie herum
gesprochen wird?
Können Sie verstehen, was um Sie herum gespro-
chen wird?
Können Sie weiterhin im Anfall Ihre Umwelt wahr-
nehmen?
Endet der Anfall plötzlich?
Wie lange dauert es nach dem Anfall, bis Sie sich
wieder vollständig zurechtfinden?
Wie fühlen Sie sich nach einem Anfall? Sind Sie
müde? Haben Sie Kopfschmerzen oder Muskel-
kater?
An was können Sie sich nach dem Anfall erinnern?
Kommt es zu Zungenbiß und/oder Einnässen?
Verlaufen die Anfälle für Sie immer gleich?
Gibt es anfallsauslösende Faktoren?   **Anfallsauslöser**
Haben Sie zum Beispiel mehr Anfälle, wenn Sie
nachts zuvor wenig geschlafen haben oder erst spät
zu Bett gegangen sind?

Kennen Sie Situationen, in denen besonders häufig Anfälle auftreten?
Gibt es eine tageszeitliche Bindung Ihrer Anfälle?

Fragen an die Angehörigen und Augenzeugen

Einige der folgenden Fragen können auch vom Patienten beantwortet werden, wenn er während des Anfalls keine anhaltende Bewußtseinsstörung hat:

Anfallsbeginn

Wirkt der Patient, bevor er einen Anfall bekommt, verändert auf Sie?
Woran bemerken Sie jeweils, daß ein Anfall beginnt?
Was fällt Ihnen zuerst auf?
Wie ist der Gesichtsausdruck und die Gesichtsfarbe?
Ändert sich der Blick des Patienten: starrer Blick, Augäpfel nach oben oder zu einer Seite verdreht?
Zucken der Augenlider?
Dreht sich der Kopf nach einer Seite? Wenn ja, zu welcher Seite?
Dreht sich der Patient nach einer Seite? Wenn ja, zu welcher Seite?
Fällt der Kopf plötzlich nach vorne?
Treten Zuckungen am Körper auf?
Kommt es zum Ausstrecken der Arme oder der Arme und Beine?
Beginnt der Anfall mit einem Schrei?
Stürzt der Patient zu Beginn? Fällt er dabei um wie ein Baum oder sinkt er langsam zu Boden?
Versteifen sich Extremitäten oder Rumpf?

Anfallsverlauf

In welcher Reihenfolge treten weitere Anfallssymptome auf?
Kommt es zu Kau-, Schluck-, Leck- oder Schmatzbewegungen mit dem Mund?
Werden nestelnde Bewegungen der Hände wie wischen, reiben, anfassen, streicheln, klopfen beobachtet?
Ist der Patient motorisch sehr unruhig, läuft er zum Beispiel herum?
Dreht sich der Kopf langsam oder ruckartig zur Seite?
Dreht sich der Kopf nach verschiedenen Seiten während des Anfalls?
Werden die Arme, die Beine oder der gesamte Körper steif?

Folgen dem Steifwerden Zuckungen der Arme, der
Beine oder des gesamten Körpers? Zeigen diese
Zuckungen eine Seitenbetonung? Wie ist die Fre-
quenz (Anzahl) und Amplitude (Stärke) der Zuk-
kungen?
Überstreckt sich der Körper nach hinten oder
beugt sich nach vorne?
Treten bizarre motorische Bewegungen auf?
Ist die Atmung unregelmäßig?
Kommt es zu vermehrtem Speichelfluß? Eventuell
– durch einen Zungenbiß – mit Blut vermischt?
Verändert sich die Gesichtsfarbe während des
Anfalls?
Reagiert der Patient auf Ansprache während des
Anfalls?
Wie lange dauert der Anfall?
Wie endet der Anfall – allmähliches Ausklingen   Anfallsende
oder plötzliches Ende?
Wie verhält sich der Patient nach dem Anfall –
müde, großes Schlafbedürfnis, unruhig?
Ist der Patient nach dem Anfall sofort ansprech-
bar?
Wie lange dauert es, bis der Patient wieder voll
orientiert ist?
Laufen die Anfälle in Ihren Augen immer gleich
ab?

*Die Diagnose Epilepsie ergibt sich aus der Kranken-
geschichte des Patienten, der Beschreibung seiner Anfälle
und weiterer Untersuchungen, vornehmlich dem EEG. Die
aktive Mitarbeit des Patienten bei der Diagnosefindung ist
sehr wichtig: Exakte Informationen zur Krankengeschichte,
ausführliche Anfallsbeschreibungen und kooperative Teilnahme an notwendigen Untersuchungen.*
*Neben den eigenen Angaben des Patienten sind für eine
exakte Anfallsbeschreibung meist auch Angaben von Angehörigen oder weiterer Augenzeugen notwendig.*
*Treten bei einem Patienten unterschiedliche Anfallstypen
auf, so müssen getrennte Anfallsbeschreibungen erhoben
werden. Da der Anfallsbeginn für die richtige Klassifikation
der epileptischen Anfälle so wichtig ist, sollte er besonders
beachtet werden.*

Krankengeschichte

Neben der genauen Anfallsschilderung ist für die
exakte Diagnose einer Epilepsie die Krankengeschichte sehr wichtig, wobei hier sowohl Angaben
zur allgemeinen Vorgeschichte als auch zum bisherigen Verlauf der Epilepsieerkrankung wesentlich sind. Zu den folgenden Punkten benötigt der
Arzt immer möglichst genaue Angaben.

Epilepsiebelastung in der Familie

Gibt es Blutsverwandte, die an einer Epilepsie
erkrankt sind oder nichtepileptische Anfälle haben?

Schwangerschafts- und Geburtsanamnese

War die Mutter während der Schwangerschaft
krank?
Nahm die Mutter während der Schwangerschaft
Medikamente?
Gab es Blutungen während der Schwangerschaft
oder unter der Geburt?
Drohte eine Fehlgeburt?
Ist der Patient eine Frühgeburt?
War es eine schwierige und lange Geburt?
Welche Entbindungsart wurde durchgeführt?
Gab es Komplikationen unter der Geburt, zum Bei-
spiel Nabelschnurumschlingung, Atemstörungen,
Wiederbelebungsmaßnahmen?
Zeigte der Säugling eine Trinkschwäche?

Neugeborenenkrämpfe   Traten Neugeborenenkrämpfe auf?

Frühkindliche Entwicklung und weitere Anamnese

Verlief die Kleinkindentwicklung zeitgerecht oder
verzögert?
Wie alt war das Baby, bis es allein sitzen und laufen
konnte, die ersten Worte sprach?
Welche Kinderkrankheiten wurden wann durchge-
macht?

Fieberkrämpfe   Traten Fieberkrämpfe auf?

Gab es andere Krankheiten? Insbesondere: Gehirn-
erkrankungen wie Hirntumoren, Hirnhautentzün-
dungen oder Hirnentzündungen, bei älteren Menschen Schlaganfälle?

Wurde der Patient schon einmal operiert? Insbesondere: Gehirnoperationen?
Gab es Narkose- und/oder Operationskomplikatio-
nen?
Erlitt der Patient Unfälle? Insbesondere: Schädelhirnverletzungen mit Bewußtlosigkeit?
Liegen weitere Erkrankungen vor?
Welche Medikamente muß der Patient regelmäßig
einnehmen?

Schulische und berufliche Entwicklung

Welcher Schultyp wurde besucht?
Welcher Schulabschluß wurde erreicht?
Welche weitere Ausbildung?
Liegt ein Ausbildungsabschluß vor?
Welches ist die heutige berufliche Tätigkeit?

Schon die Antworten auf die Fragen zur allgemeinen Vorgeschichte können wesentliche Hinweise
zur Ursache der Epilepsie geben. Daneben sind die
Angaben zum bisherigen Verlauf der Krankheit
sowohl für die Diagnosefindung als auch für die
Therapieplanung sehr wichtig.

Der erste Anfall

Wann hat er sich ereignet und unter welchen
Umständen?

Anfallsfrequenz

Wie häufig traten die Anfälle bislang auf?
Wie viele Anfälle haben sich bisher ereignet?
Treten die Anfälle immer einzeln auf oder in Serie?
Hat sich schon einmal ein Status epilepticus ereignet?   Status epilepticus
Gab es längere anfallsfreie Zeiten?

Anfallsauslösende Faktoren

Haben sich alle oder zumindest einige Anfälle unter
bestimmten Bedingungen abgespielt wie zum Beispiel Schlafmangel, Alkoholgenuß, beruflicher Streß
oder starke emotionale Belastung?
Führten bestimmte Situationen gehäuft zu Anfällen?

Zeitliche Bindung der Anfälle

Gibt es eine tageszeitliche Bindung der Anfälle?
Liegt eine Bindung an den Schlaf-Wach-Rhythmus
vor, treten die Anfälle zum Beispiel nur kurz nach
dem Aufwachen oder im Schlaf auf?
Treten die Anfälle fast ausschließlich am Wochenende und/oder am Feierabend auf?

Bisherige Therapie

Seit wann wird behandelt? Wie viele Anfälle hatten
sich bis dahin in etwa ereignet?
Welches war das erste Medikament? In welcher
Dosierung?
Welche Medikamente wurden insgesamt bislang in
welcher Dosierung gegeben? Welche davon in
Monotherapie bzw. Kombinationstherapie?
Wie war die Wirkung der Medikamente auf die
Anfallshäufigkeit?
Sind Nebenwirkungen aufgetreten? Wenn ja, wel-
che und unter welcher Medikation?
Namen und Adressen der bisher behandelnden
Ärzte, Angaben zu früheren Krankenhausaufent-
halten?

Je länger eine Erkrankung besteht, desto schwerer
fällt es Patienten wie Angehörigen, ihren Verlauf
genau zu schildern. Wichtige Details können verlorengehen. Wie kann sich der Patient davor schützen?
Es hat sich als sehr nützlich erwiesen, wenn entweder die Patienten selbst oder, zum Beispiel bei
kurzes Verlaufsprotokoll Kindern, ihre Angehörigen stichpunktartig die
wichtigsten Fakten mit Daten in ein kleines Heft
eintragen. Dazu gehören: Namen und Adressen
der bisher behandelnden Ärzte, Krankenhausauf-
enthalte, Medikamente mit Dosisangaben, möglichst auch die früher gemessenen Serumkonzentrationen, Gründe für eine eventuelle Medikamentenumstellung, zum Beispiel fehlende
Wirksamkeit oder nicht hinzunehmende Nebenwirkungen.
Unabhängig von diesem kurzen Verlaufsprotokoll
sollte der Patient so früh wie möglich damit begin-
Anfallskalender nen, einen Anfallskalender zu führen. Geeignete
Vordrucke bekommt man vom Arzt. Darin notiert
der Patient oder ein Angehöriger genau die Anzahl

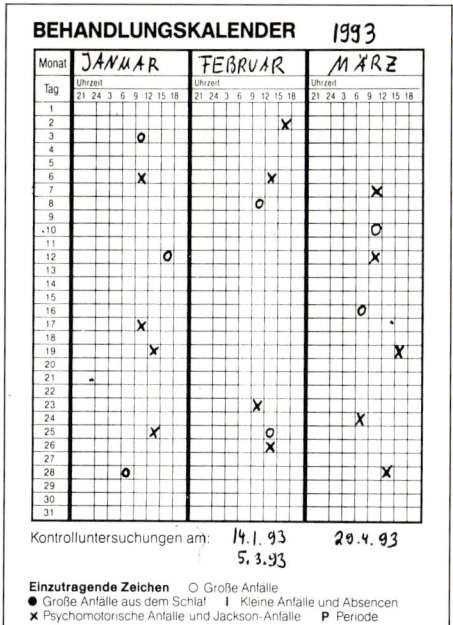

Abb. 9. *Ausgefüllter Anfallskalender mit verschiedenen Zeichen für unterschiedliche Anfallstypen.*

der Anfälle und auch den Zeitpunkt ihres Auftretens. Der Patient sollte mit unterschiedlichen Zeichen, die mit dem Arzt abgesprochen wurden, die verschiedenen Anfallstypen in den Anfallskalender eintragen. Zudem sollte jeweils die Medikation festgehalten werden, ebenso zusätzliche Medikamentengaben, beispielsweise das Verabreichen einer Notfallmedikation.

Zumindest zu Anfang sollte der Patient unabhängig von diesem Anfallskalender auch notieren, in welcher Situation der jeweilige Anfall passiert ist, also ein kurzes Protokoll über die letzten dem Anfall vorausgegangenen 24 Stunden führen. So können häufig anfallsprovozierende Faktoren, die vielleicht zunächst gar nicht so offensichtlich sind, entdeckt werden. Wer freut sich nicht auf das Wochenende, oft die Zeit von Feiern und langen Ausflügen! Bei einem Patienten mit Anfällen fast nur am Wochenende kann dies auf unregelmäßigen Schlaf-Wach-Rhythmus als Auslösefaktor für die Anfälle hinweisen.

anfallsauslösende Faktoren

Die Nützlichkeit einer „Buchführung" über die Anfälle läßt sich durch viele weitere Beispiele belegen. Dennoch wehren sich Patienten manchmal,

„Buchführung"

einen Anfallskalender zu führen und ziehen Notizen im üblichen Taschenkalender vor. Doch das ist kein Ersatz für einen Anfallskalender. Zum einen gehen den Arzt nicht alle anderen persönlichen Eintragungen etwas an, zum anderen sind die Anfallskalender wesentlich übersichtlicher gegliedert. Der Patient sollte die Anfallskalender unbedingt sammeln; sie sind unersetzliche Dokumente. Abgelaufene Anfallskalender sollten auch dem Arzt nur vorübergehend zum Kopieren oder schon in Kopie übergeben werden, sonst fehlen sie bei einem eventuellen Arztwechsel und viele wertvolle Informationen sind für immer verschwunden.

Warum sollte die alte Medizinerweisheit „eine gute Anamnese ist mehr als die halbe Diagnose" nicht auch bei Epilepsie zutreffen? Mit Hilfe einer möglichst lückenlosen Vorgeschichte mit ausführlichen Anfallsbeschreibungen kann bei den meisten Patienten schon rein klinisch die richtige Diagnose gestellt werden. Dennoch sind zur Diagnosesicherung und Ursachensuche noch weitere Untersuchungen notwendig.

> *Je ausführlicher der Arzt die Krankengeschichte mit Hilfe des Patienten und meist auch seinen Angehörigen erheben kann, desto sicherer kann er die Diagnose stellen und desto besser den Patienten behandeln und beraten. Je länger jedoch eine Erkrankung besteht, desto schwieriger ist es, alle wichtigen Informationen zusammenzutragen; häufig gehen wertvolle Details verloren. Abhilfe wird dadurch geschaffen, daß der Patient zu seinem eigenen „Buchhalter" wird, indem er einen Anfallskalender und ein kurzes Verlaufsprotokoll führt.*

Untersuchungsmethoden

Neurologische Untersuchung

Der Arzt kann unter Zuhilfenahme von einfachen Mitteln wie Reflexhammer, Stimmgabel, Nadel, Wattetupfer, Taschenlampe und Augenspiegel das korrekte Funktionieren des Gehirns und des übrigen Nervensystems kontrollieren und feststellen, ob es Hinweise auf eine Hirnschädigung gibt, die möglicherweise auch die Anfälle verursacht. Patienten mit einer idiopathischen Epilepsie haben in der Regel keine neurologischen Ausfälle, umgekehrt spricht ein unauffälliger neurologischer Befund am ehesten für eine Epilepsie mit schwer oder gar nicht zu ermittelnder Ursache.

Das Nervenwasser ist die Flüssigkeit, die Gehirn und Rückenmark umspült und sich in den Hirnkammern befindet. Der medizinische Fachausdruck für das Nervenwasser ist Liquor cerebrospinalis. Die Untersuchung des Nervenwassers bezüglich Anzahl und Art der Zellen, Eiweißgehalt, Zuckergehalt usw. kann recht häufig Aufschlüsse geben über Erkrankungen des Gehirns, zum Beispiel Entzündungen: Das Nervenwasser hat ja, einfach ausgedrückt, ständig Kontakt mit dem Gehirn. Zur Gewinnung von Nervenwasser führt man eine Liquorpunktion durch. Auf Höhe der unteren Lendenwirbelsäule befindet sich kein Rückenmark mehr, jedoch innerhalb des Hautsackes, der das Rückenmark umgibt, sehr viel Liquor. Deshalb kann der Arzt an dieser Stelle, ohne das Rückenmark zu verletzen, mit einer feinen Hohlnadel wenige Milliliter Nervenwasser entnehmen. Ausgeführt von einem erfahrenen Arzt ist die Untersuchung ebenfalls ungefährlich. Allerdings können sich danach für einige Tage Kopfschmerzen bei dem Patienten einstellen. Sie verschwinden bei konsequenter Bettruhe aber schnell wieder.

Liquor cerebrospinalis

Liquorpunktion

Neuropsychologische Untersuchung

Wie schon erwähnt, werden den verschiedenen Hirnarealen unterschiedliche Fähigkeiten, das heißt die Kontrolle über bestimmte Verhaltensweisen, zugeordnet. So sitzt zum Beispiel das motorische Sprachzentrum, also das Hirnareal, in dem die Sprachproduktion stattfindet, in einem Anteil des Stirnlappens, während das sensorische Sprachzentrum, das das Sprachverständnis bewirkt, in einem Teil des Schläfenlappens liegt. Bei den meisten Patienten befinden sich beide Zentren in der linken Hirnhälfte. Das Sehzentrum liegt im Hinterhauptlappen, das Lesezentrum im Scheitellappen usw. (s. Abbildung 8, S. 35).

Neuropsychologie

Die Neuropsychologie beschäftigt sich mit den funktionellen Zusammenhängen zwischen bestimmten Hirnarealen und bestimmten Verhaltensweisen. Die neuropsychologische Untersuchung bemüht sich mittels verschiedener psychologischer Methoden um Aussagen über die Hirnfunktionen eines Patienten. Man testet zum Beispiel die Gedächtnisleistung, das Erinnerungsvermögen, die Konzentrationsfähigkeit, das räumliche Vorstellungsvermögen, die sprachlichen Leistungen und das Wahrnehmungsvermögen eines Patienten. Dieser muß sich zum Beispiel während der Untersuchung Begriffe merken, muß gezeichnete Figuren wiedererkennen, inhaltlich verwandte Worte zuordnen und vieles mehr.

Die Ergebnisse der neuropsychologischen Untersuchung sind in vielerlei Hinsicht für die Gesamtbeurteilung und die Beratung des Patienten wichtig. Bei einem Patienten beispielsweise mit symptomatischer Epilepsie, das heißt mit einer nachweisbaren Schädigung eines Hirnareals, kann sie das Ausmaß des dadurch bedingten Defizits angeben und zur genaueren Lokalisation der Hirnschädigung beitragen. Die neuropsychologischen Untersuchungsergebnisse sollten auch bei der Ausbildungs- und Berufsberatung beachtet werden.

Ausbildung und Berufswahl

Häufig können so schon im Vorfeld mögliche Enttäuschungen für den Patienten wie Abbruch der Ausbildung oder fehlgeschlagene Rehabilitationsmaßnahmen vermieden werden. So würde man zum Beispiel einem Patienten mit deutlichem Defizit beim Rechnen abraten, einen kaufmännischen Beruf zu ergreifen. Zudem können mit Hilfe neuropsychologischer Tests mögliche Nebenwirkungen von Antiepileptika wie Konzentrations- oder Aufmerksamkeitsstörungen im Verlauf kontrolliert werden. Vor einem epilepsiechirurgischen Eingriff (s. S. 113) ist eine ausführliche neuropsychologische Untersuchung ohnehin ganz wesentlich.

Nebenwirkungen von Antiepileptika

Epilepsiechirurgie

Elektroenzephalographie

Das Elektroenzephalogramm (EEG) ist neben der klinischen Befunderhebung die wichtigste Hilfsmethode zur Feststellung einer Epilepsie. Die EEG-

Ergebnisse liefern dem Arzt wichtige Erkenntnisse über die Art der epileptischen Anfälle sowie Hinweise auf eine mögliche Hirnerkrankung.

Mit dem EEG wird die elektrische Aktivität der Nervenzellen des Gehirns aufgezeichnet. Wie anfangs erklärt, besteht unser Gehirn aus Milliarden von Nervenzellen, die alle untereinander über Nervenleitbahnen verbunden sind. Dieses Heer von Nervenzellen ist ständig aktiv und erzeugt dabei einen sehr schwachen elektrischen Strom. Mit dem EEG kann diese elektrische Aktivität an der Oberfläche der Kopfhaut gemessen und aufgezeichnet werden. Das EEG arbeitet also im Prinzip mit der gleichen Methode wie das EKG (Elektrokardiogramm). Das EKG zeichnet Herzströme, das EEG Hirnströme auf.

Wie wird eine EEG-Ableitung vorgenommen?

Das EEG ist eine harmlose und schmerzlose Untersuchung. Die Ableitung des Routine-EEG dauert etwa 60 Minuten, wobei rund 30 Minuten für das Befestigen und Entfernen der Elektroden erforderlich sind und weitere 30 Minuten zur Ableitung des eigentlichen EEG. Auf der Kopfhaut werden nach einem international festgelegten Schema Elektroden verteilt. Sie werden entweder angeklebt oder durch Gummibänder am Kopf festgehalten. Sie lassen sich nach der Untersuchung ohne Probleme entfernen. Die Elektroden bestehen aus einem kleinen Metallplättchen mit einem dünnen Draht. Über diese Drähte sind die Elektroden mit dem EEG-Apparat verbunden. Wichtig ist, daß die Elektroden die durch die Aktivität der Nervenzellen entstehenden Stromimpulse möglichst verlustarm aufnehmen. Zur Erhöhung der elektrischen Leitfähigkeit wird deshalb die Stelle, an der die Elektrode der Kopfhaut aufliegt, zuvor mit einer speziellen Paste bestrichen. Sie geht beim Haarewaschen gut wieder heraus. Auch vor der EEG-Ableitung ist Haarewaschen günstig.

Das EEG-Gerät mißt die Spannungen zwischen den Elektroden und zeichnet die Spannungsschwankungen in Kurven auf Papier. Während der gesamten EEG-Ableitung sitzt der Patient entweder in einem bequemen Untersuchungsstuhl oder liegt

EEG-Elektroden

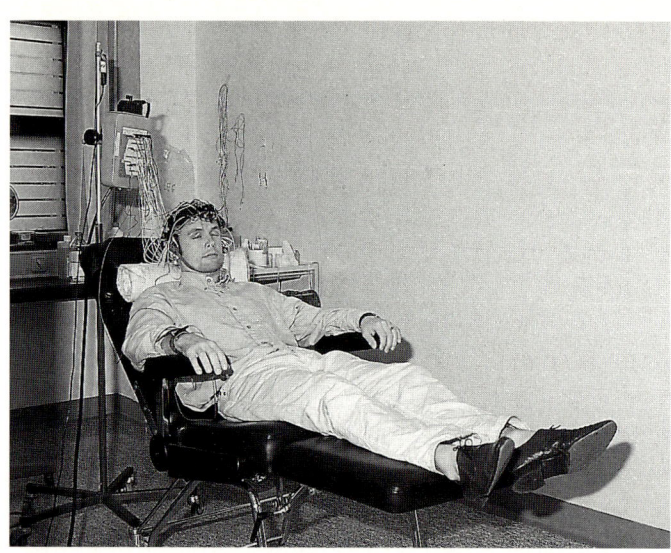

Abb. 10. *Ableitung eines Elektroenzephalogramms (EEG).*

auf einer Liege. Möglichst entspannt folgt er der
Aufforderung der EEG-Assistentin, die Augen zu
öffnen und zu schließen oder wenige Minuten lang

Hyperventilation

ganz tief zu atmen (Hyperventilation). Gegen Ende
der Ableitung wird der Patient aufgefordert, ein
paar Augenblicke lang in ein flickerndes, blitzendes

Photostimulation

Licht zu schauen (Photostimulation), meist mit
geschlossenen Lidern.

Video-EEG

In entsprechend eingerichteten EEG-Labors kann
man den Patienten während der EEG-Ableitung
filmen und die Aufnahmen mit dem EEG des Patienten zeitgleich koppeln. Auf einem Bildschirm
erscheinen dann Patient und EEG, ein Videomit-
schnitt erlaubt das mehrfache Betrachten des Vor-
gangs. Man nennt dieses Verfahren Video-EEG

synchrone Doppelbild-
aufzeichnung

oder synchrone Doppelbildaufzeichnung. Von
Vorteil ist es vor allem bei Ableitung eines EEG
während eines Anfalls. Die gleichzeitige Beobachtung von Anfallsablauf und EEG-Veränderungen
liefert genauere Erkenntnisse über die Art des
Anfalls und über den Ort des Anfallsursprungs
sowie über die weitere Anfallsausbreitung im
Gehirn. Und was der Arzt beim ersten Anschauen
vielleicht übersieht, entgeht ihm sicher nicht bei
Wiederholungen. Er kann zudem andere hinzuziehen und die Aufzeichnungen auch dem Patienten

zeigen und sie mit ihm und etwaigen Angehörigen besprechen.

Was zeigt das EEG?

Auf dem EEG sind die verschiedenen Frequenzen der Spannungen zu sehen. Das EEG-Muster ist abhängig von der altersbedingten Reifung des Gehirns, Kinder zeigen ein anderes Muster als Erwachsene. Bei einem gesunden Erwachsenen beträgt die Grundfrequenz bei geschlossenen Augen acht bis zwölf Schwingungen pro Sekunde. Sie ändert sich, sobald der Patient die Augen öffnet. Ferner kann mit dem EEG die Tätigkeit einzelner Hirnregionen unterschieden werden: Unter Beachtung der Elektrodenplazierung und der entsprechenden Aufzeichnung auf dem Papier lassen sich zum Beispiel genau die Entladungen über dem rechten Schläfenlappen oder dem linken Stirnlappen anschauen.

Epileptische Entladungen, die durch abnorme elektrische Entladungen einer kleineren oder größeren Anzahl von Nervenzellen entstehen, rufen typische Wellenformen im EEG hervor: zum Beispiel den „spike", ein spitzer Ausschlag; die „spike-wave", ein spitzer Ausschlag mit einer nachfolgenden langsamen Welle oder die „sharp wave", eine scharfe und steile Welle. Diese EEG-Veränderungen, die bei Epilepsiepatienten vorkommen und häufig als epileptische Potentiale bezeichnet werden, sind noch nicht beweisend für das Vorliegen einer Epilepsie. Der Umkehrschluß aber trifft auch nicht zu: Wenn bei einem Patienten mit klinisch eindeutigen epileptischen Anfällen keine epileptischen Potentiale im EEG nachweisbar sind, schließt das eine Epilepsieerkrankung keineswegs aus. Die Beurteilung eines EEG setzt viel Erfahrung voraus, da die Grenzen zwischen einem normalen und einem krankhaften Befund fließend sind. EEG-Interpretationen sollten daher Spezialisten überlassen bleiben. Anhand der EEG-Kurven läßt sich orten, in welchem Areal des Gehirns die epileptische Entladung auftritt und wie aktiv dieser epileptische Herd ist.

Bei Epilepsiepatienten muß zwischen der Ableitung iktaler (während des Anfalls) und interiktaler (zwi-

epileptische Entladungen

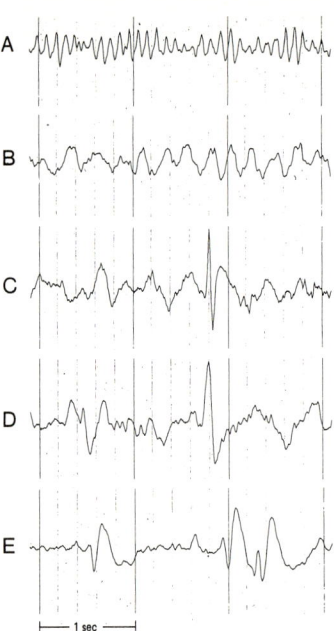

Abb. 11. Beispiele für wichtige Graphoelemente des EEG: (A) regelmäßige Folge von 10/s Wellen (Alpha-Rhythmus); (B) unregelmäßige Folge von 4/s Wellen (unregelmäßiger, verlangsamter Grundrhythmus); (C) spike („Spitze"; scharfe und steile Welle unter 80 ms Dauer); (D) sharp wave (scharfes Potential; scharfe und steile Welle von 80–250 ms Dauer); (E) sharp-and-slow-waves (Folge von Komplexen aus sharp waves und langsamen Wellen).

iktales EEG

schen den Anfällen) EEG unterschieden werden. Ein iktales EEG wird während eines Anfalls geschrieben, was nur recht selten gelingt. Hier gibt es im klinischen Alltag oft Mißverständnisse zwischen Patient und Arzt. Der Patient ist niedergeschlagen über den erneuten Anfall, der Arzt ist froh, daß er endlich ein iktales EEG hat, denn dessen Befund ist für die Diagnosefindung ganz entscheidend. Anhand eines iktalen EEG kann in der Regel gut zwischen epileptischen und nichtepileptischen Anfällen unterschieden werden. Außerdem sagt es, welcher epileptische Anfallstyp beim Patienten vorliegt. Deshalb sollte der Patient verstehen, daß, wenn schon ein Anfall passiert, er sich am günstigsten unter dem EEG ereignet, denn dann hilft er dem Arzt beim Helfen.

fokaler Anfall

Das iktale EEG eines fokalen Anfalls zeigt abnorme Entladungen – zumindest zu Anfallsbeginn – nur in den Ableitungen der Elektroden, die sich über dem Hirnareal befinden, von wo der Anfall ausgeht. Hingegen sind im iktalen EEG eines generalisierten Anfalls die abnormen Entladungen von Anfallsbeginn an in allen Ableitungen zu sehen. Mit dem iktalen EEG lassen sich also beispielsweise generalisierte Anfälle in Form von Absencen von

generalisierter Anfall

komplexen fokalen Anfällen unterscheiden. Rein klinisch macht das manchmal Probleme, vor allem, wenn der komplexe fokale Anfall nur aus einer Bewußtseinsstörung mit geringen Automatismen besteht.

Das nicht während eines Anfalls abgeleitete EEG heißt interiktal, was soviel wie „zwischen den Anfällen" bedeutet. Bei ungefähr zwei Dritteln der Epilepsiepatienten sind epilepsietypische Potentiale im interiktalen EEG nachweisbar. Das oben erwähnte tiefe Atmen (Hyperventilation) während der EEG-Ableitung oder die Photostimulation lassen manchmal auch bei Epilepsiepatienten mit sonst unauffälligem EEG epilepsietypische Potentiale im interiktalen EEG erkennen. Man will mit diesen Methoden keinen Anfall auslösen, sondern den Nachweis von epilepsietypischen Potentialen im EEG erbringen. Unter Photostimulation können vor allem bei Patienten mit einer generalisierten Epilepsie häufiger abnorme Entladungen nachgewiesen werden.

interiktales EEG

Photostimulation

Eine weitere für Patienten mit fokaler wie generalisierter Epilepsie geeignete Provokationsmethode ist das Schlafentzugs-EEG am Morgen nach einer durchwachten Nacht. Dieses EEG sollte möglichst in einem abgedunkelten, ruhigen Raum vorgenommen werden, damit der übermüdete Patient während des EEG leichter einschlafen kann. Sehr aussagefähig ist nämlich vor allem der EEG-Anteil, der während des Einschlafens geschrieben wird. Bei Patienten mit häufigen nächtlichen Anfällen sollte das EEG möglichst nachts aufgenommen werden (Nachtschlaf-EEG).

Schlafentzugs-EEG

Nachtschlaf-EEG

Zusammenfassend ist festzustellen: Ein normales interiktales EEG schließt bei einem Patienten mit klinisch eindeutigen epileptischen Anfällen die Diagnose Epilepsie nicht aus. Umgekehrt darf die Diagnose Epilepsie bei einem Patienten mit epilepsietypischen Potentialen im EEG ohne klinischen Nachweis epileptischer Anfälle nicht gestellt werden. Das interiktale EEG allein reicht für die Diagnose so oder so nicht aus.

Aussagekräftiger ist das iktale EEG, denn ein während eines Anfalls abgeleitetes EEG mit epilepsietypischen Veränderungen belegt die Diagnose Epilepsie. Ein iktales EEG, das keine epilepsiespezifischen Veränderungen aufzeigt, hilft freilich nicht

iktales EEG

immer weiter. Manchmal nämlich handelt es sich trotz eines unauffälligen iktalen EEG bei dem abgeleiteten Anfall dennoch um einen epileptischen Anfall. Dann liegt das für den Anfall verantwortliche Hirngebiet so tief, daß die dort vorhandene iktale abnorme Aktivität nicht im Oberflächen-EEG erfaßt werden kann. In solchen Fällen läßt sich nur anhand des klinischen Befunds eine Diagnose stellen.

Es gibt allerdings immer wieder Patienten, bei denen weder aufgrund ihrer eigenen Angaben noch mit Hilfe von Augenzeugenberichten eine eindeutige klinische Anfallsdiagnose möglich ist. Die Informationen reichen einfach nicht zur sicheren Entscheidung, ob die beim Patienten auftretenden Anfälle überhaupt epileptisch sind. Oder es läßt sich nicht sagen, welcher Anfallstyp vorliegt.

Langzeit-EEG

Das interiktale EEG hilft einem häufig gerade bei diesen Patienten nicht weiter. Hier empfiehlt sich eine EEG-Langzeituntersuchung, während der vielleicht einmal ein iktales EEG gelingt. Dafür muß natürlich eine gewisse Anfallshäufigkeit gegeben sein. Es gibt drei Möglichkeiten der Langzeit-EEG-Registrierung:

Kabel-Telemetrie

Kabel-Telemetrie: Der einzige Unterschied zu einer normalen EEG-Ableitung ist, daß der Patient durch ein längeres Kabel mit dem EEG-Apparat verbunden ist und dadurch etwas mehr Bewegungsfreiheit hat. Da die Patienten im wahrsten Sinne des Wortes dennoch recht angebunden sind, tolerieren viele diese Untersuchung nur für einige Stunden bis wenige Tage. Zudem sind die Anfallsregistrierungen dieser Art oftmals gestört. Denn bei einem stärkeren Anfall, zum Beispiel im Sturz, lösen sich einige oder alle Elektroden, und die erhoffte Information, nämlich das EEG während des Anfalls, ist nicht mehr oder doch nur bruchstückhaft zu bekommen.

Kassettenableitung

Kassettenableitung: Der Patient trägt eine kleine Kassette, ungefähr so groß wie ein Walkman, bei sich, auf der die Hirnstromkurven gespeichert werden. Die Elektroden sind dabei nicht mit dem üblichen EEG-Gerät, sondern mit der transportablen Kassette verbunden. Der Arzt wertet nach der Ableitung das EEG an einem speziellen Bildschirm aus. Vorteil dieser Methode ist, daß sie über mehrere Tage, also auch zu Hause, angewandt werden kann. Nachteil ist, daß das EEG nur von relativ wenigen Elektroden (maximal 8) abgeleitet werden kann. Dadurch geht sehr viel Information verloren, und die aufgezeichneten epileptischen Entladungen lassen sich nur relativ grob einem Hirnareal zuordnen. Deshalb eignet sich diese Methode vor allem zur Ableitung generalisierter Anfälle.

Radio-Telemetrie-EEG: Hochmodern, aber auch ziemlich teuer und technisch aufwendig ist die drahtlose EEG-Registrierung, die deshalb meistens nur in Kliniken mit speziellen Epilepsieabteilungen oder in Epilepsiezentren durchgeführt wird. Der Patient trägt einen kleinen Sender bei sich, mit dem die Elektroden verbunden sind. Er übermittelt die an der Kopfhaut aufgenommenen hirnelektrischen Signale per Funk an einen Empfänger, der die Wellen aufzeichnet. Der Patient bewegt sich während der Untersuchung frei im Untersuchungsraum, er kann essen, lesen, schreiben oder Besuch empfangen, Kinder können spielen. Bei dieser Methode der EEG-Aufzeichnung sind Untersuchungszeiträume von ein bis zwei Wochen für den Patienten durchaus zumutbar, da sie ihm vergleichsweise viel Bewegungsfreiheit läßt. Während der telemetrischen Untersuchung wird der Patient gefilmt, so daß EEG und Videobild zeitgleich auf einem Bildschirm einspielbar sind. Die so registrierten Anfälle können dann sehr genau klinisch wie auch vom EEG her untersucht werden.

Radio-Telemetrie-EEG

Wann wird ein EEG geschrieben?

Das EEG ist, wie gesagt, eine harmlose, den Patienten kaum belastende und daher beliebig oft wiederholbare Untersuchung. Zunächst einmal hilft es entscheidend bei der Diagnose einer Epilepsie. Aber auch im weiteren Verlauf der Erkrankung ergeben sich immer wieder neue Fragen an das EEG. Einige Beispiele: EEG-Kontrollen sind angezeigt bei Patienten, die nicht anfallsfrei werden, zur Überprüfung der weiteren Therapie, bei Änderungen der Medikation und bei Nebenwirkungen von Antiepileptika. Bei anfallsfreien Patienten genügen EEG-Kontrollen in größeren Abständen. Bei diesen Patienten gewinnen die EEG-Kontrollen wieder

EEG-Kontrollen

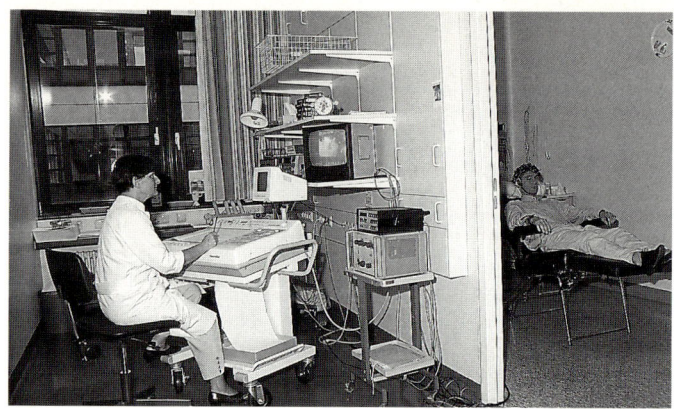

Abb. 12. *Blick in ein EEG-Labor (Universitätsklinikum Rudolf Virchow, Neurologische Abteilung, Berlin).*

größere Bedeutung, wenn Patient und Arzt sich auf eine versuchsweise Verminderung oder Absetzung der Antiepileptika verständigt haben. Das Wiederauftreten von epilepsietypischen EEG-Veränderungen unter einer Medikamentenreduktion hat Einfluß auf die weitere Behandlung. Auch

> *Das EEG ist neben der Anamnese und ausführlichen Anfallsbeschreibungen die wichtigste Untersuchungsmethode zur Feststellung einer Epilepsie.*
> *Das EEG gibt Hinweise auf Funktionsstörungen des Gehirns. Das EEG ist die Aufzeichnung der elektrischen Aktivität der Nervenzellen des Gehirns. Es ist eine harmlose, den Patienten nicht belastende Untersuchungsmethode. Man unterscheidet ein iktales, d. h. während eines Anfalls, von einem interiktalen, d. h. zwischen den Anfällen, aufgezeichnetes EEG.*
> *Es gibt verschiedene Arten von EEG: Routine-EEG mit den Provokationsmethoden Hyperventilation (tiefes Atmen) und Photostimulation (Flickerlicht); Schlafentzugs-EEG; Nachtschlaf-EEG und Langzeit-EEG.*
> *Folgende epileptische Potentiale werden im EEG unterschieden: „spike", „sharp wave", „spike-wave-Komplex" und „sharp and slow wave-Komplex".*
> *Nur anhand des EEG kann die Diagnose Epilepsie in der Regel nicht gestellt oder ausgeschlossen werden. Zur Diagnosefindung muß der EEG-Befund im Zusammenhang mit der Anamnese und den weiteren Untersuchungsbefunden bewertet werden.*

sollte das EEG kontrolliert werden, wenn sich der Anfallstyp beim Patienten ändert.

Ein Ersatz aber für das regelmäßige Gespräch zwischen Patient und Arzt sind EEG-Kontrollen keinesfalls. Bei Patienten mit Anfällen ist das EEG eine sehr wichtige und oftmals ganz entscheidende Untersuchungsmethode. Dennoch gewinnen die EEG-Befunde erst im Zusammenhang mit den übrigen Daten des Patienten wie Anamnese, Anfallsbeschreibung, körperlicher Untersuchungsbefund, Röntgenergebnisse usw. Aussagekraft.

Neuroradiologische Untersuchungsmethoden

Ebenso wie die Erhebung des neurologischen Untersuchungsbefundes und die Durchführung psychologischer Tests dient das EEG zur Untersuchung der Hirnfunktionen. Zur Klärung der Ursache einer Epilepsie braucht man jedoch auch Informationen über die Struktur des Gehirns. Hat das Gehirn eine normale Größe, entsprechen die einzelnen Hirnareale und die Hirnoberfläche der Norm, wie groß sind die Hirnkammern und wie sehen sie aus, wie liegen die Hirngefäße usw.?

Hirnfunktionen

Struktur des Gehirns

Ist eine wichtige Funktion des Fernsehapparates oder eines anderen technischen Geräts gestört, holt man einen Fachmann, der nach Öffnen des Gerätes und Inspizieren der Elektronik den Fehler gewöhnlich rasch findet. So einfach, nämlich Öffnen und Nachschauen, geht das beim Gehirn natürlich nicht. Dennoch gibt es heute im Zeitalter der modernen Medizintechnik computergestützte Verfahren, die es dem Arzt erlauben, ohne den Patienten zu gefährden, regelrecht ins Gehirn „hineinzuschauen".

Einfache Röntgenaufnahmen des Schädels führen bei der Diagnostik einer Epilepsie in der Regel nicht viel weiter. Man sieht auf ihnen nur den Schädelknochen und kann so etwa einen Schädelbruch auch noch viele Jahre nach einem Unfall nachweisen. Das Hirngewebe, auf das es in erster Linie ankommt, wird jedoch nicht dargestellt, es sei denn, es enthält Verkalkungen. So kann zum Beispiel ein Hirntumor auf dem normalen Röntgenbild nur bei Verkalkung entdeckt werden.

Röntgenaufnahme des Schädels

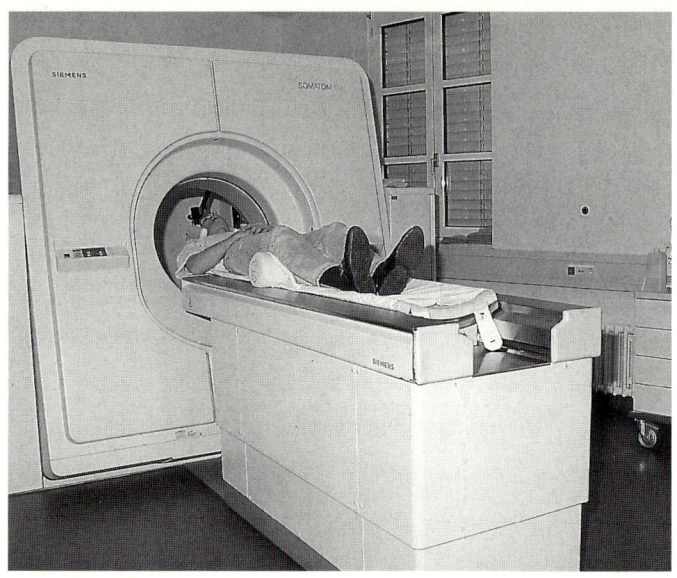

Abb. 13. *Durchführung einer Computertomographie*
(Universitätsklinikum Rudolf Virchow, Radiologische Abteilung, Berlin).

Computertomographie

Anders die Computertomographie des Kopfes: Sie ist ein computergesteuertes Röntgenverfahren, mit dem die einzelnen Hirnstrukturen sehr gut abbildbar sind. Ende der siebziger Jahre in den Kliniken eingeführt, wurde die Computertomographie (CT) inzwischen so verfeinert, daß das Hirngewebe auf den Bildern klar sichtbar ist und schon relativ kleine Veränderungen erkennbar werden. Die Untersuchung ist ungefährlich und wenig belastend. Das Aussehen des Gerätes erinnert an eine große Waschmaschine. Der Patient liegt während der nur wenige Minuten dauernden Untersuchung auf einer beweglichen Liege. Sie wird bei Hirnuntersuchungen so eingestellt, daß lediglich der Kopf des Patienten innerhalb der Maschine liegt. Der Patient ist also nicht eingesperrt, und selbst Patienten, die unter Platzangst leiden, bauen etwaige Furcht vor der Untersuchung rasch ab. Ganz wichtig ist, daß der Patient während der Untersuchung

Kopf ruhig halten!

den Kopf völlig ruhig hält. Je ruhiger der Kopf gehalten wird, desto aussagekräftiger werden die CT-Bilder. Manche Patienten können den Kopf

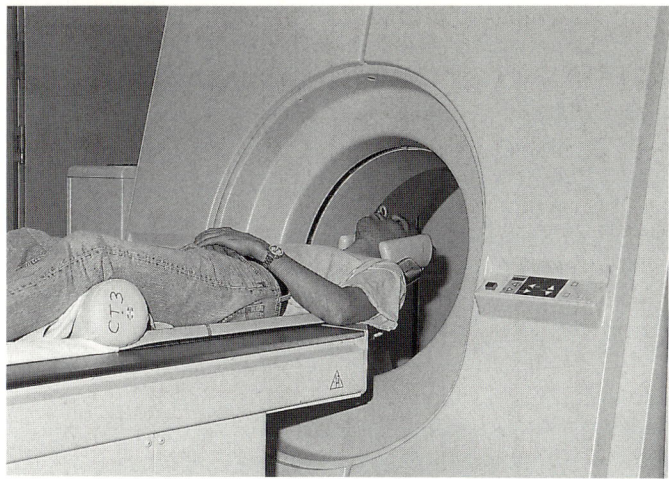

Abb. 14. Kein Grund zur Platzangst: Lediglich der Kopf liegt in der Untersuchungsröhre (Universitätsklinikum Rudolf Virchow, Radiologische Abteilung, Berlin).

nicht ruhig halten, etwa unruhige eingetrübte Patienten oder auch kleine Kinder. Bei ihnen ist die Untersuchung nur unter kurzer Narkose möglich.

Während der Untersuchung bewegt sich eine Röntgenkamera – meist gar nicht sichtbar, da sie sich in der „Trommel der Waschmaschine" befindet – langsam um den Kopf herum und nimmt aus den verschiedensten Einstellungen Bilder auf. Das Gehirn wird während der Untersuchung sozusagen „fotografisch in Scheiben zerlegt", die sich der Arzt dann sorgfältig anschaut. Der Informationsgehalt der Aufnahmen kann erhöht werden durch Wiederholung der Untersuchung nach Einspritzen eines Kontrastmittels in eine der Armvenen. Der Vergleich der Bilder mit und ohne Kontrast läßt häufig strukturelle Veränderungen, zum Beispiel einen kleinen Tumor oder eine Blutung, besser sichtbar werden. Oder der Vergleich hilft beim Ausschluß solcher Veränderungen.

Kontrastmittel

In der Regel ist die Kontrastmittelgabe für den Patienten ungefährlich. Einige wenige Patienten reagieren allerdings allergisch. Kennen sie ihre Überempfindlichkeit schon von früheren Röntgenuntersuchungen mit Kontrastmitteln, dürfen sie nicht versäumen, den Arzt davon zu unterrichten. Sollte dennoch einmal eine allergische Reaktion eintreten, ist diese heute gut beherrschbar. Eine kontrastmittelallergische Reaktion gehört in jedem Fall in dem vom Patienten geführten kurzen Verlaufsprotokoll seiner Krankheit notiert.

Verlaufsprotokoll

Strahlenbelastung

Die Strahlenbelastung einer computertomographischen Untersuchung des Gehirns ist nicht sehr hoch. Sie entspricht ungefähr der natürlichen Belastung bei einem zehntägigen winterlichen Gebirgsaufenthalt. Die CT-Untersuchung des Gehirns gehört heute zur neurologischen Routine. Doch obwohl die Untersuchung für den Patienten harmlos ist, sollte sie nicht leichtfertig eingesetzt werden, auch aus Kostengründen.

Bei Verdacht auf eine Grunderkrankung des Gehirns aber ist sie auf jeden Fall angezeigt, also bei allen Patienten, deren neurologischer Befund auffällig ist, deren EEG herdförmige Veränderungen (langsame Wellen über einem oder mehreren Hirnarealen) aufweist und/oder deren Anfälle fokal sind. Bei Epilepsiepatienten, die nicht anfallsfrei werden und bei denen weiterhin der Verdacht auf eine Grunderkrankung des Gehirns besteht, sind CT-Kontrollen notwendig. Der Zeitpunkt dieser Kontrolluntersuchung hängt ab vom Befinden des Patienten und vom Verlauf seiner Erkrankung. Kontrollen empfehlen sich auch bei Epilepsiepatienten mit bekannter Krankheitsursache, wenn sich plötzlich der Anfallstyp und damit häufig auch der EEG-Befund verändert. Daher braucht der Arzt unbedingt immer wieder aktuelle Anfallsbeschreibungen des Patienten oder von Augenzeugen. Das empfinden einige Patienten manchmal als lästig; sie sprechen entweder nicht gern über ihre Anfälle oder wollen an sie nicht erinnert werden. Dennoch führt kein Weg daran vorbei. Vielleicht hilft es aber dem einen oder anderen Patienten, wenn er verstanden hat, warum jeweils die aktuellen Anfallsbeschreibungen für den behandelnden Arzt so wesentlich sind.

CT-Kontrollen

Kernspintomographie

Die Kernspintomographie, auch Magnetresonanztomographie (MRT) genannt, arbeitet, anders als die Computertomographie, nicht mit Röntgen-

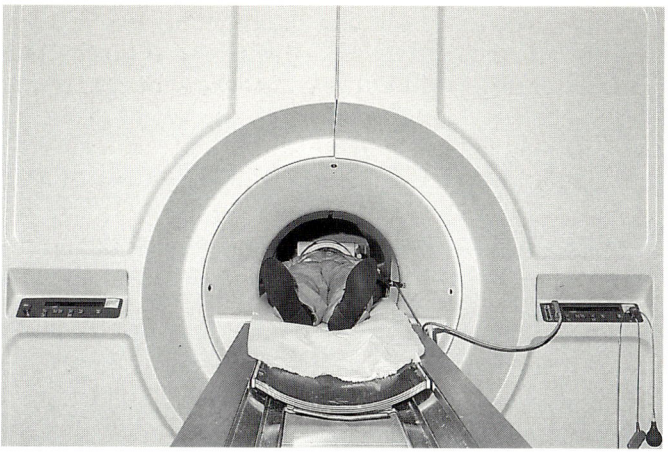

Abb. 15. *Durchführung einer kernspintomographischen Untersuchung: Hierbei liegt der gesamte Körper des Patienten in der Untersuchungsröhre (Universitätsklinikum Rudolf Virchow, Radiologische Abteilung, Berlin).*

strahlen. Sie mißt das Echo (die Resonanz) auf Magnetfeldimpulse und belastet daher den Organismus in keiner Weise. Vom Ablauf her entspricht die MRT- der CT-Untersuchung. Sie ist aber aufwendiger und für etliche Patienten etwas unangenehmer. Zum einen dauert sie länger, zum anderen liegt nicht nur der Kopf des Patienten in einer Art Trommel (Untersuchungsröhre), sondern der gesamte Körper. Außerdem ist die Untersuchung ziemlich geräuschvoll. Sie kann nicht bei Patienten durchgeführt werden, die irgendwo im Körper Metall haben, zum Beispiel einen Herzschrittmacher oder noch nicht entferntes Metall nach operativ versorgten Knochenbrüchen.

Metall im Körper?

Andererseits ist diese Methode sehr aussagefähig; bei manchen Patienten kann durch sie erst die Ursache der Epilepsie gefunden werden, die mit der Computertomographie nicht nachweisbar war. Bei Epilepsiepatienten mit dem Verdacht auf eine Grunderkrankung des Gehirns und unauffälligem oder unklarem CT empfiehlt sich daher eine Kernspintomographie des Gehirns. Manchmal führt auch diese Untersuchung nicht gleich weiter bei der Suche nach der Ursache einer Epilepsie. Sollten EEG und andere Befunde weiterhin für eine symptomatische Epilepsie sprechen, kann eine Wiederholung der kernspintomographischen Untersuchung nach einiger Zeit sinnvoll sein.

Die Computer- und Kernspintomographie erlauben Aussagen über strukturelle Veränderungen des Gehirns wie Tumor, Blutung oder Hirninfarkt. Eine Aussage über die funktionelle Beeinträchtigung des dadurch geschädigten Gehirns ist mit diesen Methoden nicht möglich. Das EEG gibt Hinweise auf Funktionsstörungen, kann jedoch keine Strukturveränderungen aufdecken. Diagnostische Methoden, die beides leisten, sind die Single-Photon-Emissions-Computer-Tomographie (SPECT) und die Positronen-Emissions-Tomographie (PET). Stoffwechselvorgänge des Gehirns wie Menge und Verteilung des Blutflusses, Sauerstoff- oder Zucker-/Energieverbrauch können mit diesen Methoden von außen erfaßt werden. Dabei läßt sich mit einer Kombination aus Computertomographie und nuklearmedizinischer Technik die regionale Funktion des Gehirns dreidimensional darstellen.

Elektro-enzephalogramm (EEG)

SPECT und PET

radioaktive Substanz

Hierzu wird dem Patienten eine radioaktive Substanz in die Armvene gespritzt; bei der PET kann der Patient sie auch über eine Maske einatmen. Die Strahlenbelastung entspricht dabei etwa der bei der Computertomographie. Diese Substanzen lagern sich im Gehirn beispielsweise an bestimmten Bindungsstellen (Rezeptoren) an, oder sie verhalten und verteilen sich wie normaler Blutzucker oder wie der Blutfluß.

In einem zweiten Schritt wird, ähnlich wie in der Computertomographie, die Strahlung der Substanz durch eine Trommel von Empfängern (Detektoren) aufgefangen. Dies gibt Hinweise auf die regionale Dichte der Rezeptoren oder über Orte erhöhten oder verminderten Sauerstoff-/Energieverbrauchs. Ein epileptischer Herd (Fokus) zeigt sich

interiktaler Befund

zwischen den Anfällen (interiktal) als Ort verminderten Zuckerverbrauchs oder Blutflusses. Wurde

iktaler Befund

die Substanz während eines Anfalls (iktal) gespritzt, wie bei der SPECT möglich, zeigt sich hingegen ein erhöhter Energieverbrauch oder Blutfluß an der Stelle der epileptischen Erregung. Die PET ist in der Lokalisation eines epileptischen Herdes genauer als das MRT und somit von großer Bedeutung, vor allem in der prächirurgischen Diagnostik (s. S. 118).

Darüber hinaus sind beide Methoden auch wichtig für den Großteil aller Epilepsiepatienten, bei denen ein epilepsiechirurgischer Eingriff (s. S. 113) nicht in Frage kommt. Bei ihnen können PET- und SPECT-Untersuchungen Erkenntnisse über die Zahl und Verteilung von Rezeptoren ergeben, an die sich Antiepileptika im Gehirn anlagern. Dies könnte in Zukunft eine Methode sein, die dem Arzt bereits vor Therapiebeginn Indizien dafür an die Hand gibt, welches Medikament in der Behandlung der speziellen Epilepsieform am meisten Erfolg verspricht. Beide Methoden wurden zwar schon Mitte der 70er Jahre entwickelt, fanden jedoch zunächst nur Anwendung in der medizinischen Forschung. Der Sprung in den diagnostischen Einsatz im klinischen Alltag ist für die SPECT bereits vollzogen und steht für die PET kurz bevor. Zu beachten ist freilich:

– Das Verständnis für die durch PET darstellbaren Stoffwechselvorgänge und für die zugrundeliegenden Theorien verlangt solide physiologische und biochemische Grundlagenkenntnisse.

– Der technische, personelle und finanzielle Aufwand ist unweit größer als bei CT und MRT.

– Die Untersuchungszeit beträgt zwischen 30 und 120 Minuten; der Patient muß dabei ganz still liegen. Neben der Strahlenbelastung stellt dies, zusätzlich zur Punktion von Vene und eventuell sogar Arterie, eine ziemliche Belastung für einige Patienten dar.

Bei der Angiographie spritzt man ein Kontrastmittel, das eine Darstellung der Blutgefäße des Gehirns ermöglicht. Das Kontrastmittel wird über einen Katheter verabreicht, der in der Regel über eine Beinarterie eingeführt wird. Diese Untersuchung, häufig in einer neurologischen Klinik in Zusammenarbeit mit den Neuroradiologen durchgeführt, ist zwar nicht sehr gefährlich, ein gewisses Risiko für den Patienten aber bleibt. Deshalb bemüht man sich, mit den anderen Untersuchungsmethoden in der Diagnostik und Ursachensuche zunächst so weit wie möglich zu kommen. Meist wird die Angiographie erst dann eingesetzt, wenn

Angiographie

eine operative Behandlung der Epilepsie erwogen wird.

Dem Arzt stehen heute also verschiedenste Untersuchungsmethoden zur Klärung der Ursache einer Epilepsie zur Verfügung. Er wird sie nach dem sonstigen klinischen Befund gezielt einsetzen. Für die Diagnose einer Epilepsie ist jedoch zunächst eine ausführliche Anamnese und Anfallsbeschreibung wichtig, wobei die EEG-Untersuchungen eine wesentliche Unterstützung darstellen. Zur zügigen Findung der richtigen Diagnose bedarf es außerdem der Informationen durch den Patienten und der Erfahrung und des Wissens des Arztes.

> *Zur Ursachenklärung einer Epilepsie sind Informationen über die Struktur des Gehirns notwendig. Mit Hilfe von Computer- und Kernspintomographie können mögliche strukturelle Veränderungen des Gehirns wie Tumor, Blutung oder Hirninfarkt nachgewiesen werden.*

3. Behandlung

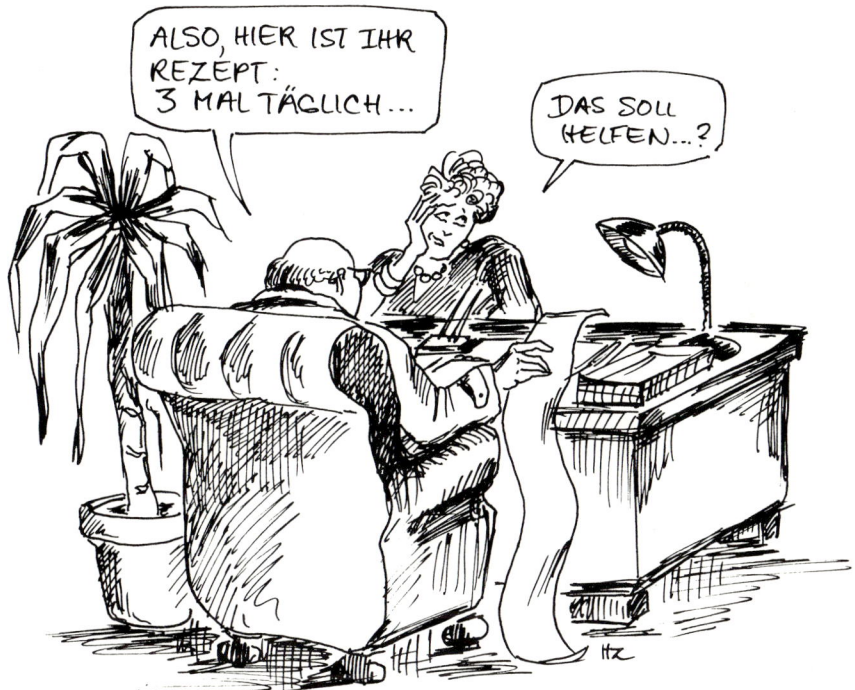

Historischer Überblick – Entwicklung neuer Antiepileptika – Therapiemöglichkeiten

Das Wort Epilepsie kommt aus dem Griechischen und heißt so viel wie „Ergriffenwerden". Die Krankheit kannten schon die alten Ägypter und Griechen. Sie wurde seitdem unter verschiedenen Namen beschrieben, die die jeweils herrschende Meinung bezüglich der Ursache der Krankheit und auch ihrer Behandlungsmöglichkeiten widerspiegeln. So sprachen die Griechen auch von der „Heiligen Krankheit": Nur ein Gott könne über einen Menschen so plötzlich Veränderungen bringen, wie sie bei einem großen Anfall auftreten. Der griechische Arzt Hippokrates allerdings war mit seiner Schrift „Über die sogenannte Heilige Krankheit" seiner Zeit weit voraus. Er nahm eine natürliche Ursache für die Epilepsie an, die vom Gehirn des Betroffenen ihren Ausgang nehme und frühzeitig behandelt werden müsse. Er wurde lange nicht verstanden.

„Heilige Krankheit"

Statt dessen kamen die verschiedensten Theorien über die Entstehung der Epilepsie und damit einhergehend die unterschiedlichsten Behandlungsarten auf. Weit verbreitet war die Annahme, Epilepsiepatienten seien von Dämonen besessen, die man austreiben müsse. Dabei ging man zum Teil so weit, daß den Betroffenen Löcher in den Schädel-

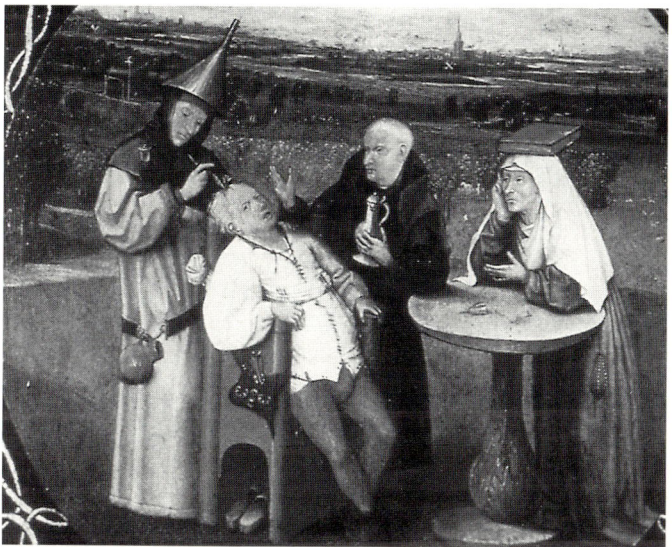

Abb. 16. „Steinschneider" von Hieronymus Bosch. Viele Jahrhunderte lang versuchte man, den „bösen Stein der Fallsucht" herauszuoperieren.*

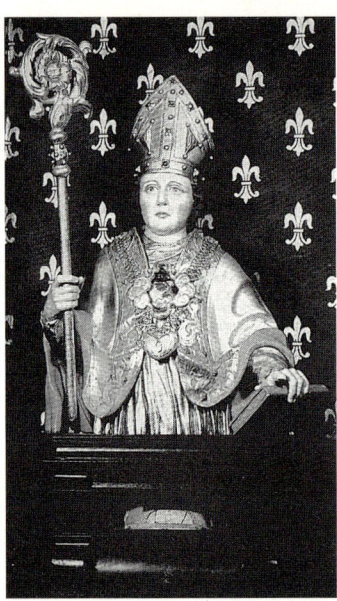

Abb. 17. *Barocke Reliquien-büste des Heiligen Valentin mit Schädelreliquie (unten im Sockel) aus der St. Valentinus-Kirche in Kiedrich.**

Schutzpatron
St. Valentin

Antiepileptika

knochen gebohrt wurden, durch die die Dämonen entweichen sollten. Auch vermutete man lange, Epilepsie sei eine infektiöse und somit auch ansteckende Krankheit. Die Behandlung bestand deshalb in der Isolierung des Patienten und bedeutete eine erhebliche soziale Diskriminierung. Im Mittelalter suchten viele Menschen Hilfe und Schutz vor dieser Erkrankung in großen Wallfahrten. Als Schutzpatron der Epilepsiekranken wurde besonders St. Valentin verehrt; daher rührt auch eine weitere Bezeichnung der Krankheit: „St. Valentins-Weh“. Rufach im Elsaß und Kiedrich im Rheingau zum Beispiel waren berühmte Wallfahrtsorte.

Jeder neue Erklärungsversuch zur Entstehung der Epilepsie brachte weitere Behandlungsideen mit sich: Diätvorschriften, Kräutermischungen, Aderlässe und vieles andere mehr. Erst mit Entdeckung der antiepileptischen Wirkung von Brom begann Mitte des 19. Jahrhunderts die systematische medikamentöse Behandlung der Epilepsien. Nach und nach wurden weitere antiepileptisch wirkende Substanzen gefunden und zu heute weitverbreiteten Antiepileptika entwickelt: 1911 Phenobarbital, 1938 Phenytoin, 1958 Ethosuximid, 1963 Carbamazepin und 1973 Valproinsäure.

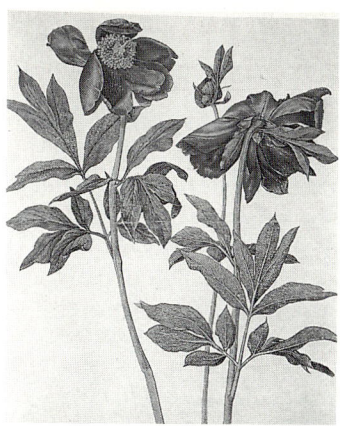

Abb. 18. Paeonie (Aquarell
von Albrecht Dürer): Schon im
4. Jahrhundert trug man die
Wurzel dieser Pflanze als Amu-
lett gegen die „Fallsucht".*

Ungefähr ein Drittel aller Epilepsiepatienten war
damit aber immer noch nicht hinreichend erfolgreich zu behandeln: Bei ihnen konnte keine
Anfallsfreiheit erreicht werden, ohne daß Nebenwirkungen auftraten. Daher begann man Mitte der
70er Jahre weltweit mit der Suche nach neuen
antiepileptisch wirkenden Substanzen. Die Entwicklung neuer Medikamente ist sehr zeitaufwendig
und teuer. Es müssen Wirksamkeit wie Verträglichkeit der Substanz wissenschaftlich überzeugend
nachgewiesen werden. Die Anstrengungen der
Forscher und Ärzte während der letzten zwanzig
Jahre haben sich gelohnt, denn einige neue Antiepileptika können seit den letzten ein, zwei Jahren
in der Behandlung von Epilepsiepatienten eingesetzt werden. Weitere werden bald zur Verfügung
stehen. Auf der Suche nach neuen Antiepileptika
ist man bemüht, wirksamere Substanzen als die
alten zu finden, zumindest für die bislang schwer
zu behandelnden Anfälle und Epilepsien. Ziel ist
neben der Optimierung der Wirksamkeit, besser
verträgliche Substanzen zu entwickeln.

Neue Antiepileptika

Entwicklung neuer Antiepileptika

Die Entwicklung neuer Antiepileptika ist ohne die
Mithilfe von Patienten nicht möglich. Das über-
rascht wahrscheinlich und soll daher kurz erklärt
werden: Am Anfang der Entwicklung eines neuen
Antiepileptikums steht zunächst eine neue chemische Substanz. Früher ist diese oft rein zufällig

Tierversuch

Überträgerstoff GABA

Bundesgesundheitsamt

vorklinische Prüfphase

klinische Prüfphasen
Phase I

Phase II

Phase III

gefunden worden, indem man eine Unzahl neuer synthetisierter Substanzen im Tierversuch (fast jeder epileptische Anfallstyp kann bei Tieren simuliert werden) auf ihre antiepileptische Wirksamkeit prüfte. Heute versteht man die anfallsauslösenden Vorgänge im menschlichen Gehirn wesentlich besser und kann ganz gezielt nach chemischen Substanzen mit bestimmten Eigenschaften suchen. So werden zur Zeit zum Beispiel einige neue Antiepileptika produziert, die in den Stoffwechsel des hemmenden Überträgerstoffes GABA (s. S. 8) eingreifen und dessen Konzentration im Gehirn erhöhen. Ein solcher neuer Wirkstoff ist jedoch erst der Anfang eines in der Regel zehn bis fünfzehn Jahre dauernden Entwicklungsprozesses bis zur Zulassung durch die entsprechende Behörde, zum Beispiel in Deutschland dem Bundesgesundheitsamt. Erst dann kann das neue Antiepileptikum vom Arzt verschrieben und vom Patienten in der Apotheke gekauft werden.

Wie kommt eine neue Substanz vom Labor als Antiepileptikum in die Apotheke und an welchen Etappen der Entwicklung ist der Patient beteiligt? Der Wirkstoffindung schließt sich die Produktentwicklung an: In einer vorklinischen Prüfphase wird neben der Wirksamkeit vornehmlich die Verträglichkeit des neuen Wirkstoffes tierexperimentell untersucht und belegt. Bei entsprechend positiven Ergebnissen schließt sich eine klinische Entwicklung in drei Phasen an. In Phase I wird der neue Wirkstoff erstmals Menschen gegeben. Gesunde Personen (Probanden) nehmen die neue Substanz über einen genau festgelegten Zeitraum in unterschiedlicher Dosierung ein. So erhält man erste Daten bezüglich der dosisabhängigen Verträglichkeit. Nur wenn keine ernsthaften Nebenwirkungen auftreten, folgen die nächsten Schritte. In Phase II wird der neue Wirkstoff erstmals Patienten mit einer Epilepsie über einen begrenzten Zeitraum verabreicht. Die Patienten unterliegen dabei sehr engmaschigen klinischen Kontrollen, damit man genaue Erkenntnisse über Wirksamkeit und Verträglichkeit des neuen Medikaments gewinnt. Die anschließenden Phase-III-Studien beziehen eine größere Zahl von Epilepsiepatienten ein. Die hierbei erhobenen Daten bezüglich Wirksamkeit, das heißt Einfluß auf Anfallsfrequenz, -intensität und -dauer, und bezüglich Verträglichkeit, das heißt Auftreten von Nebenwirkungen, sind eine wesentliche Voraussetzung zur Bewertung der neuen Substanz und somit zur Zulassung durch die staatliche Gesundheitsbehörde.

Patienten, die an Arzneimittelstudien in der Entwicklungsphase II und/oder III eines neuen Antiepileptikums teilnehmen, müssen durch den Arzt intensiv überwacht werden. Die dabei erhobenen Daten werden in Verlaufsprotokollen festgehalten. Solche Therapiestudien führen in der Regel nur Kliniken durch, die sowohl im ambulanten als auch im stationären Bereich schwerpunktmäßig Epilepsiepatienten betreuen. Ferner nehmen an diesen Medikamentenstudien fast nur Patienten teil, deren epileptische Anfälle mit herkömmlichen, bislang auf dem Arzneimittelmarkt vorhandenen Antiepileptika nicht zufriedenstellend zu behandeln waren.

Meistens wird das neue Medikament im Rahmen der Therapiestudien erst einmal zusätzlich zu den schon verwendeten Mitteln verordnet; man nennt dies eine „add-on-Gabe". Wenn anhand der „add-on-Studien" die Wirksamkeit des Medikaments belegt ist, folgen in der Regel Studien mit dem neuen Medikament allein, das heißt in Monotherapie.

add-on-Gabe

Welches sind die Vorteile und die Risiken für einen Epilepsiepatienten, an einer Arzneimittelstudie teilzunehmen?

Arzneimittelstudie

Durch Beteiligung an einer wissenschaftlichen Untersuchung erhält der Patient die Chance, ein neues Medikament schon Jahre vor der Zulassung nutzen zu können. Es könnte Anfallsfreiheit für ihn bedeuten oder zumindest eine deutliche Besserung seiner Anfallsfrequenz, vielleicht sogar bei günstigerer Verträglichkeit. Neben diesem möglichen persönlichen Vorteil helfen die Patienten, die Therapie der Epilepsien voranzubringen. Ein Risiko besteht vor allem in möglichen Nebenwirkungen, die bei neuen Medikamenten natürlich noch nicht so umfassend ausgetestet sein können. Die Teilnahme an einer Arzneimittelstudie setzt daher eine vertrauensvolle und zuverlässige Zusammenarbeit zwischen Patient und Arzt voraus.

Dazu gehört auch, daß der Patient ausführlich und verständlich über den Ablauf der Studie und den bislang vorliegenden Erfahrungen mit dem neuen Medikament aufgeklärt wird.

Vor der Teilnahme an einer Medikamentenstudie muß die schriftliche Einwilligung des Patienten vorliegen. Er sollte dazu wissen, daß die Studie von **Ethikkommission** einer Ethikkommission aus Ärzten und Nichtärzten genehmigt ist. Er muß zudem wissen, daß für die Zulassung eines neuen Antiepileptikums der Nachweis der Wirksamkeit und Verträglichkeit Bedingung ist.

Der eigentliche klinische Stellenwert eines neuen Medikaments in der Behandlung der Epilepsie zeigt sich jedoch erst in jahrelangem klinischen Einsatz. Daher werden auch nach Zulassung eines **Phase IV** neuen Präparates in sogenannten Phase-IV-Studien weiterhin Wirksamkeit und Verträglichkeit beobachtet. Man vergleicht sie dabei auch mit herkömmlichen Antiepileptika, testet verschiedene Darreichungsformen, zum Beispiel als Tablette, Pulver oder Rektiole, und untersucht unterschiedliche Dosierungsformen, zum Beispiel tägliche Einmal- oder Zweimalgabe.

Therapiemöglichkeiten

Antiepileptika Die Behandlung der Epilepsien ist in erster Linie eine medikamentöse Therapie. Daneben gibt es **Epilepsiechirurgie** therapeutische Möglichkeiten durch epilepsiechirurgische Eingriffe und ergänzende Therapien, **ergänzende Therapien** zum Beispiel in Form von Verhaltenstherapie oder Konditionierungsbehandlung. Welche Therapie bei welchem Patienten wann und wie angezeigt ist, soll im folgenden ausgeführt werden.

Das Wort Epilepsie bedeutet „Ergriffenwerden". Die Krankheit Epilepsie ist schon lange bekannt. Erst Mitte des 19. Jahrhunderts begann die systematische medikamentöse Behandlung.
Die Behandlung der epileptischen Anfälle ist in erster Linie eine medikamentöse Therapie. Zudem gibt es die Epilepsiechirurgie und ergänzende, vornehmlich psychologische Therapien.

Behandlungsziele

Gemeinsames Therapieziel von Arzt und Patient soll die Anfallsfreiheit sein mit möglichst wenigen unerwünschten Nebenwirkungen der Medikamente. Wenn Arzt wie Patient von Anfang an dieses Ziel gemeinsam und ohne Wenn und Aber anstreben, wachsen die Erfolgschancen.

Anfallsfreiheit

Warum ist die Anfallsfreiheit so wichtig? Dafür gibt es medizinische, psychische, soziale und rechtliche Gründe: Eine Epilepsie ist umso schwerer behandelbar, je länger sie besteht; mit frühzeitigem Vermeiden weiterer Anfälle durch eine konsequente Therapie kann eine Verschlimmerung der Epilepsie verhindert werden. Anders gesagt: Die Entwicklung zu einer schwer behandelbaren Epilepsie mit all ihren möglichen psychischen und sozialen Schwierigkeiten läßt sich am besten verhindern durch rechtzeitiges konsequentes Bemühen um vollständige Anfallsfreiheit. Aus der Grundlagenforschung gibt es Hinweise, daß ein epileptischer Anfall sozusagen den nächsten vorbereiten kann. Eine gezielte Therapie will diesen Kreis durchbrechen. Das eigentliche Fernziel der Langzeitbehandlung eines Epilepsiepatienten sollte sein: Allmähliches Absetzen der Medikamente nach mehrjähriger Anfallsfreiheit, ohne daß es wieder zu Anfällen kommt.

schwer behandelbare Epilepsie

Bei Patienten, bei denen dieses Ziel erreicht wird, kann von einer Heilung ihrer Epilepsie gesprochen werden. Leider gelingt das gegenwärtig bei weitem nicht bei jedem Patienten, das Ziel aber ist in der Regel umso eher zu erreichen, je schneller die Anfallsfreiheit des Patienten unter Antiepileptika glückt. Dies ist ein weiteres starkes Argument für eine konsequente Pharmakotherapie von Anfang an.

Bei einem einzelnen epileptischen Anfall gehen keine Nervenzellen zugrunde. In einem lang andauernden Grand mal-Anfall oder in mehreren Grand mal-Anfällen kurz hintereinander oder bei einem Status epilepticus (s. S. 157) können durch Sauerstoffmangel Nervenzellen des Gehirns zerstört werden. Solche Ausfälle kompensiert das Gehirn zunächst, indem andere Nervenzellen die Aufgaben der zugrunde gegangenen übernehmen.

Plastizität des Gehirns

Diesen Vorgang nennt man Plastizität des Gehirns. Irgendwann aber ist die Grenze der Kompensationsfähigkeit des Gehirns erreicht; die Folgen sind dann zum Beispiel Gedächtnis- oder Konzentrationsstörungen. Die Verminderung der Anfälle bzw. die Linderung haben deswegen hohe Priorität. Zudem darf nicht übersehen werden, daß sich ein

Verletzungsgefahr

Patient gerade im Grand mal-Anfall sehr stark verletzen kann.

Das Auftreten der anderen generalisierten epileptischen Anfälle wie Absencen, myoklonische Anfälle usw. und der fokalen Anfälle ist jedoch auch nicht zu verharmlosen. Sie führen in der Regel zu einem Zustand, in dem sich der Patient vorübergehend nicht mehr kontrollieren kann. Auch hier drohen Verletzungen und Unfälle. Außerdem können anfallsspezifische Probleme auftreten: Bei häufigen Absencen Störungen des Aufmerksamkeits- und Konzentrationsvermögens, was wiederum zu Lernbehinderungen und Problemen am Arbeitsplatz führen kann. Die unterschiedlichen psychomotorischen Symptome während eines komplexen fokalen Anfalls, wie zum Beispiel Auskleiden, Weglaufen, Grimassieren und ähnliches, stoßen in der Öffentlichkeit auch auf Unverständnis und können für den Patienten unschöne Reaktionen auslösen. Auch deswegen muß alles therapeutisch Mögliche dagegen getan werden.

Neben den sogenannten kleinen Anfällen können sich zudem jederzeit Grand mal-Anfälle entwickeln. Medikamente können dem einen Riegel vorschieben.

Natürlich ist für einen Patienten im Rahmen des therapeutischen Bemühens viel erreicht, wenn es zu einer deutlichen Reduktion der Anfallsfrequenz und/oder Abnahme der Anfallsintensität und -dauer gekommen ist. Dennoch sollte das anfangs definierte Behandlungsziel der Anfallsfreiheit mit möglichst wenig unerwünschten Nebenwirkungen der Antiepileptika nicht aus dem Auge verloren werden und immer wieder ein Ansporn für neue therapeutische Überlegungen sein. Das fordert in besonders schwierigen Fällen vom Patienten wie

viel Geduld

vom Arzt oft enorme Geduld, manchmal mehr, als der Patient aufbringt. Dann geht seine Bereitschaft zu aktiver Mitwirkung an der Behandlung allmählich verloren. Damit solche Schwierigkeiten beizeiten erkannt und überwunden werden, müssen Arzt und Patient über das Behandlungsziel und die dafür notwendigen Therapieschritte intensiv im Gespräch bleiben. Das gelingt nicht, wenn der Arztbesuch nur zum Abholen eines Rezeptes dient.

intensive Gespräche

Für intensive Bemühungen um Anfallsfreiheit sprechen neben den medizinischen vielfältige weitere Gründe: Je besser ein Patient eingestellt ist, je weniger Anfälle er also hat, desto geringer ist die Gefahr, daß die Epilepsie „Nummer 1" in seinem Leben wird. Mit zum Schwierigsten für die meisten Epilepsiepatienten gehört die Ungewißheit, wann, wo und in welcher Situation der nächste Anfall auftritt und welche situationsabhängigen Schwierigkeiten er eventuell mit sich bringen wird. Wird es Probleme am Arbeitsplatz geben, kann „es" in entscheidenden privaten Momenten passieren, werden Angehörige und Freunde in Unannehmlichkeiten gebracht? Solche Ängste untergraben die Lebensqualität und können dazu führen, daß Epilepsiepatienten sich mehr und mehr zurückziehen und abkapseln. Denn noch immer sind Unkenntnis und Vorurteile bezüglich der Krankheit Epilepsie viel zu weit verbreitet. Noch allzu häufig wird einem Menschen, der in der Öffentlichkeit einen epileptischen Anfall erleidet, zu wenig Verständnis entgegengebracht.

Ungewißheit

Solange noch Anfälle auftreten, bringen sie je nach Anfallsart unterschiedliche Risiken für den Patienten mit sich. Oft muß er daher Einschränkungen, zum Beispiel in der Berufswahl, bis hin zu gesetzlichen Vorschriften, zum Beispiel die Führerscheinregelung, hinnehmen. Durch Beschneidung von Freiheiten fühlt sich jeder Mensch, nicht nur der kranke, eingeengt. Auf Dauer geht das ans Selbstwertgefühl, an die Selbstachtung, und der Mut zur Eigeninitiative sinkt. Der Patient traut sich weniger zu, was oft durch falsch verstandene Fürsorge seiner Umgebung gefördert wird, und es besteht die große Gefahr, daß er in eine Außenseiterrolle gerät.

Damit sind zwei weitere, sehr wesentliche Ziele der Behandlung angesprochen, nämlich die soziale Eingliederung des Epilepsiepatienten und die Vermeidung und Überwindung psychischer Probleme.

soziale Eingliederung

Hilfe bei psychischen Problemen

Anders gesagt: Die Behandlung eines Epilepsie-patienten muß mehr als nur eine optimale Pharma-kotherapie sein. Sie muß den Patienten in seiner Gesamtheit sehen als soziales und psychisches

Zusammenarbeit
Wesen. Hier ist die Zusammenarbeit von Arzt und Patient mit weiteren Therapeuten wie den Sozial-arbeitern und Psychologen gefordert. Die soziale Eingliederung des Patienten und das Meistern von psychischen Problemen gelingen jedoch in jedem Fall am ehesten, wenn Anfälle immer seltener oder gar nicht mehr auftreten.

Zudem ist das Erreichen der Anfallsfreiheit abhän-gig von der Art der Epilepsie. Bei einem Patienten mit einer idiopathischen generalisierten Epilepsie wird die Anfallsfreiheit leichter zu erreichen sein als bei einem Patienten mit einer fokalen oder symptomatischen generalisierten Epilepsie.

> *Das gemeinsame Therapieziel von Arzt und Patient soll die Anfallsfreiheit mit möglichst wenig unerwünschten Neben-wirkungen der Medikamente sein. Sowohl die soziale Ein-gliederung des Patienten mit einer Epilepsie als auch die Vermeidung und Überwindung psychischer Probleme ist dann am ehesten gegeben. Dazu ist die Zusammenarbeit mit weiteren Therapeuten wie Sozialarbeitern und Psycholo-gen notwendig.*

Voraussetzungen für eine erfolgreiche Behandlung

richtige Diagnose
Grundvoraussetzung für eine erfolgreiche Behand-lung ist die richtige Diagnose. Das gilt allgemein in der Medizin, also natürlich auch für die Behand-lung einer Epilepsie. Mit dem Patienten und zumeist auch mit seinen Angehörigen zusammen muß geklärt werden: Was für Anfälle hat der Patient? Die korrekte Klassifikation der Anfälle und der Epilepsie ist entscheidend wichtig. Ferner:

Ursachenabklärung
Welche Ursache haben die Anfälle? Hat der Arzt alle erforderlichen Daten durch Gespräch und Untersuchungen erhoben, stellt er die Diagnose. Damit aber ist es nicht getan. Der Patient und möglichst auch seine Angehörigen

Verstehen der Diagnose
müssen sie verstehen und annehmen.

Die Chemikerin und doppelte Nobelpreisträgerin Marie Curie hat ihren Schülern immer eingeschärft, daß man etwas erst dann richtig verstanden hat, wenn man es selbst anderen verständlich erklären kann. Ob man seine Epilepsiediagnose verstanden hat, läßt sich testen. So sollte ein Patient entweder für sich oder im Gespräch mit seinen Angehörigen versuchen, folgende Fragen zu beantworten: Was für epileptische Anfälle habe ich? Was ist die Ursache für meine Anfälle? An welcher Epilepsie bin ich erkrankt? Was geht bei einem epileptischen Anfall in meinem Gehirn vor?

Gelingen die Antworten nicht zur Zufriedenheit, sollte der Patient den Arzt um genauere Erklärungen bitten, bis er sich selbst diese Fragen schlüssig beantworten kann. Dann erst hat er die Diagnose wirklich verstanden. Das ist nicht nur für ihn selbst wichtig, sondern auch für Erklärungen bezüglich seiner Krankheit Freunden, Lehrern, Arbeitskollegen, Behörden gegenüber. Dieser Punkt darf nicht unterschätzt werden, denn es gibt kaum eine zweite Krankheit, die bei so vielen mit so falschen Vorstellungen, Unwissenheit und Vorurteilen behaftet ist wie die Epilepsie. Hier ist noch umfassende Öffentlichkeitsarbeit zu leisten. Dabei sollte jeder Patient mithelfen, so gut er kann. Dafür aber muß er seine Krankheit natürlich selbst verstanden haben. Nur dann kann er sie anderen erklären, Verständnis wecken und Ängste abbauen. Je besser er seine Erkrankung und die mögliche Therapie begreift, desto aktiver kann er außerdem zum Gelingen der Behandlung beitragen.

Öffentlichkeitsarbeit

Wiederum genügt es nicht, daß der Patient seine Krankheit nur versteht, er muß auch lernen, sie anzunehmen. Solange er innerlich seine Krankheit ablehnt, wird er auch seine Umwelt nicht zu einer positiveren Haltung der Krankheit gegenüber bringen. Erst wenn er sich mit der Epilepsie und der Therapie arrangiert, wird er auch anderen verständlich machen können, was es mit der Krankheit auf sich hat.

Auseinandersetzung mit der Krankheit

Das ist einfacher gesagt als getan, aber erlernbar. Dazu sollte der Patient mit seinem Arzt auch über seine Einstellung zur Krankheit, über Probleme und Ängste sprechen. Jede Auseinandersetzung mit seiner Krankheit kostet einen Patienten Kraft, so auch einen Epilepsiepatienten seine Diagnose. Wenn es ihm mit der Zeit gelingt, diese freigesetzten Kräfte nicht gegen, sondern für die Krankheit und ihr In-den-Griff-bekommen einzusetzen, ist eine weitere wichtige Voraussetzung für eine erfolgreiche Behandlung gegeben. Denn ein Patient, der seine Krankheit anhaltend verleugnet oder der die Phase des Unglücklich- und Verzweifeltseins oder der Wut über die Krankheit nicht überwindet, wird kaum aktiv zum Gelingen der Behandlung beitragen. Dann droht ein Teufelskreis: Durch die fehlende Unterstützung des Patienten bleibt die Behandlung ohne greifbare Erfolge und immer mehr Anfälle treten auf, was den Patienten in seiner negativen Einstellung zur Erkrankung weiter bestärkt. Im Benennen und Angehen dieser Probleme liegt eine ganz wesentliche Aufgabe für die vertrauens- und verständnisvolle Zusammenarbeit zwischen Arzt und Patient, die sich nicht nur aufs Verordnen bzw. Einnehmen von Medikamenten beschränken darf.

Anfallsfreiheit

Das konsequente Anstreben der vollständigen Anfallsfreiheit ist eine weitere wichtige Voraussetzung für eine erfolgreiche Behandlung. Allerdings müssen sich Arzt und Patient über dieses Behandlungsziel einig sein. Neben zuweilen möglichen neurochirurgischen Eingriffen bei symptomatischen Epilepsien (zum Beispiel Tumor, Blutung als Ursache der neu aufgetretenen epileptischen Anfälle) ist die medikamentöse Therapie in der Regel die Behandlungsmethode der ersten Wahl. Aufgrund seines Wissens und seiner Erfahrung schlägt der Arzt anhand der vorliegenden Klassifikation der Anfälle und der Epilepsie dem Patienten die erfolgversprechendste Therapie vor und erklärt sie.

informieren lassen!

Der Patient sollte dem Arzt so lange Fragen zur Therapie stellen, zum Beispiel über Wirkung, mögliche Nebenwirkungen, Vorgehensweise beim Ausdosieren usw., bis er sie wirklich verstanden hat. Ferner sollte er offen eventuelle Bedenken gegen die vorgeschlagene Therapie äußern.

Diese Offenheit kostet gerade zu Beginn der Behandlung, wenn man den Arzt noch nicht so lange kennt, Überwindung. Vor Aufregung werden manchmal wichtige Fragen vergessen, oder man verliert sich vom Hundertsten ins Tausendste.

Hier helfen Notizen, die dann in der Sprechstunde mit dem Arzt zu besprechen sind. Denn nur wenn der Patient die Therapie wirklich verstanden hat und hinter ihr steht, ist eine optimale Pharmako-therapie (s. S. 94) und damit ein nachhaltiger Behandlungserfolg möglich. Der Beitrag des Pa-tienten beschränkt sich dabei nicht nur auf die Mit-arbeit bei der Pharmakotherapie; er muß sich auch bemühen, erkannte anfallsauslösende Faktoren zu meiden. Er sollte also für einen regelmäßigen Schlaf-Wach-Rhythmus sorgen, dem Alkohol am besten ganz entsagen, hochprozentige alkoholische Getränke in jedem Fall vermeiden, Fieber mit fie-bersenkenden Maßnahmen bekämpfen und indivi-duell beobachtete anfallsauslösende Faktoren so weit wie möglich ausschalten. Wichtig ist, daß zwi-schen Arzt und Patient ein so vertrauensvolles Ver-hältnis besteht, daß der Patient auch offen über „Sünden" beim Vermeiden anfallsauslösender Fak-toren sprechen kann. Arzt und Patient sollen Part-ner werden im Bemühen um eine erfolgreiche Behandlung.

optimale Pharmakotherapie

anfallsauslösende Faktoren

Grundvoraussetzung für eine erfolgreiche Behandlung ist die richtige Diagnose.
Es genügt nicht, daß der Arzt die richtige Diagnose stellt, der Patient muß sie verstehen und sich mit ihr auseinander-setzen. Dazu benötigt er Hilfe vom Arzt, von der Familie, von Freunden.
Das konsequente Anstreben der vollständigen Anfallsfreiheit ist eine weitere wichtige Voraussetzung für eine erfolgreiche Behandlung. Wiederum muß der Patient die Therapie ver-standen haben und hinter ihr stehen.
Der Patient muß bemüht sein, anfallsauslösende Faktoren zu erkennen und zu meiden. Arzt und Patient sollen Partner im Bemühen um eine erfolgreiche Behandlung werden.

Behandlungsbeginn

Es gilt inzwischen als gesichert, daß die Therapie einer Epilepsie um so erfolgreicher ist, je früher die Behandlung beginnt. Zeit für eine exakte Diagnose und gründliche Abklärung der Ursache hat man jedoch fast immer. Nur wenn die beginnende Epi-

Status epilepticus

lepsie sich gleich in Form eines Status epilepticus zeigt, muß sofort medikamentös behandelt werden. Die notwendige Diagnostik kann in diesem besonderen Fall nicht abgewartet werden sondern schließt sich der Therapieeinleitung an.

Behandlungsbeginn

Wann soll mit der Behandlung konkret begonnen werden? Bei einer beginnenden Epilepsie mit mehreren Anfällen ist, unabhängig vom Anfallstyp, die Einleitung einer Behandlung, meistens eine medikamentöse Therapie, angezeigt. Eine Ausnahme stellen die unmittelbar neurochirurgisch angehbaren symptomatischen Epilepsien dar. Ist zum Beispiel ein operabler Hirntumor die Ursache für die epileptischen Anfälle, besteht in der Regel der erste Therapieschritt in der Operation.

erster epileptischer Anfall

Wie sieht es jedoch mit der Behandlungsnotwendigkeit aus, wenn ein Patient bislang nur einen epileptischen Anfall erlitten hat? Die Entscheidung über den Therapiebeginn hängt dann maßgeblich von der Art dieses ersten Anfalls ab, also davon, ob es sich um einen Grand mal handelt oder nicht. Im Gegensatz zum Grand mal (großer Anfall) werden häufig alle anderen generalisierten und fokalen

„kleine Anfälle"

Anfälle als „kleine Anfälle" zusammengefaßt. Handelt es sich bei dem ersten und bislang einzigen epileptischen Anfall um einen aus der Gruppe der „kleinen Anfälle", also zum Beispiel um eine Absence oder einen komplexen fokalen Anfall, sollte eine medikamentöse Behandlung in jedem Fall begonnen werden. Denn kommen weitere Anfälle hinzu, verschlechtert sich die Therapiechance der Epilepsie, insbesondere, wenn es sich komplizierend um große Anfälle handelt.

Ob die medikamentöse Behandlung gleich nach einem einzelnen großen Anfall beginnen soll, wird nach wie vor unter den Experten gegensätzlich diskutiert und ist bislang wissenschaftlich nicht ausreichend belegt. Kann für diesen ersten großen Anfall ein eindeutiger Auslöser wie Schlafentzug, Alkoholexzess oder Alkoholentzug, Überanstrengung nachgewiesen werden, hat man es am ehe-

Gelegenheitsanfall

sten mit einem Gelegenheitsanfall zu tun und nicht mit einer beginnenden Epilepsie. Meist genügt dann das Meiden des erkannten Auslösers, eine antiepileptische Medikation ist selten erforderlich.

Die häufigsten Gelegenheitsanfälle im frühen Kindesalter sind die Fieber- oder Infektkrämpfe. Darunter versteht man epileptische Anfälle, und zwar überwiegend generalisierte klonische oder tonisch-klonische, die bei fieberhaften Infekten auftreten, ohne daß es zu einer Entzündung des Gehirns gekommen ist. Das Risiko, daß sich der erste Fieberkrampf wiederholt, beträgt etwa 30 Prozent. Sind bei Blutsverwandten schon Fieberkrämpfe vorgekommen oder findet der erste Fieberkrampf bereits im Säuglingsalter statt, liegt es höher.

Fieberkrämpfe

Ungefähr drei bis vier Prozent der Kinder mit Fieberkrämpfen entwickeln später eine Epilepsie. Dieses Risiko erhöht sich bei familiärer Epilepsiebelastung, bei auffälligem neurologischen Untersuchungsbefund, bei fokalen Anfallssymptomen (zum Beispiel fokaler Beginn, Seitenbetonung oder postiktale Toddsche Lähmung), bei häufigen und lang anhaltenden Fieberkrämpfen, wenn der erste Fieberkrampf während des ersten Lebensjahres oder erst ab dem vierten Lebensjahr auftritt. Zusätzlich zur ersten Hilfe im Anfall (s. S. 151) sollten fiebersenkende Maßnahmen ergriffen werden (zum Beispiel Medikamente, Wadenwickel). Bei Fieberkrämpfen ohne die genannten Faktoren, die auf die Entwicklung zu einer Epilepsie hinweisen können, erfolgt bei fieberhaften Infekten lediglich eine prophylaktische fiebersenkende Therapie; zusätzlich kann vorbeugend Diazepam rectal verabreicht werden, bis das Fieber zurückgegangen ist.

prophylaktische Therapie

Ob neben prophylaktischen Maßnahmen bei Kindern mit Fieberkrämpfen zusätzlich eine antiepileptische Langzeitbehandlung begonnen werden soll, falls die genannten Risikofaktoren auftreten, sollte auf jeden Fall mit einem erfahrenen Kinderarzt besprochen werden. Von der „Deutschen Sektion der Internationalen Liga gegen Epilepsie" wird sie empfohlen, wenn zwei oder mehrere der genannten Risikofaktoren bei einem Kind vorhanden sind, wenn die Fieberkrämpfe länger als 15 Minuten dauern, in Serie gehäuft auftreten und deutlich fokale Anfallssymptome zeigen. Mittel der ersten Wahl ist dann Phenobarbital (s. S. 142). Findet sich für den ersten großen Anfall kein Auslöser, muß der Behandlungsbeginn ganz indivi-

antiepileptische Langzeittherapie

Wiederholungsrisiko

duell in einem Gespräch zwischen Arzt und Patient unter Abwägen von Nutzen und Risiko entschieden werden. Das Wiederholungsrisiko für einen weiteren epileptischen Anfall liegt bei diesen Patienten zwischen 20 und 70 Prozent, und zwar abhängig davon, ob weitere Hinweise für eine beginnende Epilepsie vorliegen. Das sind zum Beispiel familiäre Belastung mit Epilepsie, epilepsietypische Veränderungen im EEG, entweder spontan oder nach Provokation wie zum Beispiel Schlafentzug, der Nachweis eines pathologischen Befundes in der neurologischen Untersuchung, ein Hinweis auf Fieberkrämpfe in der Krankengeschichte. Anhand dieser zusätzlichen Daten kann der Arzt dann das Wiederholungsrisiko weiterer Anfälle genauer einschätzen.

In einem ausführlichen Gespräch zwischen Arzt und Patient muß dann auf der Basis dieser Einschätzung geklärt werden, was es für den Patienten bedeutet, möglicherweise einen weiteren Anfall zu erleiden. Macht sich ein Patient große Sorgen wegen weiterer Anfälle, fürchtet er deswegen Schwierigkeiten am Arbeitsplatz oder hat er Angst, sich wie im ersten Anfall zu verletzen – solchem Patienten ist zu einer medikamentösen Therapie zu raten, auch mit dem Wissen, daß zum jetzigen Zeitpunkt noch nicht sicher ist, ob der Patient an einer Epilepsie erkrankt ist. Die Entscheidung über eine medikamentöse Therapie nach einem ersten großen Anfall ist also zunächst einmal eine reine Ermessensfrage, die gemeinsam von Arzt und Patient beantwortet werden muß. Die meisten Rezidivanfälle treten innerhalb eines Jahres nach dem ersten Anfall auf.

Rezidivanfall

Bei einer weiteren kleinen Patientengruppe kann die Frage nach dem Behandlungsbeginn ebenfalls Schwierigkeiten bereiten: Normalerweise gelingt die Epilepsiediagnose, also die Feststellung, ob epileptische Anfälle vorliegen oder nicht. Trotz modernster Möglichkeiten bleibt dennoch bei einigen wenigen Patienten mit klinisch uncharakteristischen Anfallsformen offen, ob sie an einer Epilepsie oder einer anderen Krankheit leiden. Hier hilft meist eine Behandlung mit Antiepileptika in der Diagnostik weiter. Hören die Anfälle unter der Behandlung auf, spricht vieles dafür, daß eine Epilepsie vorliegt; gehen die Anfälle weiter, müssen andere Krankheiten und Behandlungsmöglichkeiten in Erwägung gezogen werden. In diesem Falle sind die Antiepileptika dann wieder abzusetzen.

> Die Therapie einer Epilepsie ist um so erfolgreicher, je früher die Behandlung beginnt. Bei einer beginnenden Epilepsie mit mehreren Anfällen ist in der Regel eine medikamentöse Therapie angezeigt.
> Die Behandlung von Gelegenheitsanfällen besteht hauptsächlich im Vermeiden der Auslöser und nicht in Form einer antiepileptischen Medikation.
> Handelt es sich bei dem bislang einzigen epileptischen Anfall um einen „kleinen Anfall" (z. B. Absence, komplexer fokaler Anfall), so sollte eine medikamentöse Therapie begonnen werden.
> Ob nach einem ersten großen epileptischen Anfall eine medikamentöse Therapie eingeleitet wird oder nicht, ist eine Ermessensfrage, die Arzt und Patient gemeinsam entscheiden müssen.

Pharmakotherapie

Die Behandlung einer Epilepsie besteht in der Regel zunächst einmal in der Einnahme von antiepileptisch wirkenden Medikamenten. Wichtig ist, daß der Patient verstanden hat, warum mit einer medikamentösen Therapie begonnen wird, oft nämlich ist das der Beginn einer langjährigen, nicht selten lebenslangen Medikamenteneinnahme. Je besser der Patient die Diagnose und die vorgeschlagene Therapie verstanden hat, desto aktiver kann er selbst zum Gelingen der Behandlung beitragen. Deshalb sollten Patient wie dessen Angehörige das Gespräch mit dem Arzt suchen und intensiv nutzen.

Antiepileptika

Zur Zeit stehen 15 verschiedene antiepileptisch wirkende Substanzen zur Verfügung. Wie schon erwähnt, geht der epileptische Anfall vom Gehirn aus, indem es zum Zeitpunkt des Anfalls zu einem Ungleichgewicht zwischen Hemmung und Erregung von Nervenzellen kommt. Antiepileptika müssen also Substanzen sein mit Wirkung auf das Gehirn und seine Nervenzellen, damit sie die Entstehung oder Ausbreitung epileptischer Entladung verhindern können. Dies gelingt ihnen nur, wenn sie selbst oder ihre aktiven Umbaustoffe (Metaboliten) vom Blut durch die Bluthirnschranke ins Hirngewebe gelangen können.

Wirkmechanismus der Antiepileptika

Von ihrem Wirkmechanismus her kann man die meisten der vorhandenen Antiepileptika grob in zwei Gruppen unterteilen: In solche, die direkt auf die Membran, das heißt auf die Hülle der epileptischen Nervenzellen wirken und dadurch die Übererregbarkeit dieser Zellen dämpfen; in diese Gruppe gehört etwa das Carbamazepin und das Phenytoin. Die zweite Gruppe von Substanzen verändert die Menge der chemischen Überträgerstoffe (Neurotransmitter) im Gehirn; diese Mittel steigern zum Beispiel die hemmenden oder vermindern die erregenden Überträgerstoffe; in diese Gruppe gehören etwa das Vigabatrin und das Lamotrigin.

Nebenwirkungen

Die direkte Wirkung der Antiepileptika auf das Gehirn erklärt jedoch auch unerwünschte Wirkungen (Nebenwirkungen) wie Müdigkeit, Konzentrationsstörungen, Doppelbilder und Gangunsicherheit. Wirkung wie Nebenwirkungen sind gewöhnlich dosisabhängig, also abhängig von der verabreichten Menge und der sich daraus ergebenden Konzentration der antiepileptischen Wirksubstanz im Blut bzw. im Hirngewebe.

optimale Pharmakotherapie

Die optimale Pharmakotherapie besteht darin, das oder die richtigen Medikamente auszusuchen und die Dosierung so zu wählen, daß der Patient ohne Nebenwirkungen anfallsfrei wird. Das gelingt aber dem Arzt nur zufriedenstellend bei aktiver Mitarbeit des Patienten.

Auswahl der Antiepileptika

Eine wesentliche Voraussetzung für eine erfolgreiche Pharmakotherapie ist die Auswahl des wirksamsten Medikaments. Diese Auswahl muß anhand der Art der Anfälle des Patienten getroffen werden, da die Wirksamkeit der Antiepileptika nicht für alle Anfallsarten gleich ist. Diese Tatsache verdeutlicht nochmals, weshalb es so wichtig ist, daß die Anfälle eines Patienten richtig diagnostiziert und klassifiziert werden können, da nur so gewährleistet ist, daß die für den Patienten wirksamsten Medikamente frühzeitig zum Einsatz kommen. Es gibt für jeden Anfallstyp eine Reihe von wirksamen Antiepileptika, die dann nochmals nach ihrer Wirksamkeit und Verträglichkeit in Medikamente erster, zweiter oder dritter Wahl unterteilt werden können. Diese weitere Unterteilung ist lediglich eine Empfehlung und wird oft unterschiedlich gehandhabt, so zum Beispiel von Land zu Land, zum Teil bedingt dadurch, daß nicht überall die gleichen Antiepileptika zur Verfügung stehen. **Wirksamkeit und Verträglichkeit**

Im folgenden werden nur überblicksartig einige Hinweise für die Medikamentenauswahl gegeben, da sie im konkreten Fall natürlich Sache des Arztes ist. Er trifft seine Entscheidung primär nach dem beim Patienten vorliegenden Anfallstyp. Daneben muß er jedoch, vor allem bei der Wahl zwischen für den Anfallstyp gleich wirksamen Antiepileptika, weitere Gesichtspunkte beachten, zum Beispiel den Einnahmemodus oder die Verträglichkeit im allgemeinen sowie die persönliche Krankengeschichte des Patienten. So wird sich ein Arzt bei einer jungen Frau mit Kinderwunsch, die aufgrund ihres Anfallstyps sowohl Carbamazepin als auch Valproinsäure einnehmen könnte, für das Carbamazepin entscheiden, da es geringer teratogen (Mißbildungen bei den Nachkommen erzeugend) ist. Bei einem älteren Patienten mit einem atrioventrikulären Block (AV-Block) – darunter versteht man eine Reizüberleitungsstörung zwischen Vorhof und Kammer des Herzens – wird sich der Arzt bei der gleichen Wahl für die Valproinsäure entscheiden, da Carbamazepin einen vorbestehenden AV-Block noch verschlechtern kann. **Anfallstyp**

Krankengeschichte

Diese beiden Beispiele sollen nochmals verdeutlichen, daß die Auswahl des Antiepileptikums zwar durch den Anfallstyp, jedoch unter Berücksichtigung einer Reihe weiterer Gesichtspunkte vorgegeben wird; die Auswahl des Antiepileptikums kann vom Arzt umso sicherer getroffen werden, je besser er den Patienten kennt und von ihm informiert wird.

Für alle fokalen Anfälle (einfache fokale, komplexe fokale und fokal eingeleitete (sekundär) generalisierte tonisch-klonische Anfälle) ist Carbamazepin das Medikament erster Wahl. Phenytoin, Valproin- **fokale Anfälle** säure, Primidon, Phenobarbital, Clobazam, Vigabatrin, Lamotrigin, Oxcarbazepin und Gabapentin sind weitere Antiepileptika, die bei fokalen Anfällen verabreicht werden können; Vigabatrin und Gabapentin bislang jedoch nur als „add-on" in Kombination mit anderen Antiepileptika. Häufig werden Phenytoin und die Valproinsäure noch zu den Medikamenten erster Wahl gezählt. Die Valproinsäure ist das Medikament erster Wahl bei generalisierten Anfällen. Bei den generalisierten tonisch-klonischen Anfällen außer dem Aufwach-Grand mal ist zudem Carbamazepin, bei den generalisierten kleinen Anfällen, hier vor allem den Absencen, ist Ethosuximid ebenfalls ein Medikament erster Wahl.

generalisierte Anfälle

Clobazam ist ein weiteres Medikament zur Behandlung von Absencen; Primidon, Phenobarbital und Clobazam bei myoklonischen Anfällen; Phenobarbital, Phenytoin, Primidon und Clobazam bei tonisch-klonischen Anfällen; Phenobarbital bei atonischen, tonischen und myoklonisch-astatischen Anfällen. Für die Behandlung des BNS (West-Syndrom) gilt die Depot-ACTH-Therapie in niedriger Dosierung als Mittel erster Wahl. Zudem kommen Dexamethason, die Valproinsäure und Clonazepam zur Anwendung. Vigabatrin kann im Rahmen einer Kombinationstherapie verabreicht werden.

Diese kurze Zusammenfassung soll nicht mehr als eine gestraffte Übersicht über die Indikation der zur Zeit verfügbaren Antiepileptika darstellen. Wahrscheinlich wird die eine oder andere Veränderung während der nächsten Jahre eintreten, vor allem durch das Hinzukommen neuer Antiepileptika wie zum Beispiel Losigamon, Tiagabin, Topiramat und Zonisamid, um nur einige zu nennen.

neue Antiepileptika

Die Auswahl des Antiepileptikums ist in erster Linie Aufgabe des Arztes. Der richtige Umgang mit diesem Medikament, eine weitere Voraussetzung für eine erfolgreiche Pharmakotherapie, gelingt jedoch nur durch die enge Zusammenarbeit zwischen Arzt und Patient. Dafür braucht der Patient von seinem Arzt genaue Informationen über das jeweilige Medikament, das heißt über dessen Wirkungsweise, Dosierung, über die Schritte der Ausdosierung, Nebenwirkungen usw.. Begriffe wie

Monotherapie, alternative Monotherapie, Kombinationstherapie, Pharmakoresistenz gehören dabei
zum notwendigen Vokabelschatz.

*Die Auswahl des wirksamsten Medikaments ist eine
wesentliche Voraussetzung für eine erfolgreiche Pharmakotherapie. Primär wird die Auswahl anhand der vorliegenden
Anfallstypen getroffen, jedoch unter Berücksichtigung weiterer Gesichtspunkte wie Verträglichkeit, Krankengeschichte
und Einnahmemodus. Die Auswahl des Antiepileptikums
kann vom Arzt umso sicherer getroffen werden, je besser er
den Patienten kennt und von ihm informiert wird. Der richtige Umgang mit dem ausgewählten Medikament, eine weitere Voraussetzung für eine erfolgreiche Behandlung, ist nur
bei enger Zusammenarbeit zwischen Patient und Arzt möglich. Der Patient benötigt von seinem Arzt genaue Informationen über das jeweilige Medikament.*

Monotherapie – individuelle Dosisfindung

Bei der Behandlung einer Epilepsie können die
Antiepileptika entweder in Monotherapie, also ein   Monotherapie
Medikament allein, oder in Kombinationstherapie,
also zwei oder mehrere Medikamente gleichzeitig,
verabreicht werden. Eine Monotherapie ist einer
Kombinationstherapie vorzuziehen, da bei ihr   Kombinationstherapie
weniger Nebenwirkungen, keine Störung der Me-
dikamente untereinander (Medikamenteninter-   Medikamenten-
aktion), eine bessere Zuverlässigkeit bezüglich der   interaktion
Medikamenteneinnahme (Compliance) durch den
Patienten und in der Regel geringere Therapie-   Compliance
kosten zu erwarten sind.
Die Erstbehandlung einer Epilepsie beginnt heute
in aller Regel monotherapeutisch mit einem Antiepileptikum erster Wahl. Dabei ist die Auswahl des
geeigneten Medikamentes erst „die halbe Miete".
Ebenso wichtig ist es, die richtige Dosierung für
den Patienten zu finden. Der alte Medizinerspruch
„einzunehmen dreimal täglich" trifft bei der Epilepsietherapie nur selten zu. Unter optimaler Do-   optimale Dosierung
sierung hingegen versteht man die Medikamenten-
gabe, bei der der Patient ohne Nebenwirkungen
anfallsfrei ist. Das ist immer oberstes Behandlungsziel, der Weg dahin freilich nicht immer einfach.

Wie wird die optimale Dosis für den Patienten gefunden? Im Beipackzettel, auch Waschzettel genannt, steht sie nicht! Die hier empfohlenen Dosierungen sind Erfahrungswerte, vornehmlich in klinischen Medikamentenstudien gewonnen. Die angegebenen Dosen wurden von der Mehrzahl der Patienten gut vertragen und zeigten ausreichende Wirksamkeit. Eine erfolgreiche Pharmakotherapie setzt jedoch noch mehr voraus, nämlich eine indivi- individuelle Dosisfindung. Hierfür ist die aktive Mitarbeit des Patienten notwendig, und die kann er nur leisten, wenn er zuvor auf das Unternehmen „Dosisfindung" ausreichend vorbereitet wurde. Er muß Begriffe wie Dosis, Serumkonzentration, Halbwertzeit, Steady state, Wirksamkeit und Nebenwirkungen kennen und die Zusammenhänge begreifen.

individuelle Dosisfindung

Die Dosis ist die Menge eines Medikaments, die von einem Patienten in einem bestimmten Zeitraum eingenommen wird. Meist wird die Tagesdosis angegeben. Die Serumkonzentration eines Medikaments gibt die Menge der Substanz an, die ins Blut gelangt ist und wirken kann. Zur Ermittlung der Serumkonzentration der Antiepileptika entnimmt man Blut und bestimmt den Blutspiegel. Bei den meisten Antiepileptika geht eine Dosiserhöhung mit einer entsprechenden Erhöhung des Blutspiegels, das heißt der Konzentration der Substanz im Blut, einher. Man spricht hier von einer „linearen Kinetik".

Dosis

Serumkonzentration

Blutspiegelbestimmung

Eine Ausnahme bildet das Phenytoin. Aufgrund recht komplizierter Abbauprozesse des Phenytoins in der Leber kann von einer bestimmten Dosis an, die von Patient zu Patient verschieden ist, eine kleine Erhöhung dieser Dosis zu einem starken Anstieg der Serumkonzentration führen. Umgekehrt kann eine geringe Verminderung der Dosis eine sehr niedrige Serumkonzentration bewirken. Man spricht in diesem Falle von einer „nicht linearen Kinetik".

Ferner ist wichtig zu wissen, daß die Wirksamkeit der meisten Antiepileptika mit steigender Serumkonzentration zunimmt. Anders gesagt: Eine Dosiserhöhung ist so lange sinnvoll, wie die angestrebte Anfallsfreiheit noch nicht erreicht ist. Für jedes Antiepileptikum nennen die Hersteller einen „therapeutischen Bereich" für die Serumkonzentration.

„therapeutischer Bereich" der Serumkonzentration

Er gibt lediglich an, von welcher Höhe an mit dem Auftreten von Nebenwirkungen (oberer Wert) und von welcher an mit dem Rückgang der Anfallsaktivität (unterer Wert) zu rechnen ist. Dieser therapeutische Bereich für die Serumkonzentration eines Antiepileptikums kann jedoch nur ein Richtwert sein. Wesentlich für den richtigen Einsatz eines Antiepileptikums ist, jeweils für einen Patienten die individuelle therapeutische Breite zu finden.

Unter der Halbwertzeit eines Medikaments versteht man die Zeit, nach der die Plasmakonzentration des Medikaments auf die Hälfte des ursprünglichen Wertes abgesunken ist. Wie oft ein Medikament täglich eingenommen werden muß, wird durch die Halbwertzeit mitbestimmt. Bei einem Antiepileptikum mit kurzer Halbwertzeit wie zum Beispiel der Valproinsäure ist eine häufigere tägliche Einnahme notwendig als bei einem mit einer langen Halbwertzeit wie zum Beispiel Phenobarbital. Die Halbwertzeit eines Antiepileptikums muß vom Arzt auch beim Ab- und Aufdosieren des Medikaments beachtet werden. Das Steady state ist eine weitere wichtige pharmakologische Größe. Darunter versteht man die Zeit, die benötigt wird, bis sich nach einer Dosisänderung eines Medikaments seine Serumkonzentration wieder im Gleichgewicht befindet. Das Steady state ist abhängig von der Halbwertzeit und beträgt etwa ihr Fünffaches. Nach Dosiserhöhung eines Antiepileptikums ist es sinnvoll, erst das Steady state abzuwarten, bevor man zum Beispiel die Serumkonzentration bestimmt. Für die Valproinsäure beträgt das Steady state beispielsweise vier bis acht Tage, für Phenobarbital hingegen 14–21 Tage.

Die Nebenwirkungen werden in zwei Gruppen unterteilt: Dosisunabhängige Nebenwirkungen sind zum Glück selten und treten meist nur zu Beginn der Behandlung auf, können vereinzelt jedoch mit schwerwiegenden Komplikationen einhergehen. Solche Nebenwirkungen sind unter anderem Überempfindlichkeitsreaktionen mit Hautausschlag, manchmal auch mit Fieber. Ferner können sich auch Lebererkrankungen und Blutbildveränderungen einstellen. Die Überempfindlichkeitsreaktionen, die bei etwa fünf bis acht Prozent aller Patienten beob-

Halbwertzeit

Steady state

Nebenwirkungen

dosisunabhängige Nebenwirkungen

achtet werden, können bei allen Antiepileptika auftreten. Sie sind jedoch unter Valproinsäure, Phenobarbital und Vigabatrin deutlich seltener. Für einen Patienten kann es zum Beispiel beim Auftreten von Fieber und/oder einem Hautausschlag schwierig sein, allein zu entscheiden, ob es sich hierbei eventuell um eine beginnende schwere Nebenwirkung handelt. Er sollte es sich deshalb zur goldenen Regel machen, alle unter Einnahme eines neuen Medikaments auftretenden Auffälligkeiten und Abweichungen vom Normalbefinden sofort dem Arzt mitzuteilen. Er entscheidet dann, ob die Medikation fortgesetzt werden kann, reduziert wird oder abgesetzt werden muß. Bei weniger als einem Prozent aller Patienten treten nach einer langjährigen Einnahme antiepileptikabedingte Erkrankungen auf,

antiepileptikabedingte Erkrankungen

die je nach Medikament unterschiedliche Organe betreffen können (s. S. 134).

dosisabhängige Nebenwirkungen

Bei der zweiten Gruppe handelt es sich um dosisabhängige Nebenwirkungen, die bei fast allen Antiepileptika möglich sind und denen gemeinsam ist, daß sie nach Reduzierung der Dosis wieder vollständig verschwinden. Solche Nebenwirkungen zeigen sich beispielsweise in Form von Müdigkeit, Konzentrationsstörungen, Schwindel, Verschwommensehen und Doppelbildern. Ferner kann Gangunsicherheit auftreten; der Patient meint, betrunken zu sein. Auch zu Übelkeit und Erbrechen kann es kommen. Manchmal erlebt man diese Nebenwirkungen schon zu Beginn der Behandlung bei zu schneller Aufdosierung.

Zurück zur Monotherapie und ihrer Durchführung: Die Behandlung wird mit einer niedrigen Anfangsdosis eingeleitet und schrittweise bis zu

einschleichende Dosierung

einer mittleren Dosis erhöht (einschleichende Dosierung). Die Höhe der Anfangsdosis und die Dosissteigerung ist je nach Antiepileptikum verschieden. Sie wird meist nach einem bestimmten Schema durchgeführt, wobei natürlich, bedingt durch das Befinden des Patienten, Abweichungen vorkommen. Mit Hilfe der einschleichenden Dosierung lassen sich anfängliche dosisabhängige Nebenwirkungen und damit einhergehende Therapieabbrüche vermeiden. Sehr verallgemeinernd gilt: Je langsamer die Dosis eines Antiepileptikums gesteigert wird, desto besser wird dieses vertragen.

Es ist wichtig, daß der Patient von Anfang der Behandlung an einen Anfallskalender führt, in den er so vollständig wie möglich seine Anfälle einträgt. Bemerkt er sie selbst nicht, ist er darauf angewiesen, daß Dritte sie ihm mitteilen. Das wird allerdings nur funktionieren, wenn diese Personen – zum Beispiel Lehrer, Freunde, Arbeitskollegen – über die Art der Anfälle informiert sind und gebeten werden, sie dem Patienten mitzuteilen. Ist der Patient nicht in der Lage, den Anfallskalender selbst zu führen, sollten diese Aufgabe Angehörige oder andere Betreuer übernehmen, denn bei der weiteren Ausdosierung des Medikaments braucht der Patient eine möglichst exakte Kontrolle über seine Anfallsfrequenz.

Anfallskalender

Während der langsamen Ausdosierung werden in größeren Abständen Blutspiegelbestimmungen des Antiepileptikums durchgeführt. Nun geht es darum, die optimale Dosis für den Patienten zu finden. Normalerweise liegt der Patient unter einer mittleren Dosis im „therapeutischen Bereich". Ist er dabei anfallsfrei und wird die Dosis von ihm ohne Nebenwirkungen vertragen, sind Änderungen nicht erforderlich. Dann wird die Serumkonzentration bestimmt, damit man die gut verträgliche und wirksame Menge der Wirksubstanz im Blut kennt.

individuelle Dosisfindung

Zur Erinnerung: Der Patient sollte in einem kurzen Verlaufsprotokoll neben der Dosis auch die gemessene Serumkonzentration des Antiepileptikums notieren. Solche Daten können einmal wichtig werden.

Verlaufsprotokoll

Bleibt der Patient weiterhin anfallsfrei, ist das Behandlungsziel erreicht. Ereignet sich jedoch wieder ein Anfall, sollte möglichst bald danach eine Blutspiegelkontrolle vorgenommen werden. Ambulante Patienten sollten also zügig ihren behandelnden Arzt aufsuchen. Dann kennt man nämlich die Konzentration des Antiepileptikums im Blut, unter der der Patient noch Anfälle hat. Daraufhin wird die Dosis des Antiepileptikums etwas erhöht. Wird der Patient dadurch anfallsfrei, ist das Behandlungsziel erreicht, bekommt er jedoch wiederum einen Anfall, wiederholt sich der beschriebene Ablauf.

Bei der weiteren Ausdosierung und so lange der Patient noch nicht anfallsfrei ist, sollte er nicht nur

Nebenwirkungen

das Wiederauftreten eines Anfalls melden, sondern auch etwaige Nebenwirkungen. Sie halten meist nicht den ganzen Tag an, sondern treten oft stundenweise auf, häufig an die Einnahmezeiten des Medikaments gekoppelt. Eine Blutspiegelbestimmung während anhaltender Nebenwirkungen ist ratsam: Liegt die Serumkonzentration des Antiepileptikums, unter der der Patient noch Anfälle hat, nahe bei der für Nebenwirkungen verantwortlichen, ist die ermittelte persönliche therapeutische Breite des Antiepileptikums für den Patienten zu schmal. Der Patient kann mit diesem Antiepileptikum nicht das Behandlungsziel erreichen. Anders ausgedrückt: Bei dem noch nicht anfallsfreien Patienten kann das Antiepileptikum wegen auftretender Nebenwirkungen nicht weiter erhöht werden, die Epilepsie des Patienten ist resistent gegen dieses Medikament. Ein kurzes Beispiel: Ein Patient leidet an einer fokalen Epilepsie mit komplexen fokalen Anfällen, als Medikament erster Wahl wird Carbamazepin gewählt und dem Patienten in Monotherapie verabreicht. Unter einer Serumkonzentration des Carbamazepins vom 11 µg/ml ist der Patient ohne Nebenwirkungen, hat jedoch noch Anfälle, nach einer weiteren Dosiserhöhung erscheint der Patient in der Sprechstunde, da er an Doppeltsehen und Gangunsicherheit leidet. Die sofort

persönliche therapeutische Breite des Antiepileptikums

Resistenz

Die Erstbehandlung einer Epilepsie beginnt in aller Regel mit einer Monotherapie mit einem Antiepileptikum erster Wahl. Eine erfolgreiche Pharmakotherapie setzt eine individuelle Dosisfindung für die Antiepileptika voraus. Hierfür ist die aktive Mitarbeit des Patienten notwendig, auf die er vom Arzt vorbereitet werden muß.

Die Wirksamkeit der meisten Antiepileptika nimmt mit steigender Serumkonzentration zu. Daher ist bei einem noch nicht anfallsfreien Patienten eine weitere Dosiserhöhung sinnvoll. Begrenzender Faktor hierbei ist das Auftreten von Nebenwirkungen.

Die Epilepsie eines Patienten ist resistent gegen ein Antiepileptikum, wenn dieses bei dem noch nicht anfallsfreien Patienten wegen Auftretens von Nebenwirkungen nicht weiter ausdosiert werden kann.

Man unterscheidet dosisabhängige von dosisunabhängigen Nebenwirkungen.

gemessene Serumkonzentration des Carbamazepins ergibt 12 µg/ml, das heißt, die therapeutische Breite des Carbamazepins liegt für ihn zwischen 11 und 12 µg/ml. Dieser Patient kann unter einer Carbamazepintherapie nicht ohne Nebenwirkungen anfallsfrei werden.

Alternative Monotherapie – Kombinationstherapie

Wurde der Patient mit dem ersten Antiepileptikum unter schrittweiser Ausdosierung bis zum Auftreten behindernder Nebenwirkungen nicht anfallsfrei, ist das kein Grund zur Resignation. Schließlich sind die medikamentösen Mittel damit nicht erschöpft. Der Arzt wird ein zweites Medikament heranziehen. Die Auswahl wird wiederum durch die Art der Anfälle des Patienten bestimmt. In der Regel handelt es sich um ein weiteres Antiepileptikum der ersten Wahl.

alternative Monotherapie

Nun gibt es mehrere Vorgehensweisen, wie man das erste gegen das zweite Medikament austauschen kann. Entweder wird das neue Medikament zunächst, wiederum einschleichend, zusätzlich gegeben. Sobald die Konzentration des zweiten Medikaments im Blut den mittleren therapeutischen Bereich erreicht, setzt man das erste Medikament allmählich ab und dosiert das zweite Medikament schrittweise aus. Eine Variante wäre die überlappende Ersetzung, in der parallel zur Einführung des zweiten Medikaments das erste allmählich reduziert wird. Das geht schneller und vermindert das Risiko von Nebenwirkungen. Das Verfahren verlangt freilich einen ausgetüftelten Umstellungsplan, der vom Patienten strikt eingehalten werden muß. Andernfalls kann die Konzentration des ersten Medikaments im Blut schon zu weit abgefallen sein, ehe das zweite Medikament wirksam wird. Das könnte die Anfallsfrequenz verschlechtern.

Das weitere Vorgehen besteht nun erneut im langsamen Ausdosieren des zweiten Medikaments, bis der Patient entweder anfallsfrei wird oder auch dieser Therapieversuch durch Auftreten von zu starken Nebenwirkungen beendet werden muß. Jetzt heißt es für Patient wie Arzt, nicht Geduld

und Mut zu verlieren; weitere alternative Monotherapien stehen zur Verfügung. Sie nutzen Medikamente erster Wahl wie ausgesuchte Medikamente
zweiter Wahl. Die Erfahrung zeigt zum Beispiel bei
Patienten mit fokalen Epilepsien, daß der Wechsel
von einer Monotherapie zu einer anderen bei etwa
zehn bis 15 Prozent der Patienten zur Anfallsfreiheit und bei etwa 30 Prozent zu deutlicher Anfalls-
besserung führt.

Diese Zahlen zeigen zweierlei:

– Weitere Versuche mit einer Monotherapie loh-
  nen sich in jedem Fall. Es gibt offenbar Unter-
  gruppen innerhalb der Patienten mit gleichen
  epileptischen Anfällen, die durch unterschiedliche Medikamente anfallsfrei werden.
– Um den Erfolg jeder Monotherapie sollte
  gekämpft werden. Allzu häufig wird die konsequente Ausdosierung nicht durchgezogen, da die
  Serumkonzentration des Antiepileptikums schon
  im angegebenen „therapeutischen Bereich" liegt.
  Dieser ist jedoch lediglich ein Richtwert. Die für
  den Patienten individuelle therapeutische Breite
  des angewandten Antiepileptikums muß damit
  keineswegs identisch sein.

Schwierig kann die Entscheidung werden, wenn ein
Patient unter einer Medikamentendosis anfallsfrei
wird, unter der er auch schon Nebenwirkungen
hat. Hier muß dann von Arzt und Patient gemeinsam überlegt und entschieden werden, ob der
Patient das Ausmaß der Nebenwirkungen für die
erreichte Anfallsfreiheit in Kauf nehmen kann. Bei
tageszeitlicher Bindung der Nebenwirkungen kann
häufig durch bloße Umverteilung der einzelnen
Medikamentendosen unter Beibehaltung der Gesamttagesdosis geholfen werden.

Zweiertherapie

Eine Kombinationstherapie aus zwei Antiepileptika
(Zweiertherapie) kommt in der Regel erst dann in
Betracht, wenn Monotherapien nicht hinreichend
greifen. Die Auswahl der Medikamente für die
Kombinationstherapie wird ebenfalls bestimmt vom
Anfallstyp des Patienten. Zudem wird berücksichtigt, wie gut der Patient mit dem einen oder anderen Antiepileptikum unter Monotherapie zurecht-
kam und ob die beiden vorgesehenen Antiepileptika zusammenpassen.

Die Gefahr von Nebenwirkungen ist unter einer Kombinationstherapie meist größer als unter einer Monotherapie. Die die Nebenwirkungen hervorrufenden Mechanismen verstärken sich nämlich manchmal dabei. Außerdem gibt es zuweilen Interaktionen, einfacher ausgedrückt: Die Medikamente kommen sich gegenseitig in die Quere.

Interaktionen

Es gibt die große Gruppe der „pharmakokinetischen Interaktionen". Sie äußern sich durch die Änderung der Serumkonzentrationen beider Antiepileptika, ohne daß deren Dosis verändert wurde, und lassen sich somit durch Blutspiegelbestimmungen nachweisen.

pharmakokinetische Interaktionen

Blutspiegelbestimmungen

Um dieses wichtige Zusammenspiel zweier Medikamente besser verstehen zu können, muß man sich den Weg eines Antiepileptikums von der Einnahme bis zu seiner Wirkung vor Augen führen: Die als Tabletten, Dragees oder Kapseln eingenommenen Antiepileptika gelangen durch den Magen in den Darmtrakt und werden dort resorbiert, das heißt, sie gehen durch die Darmwand ins Blut über. Im Blut werden sie teilweise an die Bluteiweiße gebunden (Proteinbindung) und mit dem Blutkreislauf im Körper verteilt. Damit die Medikamente im Gehirn wirken können, müssen sie die Bluthirnschranke überwinden. Der weitere Um- und Abbau in eine wasserlösliche und damit einfacher ausscheidbare Form (Metabolisierung) findet vornehmlich in der Leber statt. Dafür stehen in der Leber Eiweißstoffe (Enzyme) zur Verfügung. Manche Antiepileptika bewirken, daß die Leber vermehrt Enzyme bildet (zum Beispiel Carbamazepin, Phenobarbital und Phenytoin). Sie werden deshalb als „Enzyminduktoren" bezeichnet. Die meisten Antiepileptika bzw. deren Umbauprodukte werden dann über die Nieren ausgeschieden. Das Auftreten „pharmakokinetischer Interaktionen" zweier Medikamente, zum Beispiel zweier Antiepileptika oder eines Antiepileptikums mit einem anderen Medikament, entsteht dadurch, daß durch das Zusammentreffen dieser beiden Medikamente die Resorption, die Proteinbindung, die Metabolisierung oder die Ausscheidung eines oder beider Medikamente verändert wird.

Resorption

Proteinbindung

Metabolisierung

Enzyminduktor

Einige Beispiele: Gibt man zu einem Medikament A ein Medikament B hinzu, wird möglicherweise A durch die Anwesenheit von B weniger gut aus dem Darm in das Blut aufgenommen; die Konzentration von A im Blut wird geringer. Oder: Der Abbau eines Medikaments C in der Leber wird durch die Anwesenheit eines Medikaments D verlangsamt. C bleibt also länger im Blut, und es kommt zu einem Anstieg der Serumkonzentration von C, ohne daß der Patient mehr von C eingenommen hätte.

Konkret bedeutet das: Durch Zugabe eines zweiten Antiepileptikums ändert sich plötzlich die Serumkonzentration des ersten Antiepileptikums ohne Dosisänderung. Fällt der Serumspiegel, können vermehrt Anfälle auftreten, steigt er, ergeben sich womöglich Nebenwirkungen. Um dem vorzubeugen, muß man bei der Einstellung auf eine Kombinationstherapie häufiger Blutspiegelkontrollen durchführen, vor allem, wenn sich die Anfallsfrequenz verschlechtert oder Nebenwirkungen auftreten. Häufig genügt dann schon eine geringe Dosiskorrektur des ersten Antiepileptikums.

pharmakodynamische Interaktionen

Bisher wesentlich weniger untersucht und verstanden sind die „pharmakodynamischen Interaktionen". Klinisch äußern sie sich in erhöhter oder verminderter Wirksamkeit und/oder in der Zunahme von Nebenwirkungen bei unveränderten Serumkonzentrationen: Bei einem Patienten können durch Zugabe eines zweiten Antiepileptikums plötzlich Nebenwirkungen auftreten, obwohl die Konzentration beider Antiepileptika im Serum niedrig liegt. Dem Patienten geht es dann klinisch erst besser, wenn eines der beiden Antiepileptika wieder abgesetzt wird.

Compliance

Auch die Zuverlässigkeit der Medikamenteneinnahme (Compliance) kann bei einer Kombinationstherapie zum Problem werden. Es müssen ja bei solcher Behandlung verschiedene Tabletten oft und in bestimmter Verteilung eingenommen werden. Fehler oder Vergeßlichkeit bezüglich der Medikamenteneinnahme führen leicht zu einer Verschlechterung der Anfallsfrequenz und manchmal zum Scheitern des Therapieversuchs.

Kombinationstherapie

Wird ein Patient unter der ersten Kombinationstherapie nicht anfallsfrei, sollte eins der beiden Medikamente durch ein drittes ausgetauscht werden. Klinische Studien ergaben, daß etwa zwölf Prozent der Patienten mit fokaler Epilepsie, die

unter Monotherapie noch Anfälle hatten, unter
einer Zweiertherapie anfallsfrei wurden; etwa weitere zwanzig Prozent zeigten eine deutliche Besserung ihrer Anfallsfrequenz. Die Kombination von
drei oder vier verschiedenen Antiepileptika bringt
im Vergleich zur Zweiertherapie nur wenigen Patienten Vorteile. Zudem wächst das Risiko von
Nebenwirkungen mit der Anzahl der verschiedenen Antiepileptika.

Es gibt eine Reihe von Patienten, die an einer Epilepsie mit verschiedenen Anfallstypen leiden, zum
Beispiel an einem Lennox-Gastaut-Syndrom. Hier
ist die Epilepsie oft nur mit einer Kombinationstherapie erfolgreich therapierbar.

Systematische Pharmakotherapien der beschriebenen Art (Monotherapie, alternative Monotherapie
und Kombinationstherapie) sind also für Patienten
mit der frischen Diagnose Epilepsie dringend zu
empfehlen. Aber auch schon länger epilepsiekranke Patienten, die nicht anfallsfrei sind und bei
denen noch keine systematische Pharmakotherapie
durchgeführt wurde, können davon profitieren.
Hier müssen jedoch Arzt und Patient wichtige Vor-
arbeit leisten und klären, welche Antiepileptika in
welcher Dosierung und in welchen Kombinationen
schon gegeben wurden. Gab es dabei Probleme,
etwa bei der Absetzung eines Medikaments? Hier
zeigt sich wieder, wie hilfreich ein Verlaufsproto-   Verlaufsprotokoll
koll ist, das die wichtigsten Daten im Laufe der
Erkrankung wiedergibt.

Sollte die Zusammenstellung der bisherigen Therapie beispielsweise ergeben, daß bei einem Patienten
bestimmte Monotherapien mit Medikamenten
erster Wahl bezüglich seiner Anfallsart nicht konse-
quent angewandt wurden, lohnt der Versuch, die
Therapie dahingehend langsam umzustellen.
Etliche Patienten werden so noch anfallsfrei oder
zeigen, wenn auch keine Verbesserung der Anfallsfrequenz erreicht werden kann, wenigstens entschieden weniger Nebenwirkungen. Zudem wird so
ein günstiger Ausgangspunkt für eine systematische Pharmakotherapie geschaffen.

Es gibt jedoch immer wieder Patienten, bei denen
eine Vereinfachung ihrer seit längerem bestehenden Kombinationstherapie aus zwei, drei oder gar
vier Antiepileptika nicht glückt, ohne daß sich ihre

Therapieumstellungen

Anfallssituation verschlechtert. Dies ist vor allem bei Patienten mit sekundär generalisierten Epilepsien und mehreren verschiedenen Anfallsarten der Fall. Hier darf natürlich nichts erzwungen werden. Am besten gelingen Therapieumstellungen, die die Patienten entschieden mittragen; solche hingegen, die von starken Bedenken oder Zweifeln der Patienten begleitet sind, gelingen seltener. Daher ist ein ausführliches Gespräch zwischen Arzt und Patient vor Therapieumstellungen unbedingt nötig. Auch der Zeitpunkt der Umstellung sollte gemeinsam gewählt werden. Berufliche oder private Streßphasen eignen sich dazu nicht.

> *Führt die erste Monotherapie nicht zur Anfallsfreiheit, sollten alternative Monotherapien durchgeführt werden. Eine Kombinationstherapie aus zwei Antiepileptika kommt in der Regel erst dann in Betracht, wenn Monotherapien nicht erfolgreich waren. Unter einer Kombinationstherapie treten häufiger Nebenwirkungen auf. Zudem kann es zu Interaktionen (pharmakokinetische und pharmakodynamische) der Medikamente kommen. Dennoch gibt es eine Reihe von Patienten, deren Epilepsie erst unter einer Kombinationstherapie besser kontrolliert wird.*

Pharmakoresistenz

„Sie haben eine pharmakoresistente Epilepsie". Ein neues Fremdwort – was steckt dahinter? Wann ist eine Epilepsie pharmakoresistent? Kann man Pharmakoresistenz vermeiden? Wie geht es weiter bei pharmakoresistenten epileptischen Anfällen?
Epileptische Anfälle nennt man resistent gegenüber einem Antiepileptikum, wenn die Dosis wegen des Auftretens von Nebenwirkungen nicht weiter erhöht werden kann, obwohl noch keine Anfallsfreiheit erreicht wurde. Von einer pharmakoresistenten Epilepsie oder von pharmakoresistenten Anfällen wird dann gesprochen, wenn trotz angemessener medikamentöser Behandlung mit mehreren ausdosierten Antiepileptika der ersten und zweiten Wahl in Monotherapie und in Zweiertherapie keine Anfallsfreiheit zu erreichen ist. Bislang gibt es noch keine Übereinkunft über die Anzahl

der hinsichtlich einer Anfallsfreiheit erfolglos durchgeführten Therapieversuche. Die Mindestforderung ist jedoch, daß erst dann von Pharmakoresistenz gesprochen werden kann, wenn wenigstens drei Antiepileptika der ersten und/oder zweiten Wahl in Monotherapie und in einer Kombinationstherapie trotz Ausdosierung keine Anfallsfreiheit brachten.

Da die Feststellung der Pharmakoresistenz für den Patienten in der weiteren Therapie Konsequenzen mit sich bringt, ist es unbedingt notwendig, genau zu prüfen, ob wirklich eine „echte Pharmakoresistenz" vorliegt und nicht nur eine „scheinbare". Mit einer scheinbaren Pharmakoresistenz hat man es zu tun, wenn aufgrund diagnostischer und/oder therapeutischer Fehler keine Anfallsfreiheit erreicht wird. Hierüber müssen sich in größeren zeitlichen Abständen Arzt wie Patient Rechenschaft ablegen. Zur Ausschaltung diagnostischer Fehler sollte immer wieder kritisch gefragt werden: Liegt eine Epilepsie vor? Wurden die Anfälle richtig klassifiziert? Gibt es zusätzlich nichtepileptische Anfälle? Vor der endgültigen Antwort sollte sich der Arzt vom Patienten oder seinen Angehörigen immer wieder aktuell die Anfälle beschreiben lassen und die ursprünglich gestellte Diagnose und Klassifikation überprüfen. Möglicherweise muß sie aufgrund eines neuen oder geänderten Anfallstyps korrigiert werden.

Einige Patienten stören sich daran, immer wieder vom Arzt nach ihren Anfällen gefragt zu werden. Sie werden entweder nicht gerne an ihre Anfälle erinnert oder müssen einen heftigen inneren Widerstand überwinden, um über ihre Anfälle zu sprechen. Ihnen muß die Gefahr von Irrtümern und Fehlern bei der Diagnose und der Therapie eindringlich geschildert werden. Nur das wortlose Hinlegen des ausgefüllten Anfallskalenders während des Arzttermins reicht einfach nicht aus. Wiederholte EEG-Kontrollen, wenn möglich mit Videoaufzeichnungen bei noch häufigen Anfällen, helfen ebenfalls bei der Überprüfung der Diagnose.

Bei einem noch nicht anfallsfreien Patienten darf die Ursache der Epilepsie nicht aus dem Blick geraten. Vor allem die Überwachung einer ursächlichen

echte Pharmakoresistenz

scheinbare Pharmakoresistenz

Hirnschädigung und ihrer Entwicklung darf nicht nachlassen. Deshalb ist es angezeigt, bei bislang nicht anfallsfreien Patienten das Computer- und/ oder Kernspintomogramm des Gehirns zu wieder-holen.

Zur Entdeckung therapeutischer Fehler, die zu einer scheinbaren Pharmakoresistenz führen kön-nen, helfen die Fragen:

richtige Medikamentenwahl?

Wurde das richtige Medikament gewählt? – Die Auswahl richtet sich ja nach den Anfallstypen; sehr genaue Anfallsbeschreibungen sind somit entschei-dend für das Gelingen der Therapie.

richtige Medikamentendosis?

Wurden die Medikamente richtig dosiert? – Hier liegen die häufigsten Therapiefehler; Medikamente werden anfangs oft zu schnell aufdosiert und dann häufig nur halbherzig ausdosiert. Nochmals, weil so wichtig: Solange der Patient noch nicht anfallsfrei ist, sollte langsam schrittweise weiter ausdosiert werden, bis Nebenwirkungen auftreten, die ein weiteres Erhöhen der Dosis verbieten.

ungünstige Medikamenten-kombination?

Wurden ungünstige Kombinationen von Medika-menten mit Interaktionen gewählt? – Das muß sich der Arzt fragen und anhand von Blutspiegelkon-trollen die Antwort suchen.

Compliance

Die Fragen nach genügender Compliance und ent-sprechender, die Behandlung unterstützender Lebensweise dagegen richten sich an die Adresse des Patienten: Er sollte sich immer wieder an das Vermeiden anfallsauslösender Faktoren erinnern.

anfallsauslösende Faktoren

Neben den generell gültigen Regeln (Schlaf-Wach-Rhythmus, weitestgehende Alkoholabstinenz, Fie-bersenkung u. a.) ist dabei zu beachten: Etwaige andere Erkrankungen und Medikamenteneinnah-men müssen dem Arzt mitgeteilt werden, auch bei anderen Ärzten ist die Epilepsie zu erwähnen, damit nicht aufgrund einer anderen Erkrankung Medikamente, die eventuell zusätzlich epileptische Anfälle provozieren, verschrieben werden. Selbst beobachtete anfallsauslösende Situationen sind zu meiden und eine regelmäßige Einnahme der Anti-epileptika ist sicherzustellen.

Einnahme der Antiepileptika

Zum richtigen Umgang mit den Antiepileptika eini-ge „goldene Regeln": Nicht mehr, nicht weniger Antiepileptika und nicht anders einnehmen als ver-schrieben. Man läßt sich am besten Menge und Ein-

nahmezeiten vom Arzt aufschreiben und überträgt
sie in den Anfallskalender. Ein Tagesdispenser, der
abends mit den Tabletten für den nächsten Tag
aufgefüllt wird, erleichtert die Selbstkontrolle.
Manchen Patienten verhilft ein Wochendispenser
zur richtigen und regelmäßigen Einnahme, vor
allem dann, wenn sie Hilfe beim Tablettenstellen
benötigen. Durch eine regelmäßige Einnahme wird
schließlich erreicht, daß die Serumkonzentration
im Blut nahezu konstant ist; nur so kann das Antiepileptikum optimal wirken.

Tagesdispenser

Wochendispenser

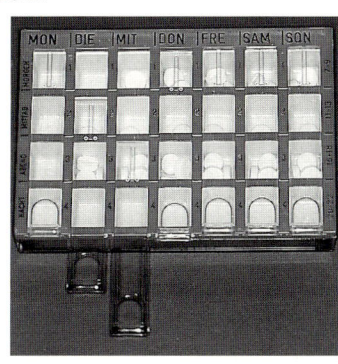

Abb. 19. Weitere Erinnerungshilfen zur regelmäßigen Tabletteneinnahme: für jeden Wo-
chentag sowie morgens, mittags, abends und zur Nacht
(Wochendispenser).

Wichtig ist auch, immer für genügend Vorrat an
Tabletten zu sorgen, vor allem vor Reisen, da nicht
in jedem Land alle Tabletten zu bekommen sind.
Bei Flugreisen die Tabletten immer ins Hand-
gepäck geben, falls das verladene Gepäck ein Irr-
läufer wird; sicherheitshalber noch ein Rezept mit-
nehmen. Einmal vergessene Tabletten können in
der Regel nachträglich eingenommen werden; bei
Unsicherheit den behandelnden Arzt anrufen.
Niemals die Tabletten plötzlich eigenmächtig absetzen. Das könnte die Anfallssituation dramatisch
verschlechtern bis hin zu einem Status epilepticus.
Denn zum einen besteht die Gefahr, daß Entzugsanfälle auftreten, das heißt, das Gehirn reagiert
quasi „verärgert" über das plötzliche Weglassen der
Antiepileptika mit vermehrten Anfällen; zum anderen kann es durch den wegfallenden antiepileptischen Schutz zu einer Verschlechterung der Epilepsie kommen.
Nie Tabletten anderer Epilepsiepatienten einnehmen; dafür gibt es einfach zu viele verschiedene
Antiepileptika in zu unterschiedlichen Dosierun-

Entzugsanfälle

gen, und schon kleine Abweichungen können riskant sein.

Zurückliegende unregelmäßige Tabletteneinnahme mit dem Arzt offen besprechen; er zieht sonst womöglich aus der Serumkonzentration falsche Schlüsse für die Dosierung.

Antiepileptika, wie überhaupt alle Medikamente, nie offen herumstehen lassen; Kinder sind neugierig und probieren gern neue „Bonbons".

echte
Pharmakoresistenz

Lassen sich keine diagnostischen und/oder therapeutischen Fehler feststellen oder bringt deren Korrektur auch keine Anfallsfreiheit mit sich, muß das Vorliegen einer echten Pharmakoresistenz angenommen werden.

Wie weiter? Ist es gelungen, daß der Patient anfallsfrei wurde, stellen sich die Fragen: Muß er immer Tabletten einnehmen? Wann können die Tabletten reduziert oder abgesetzt werden? Bleiben die epileptischen Anfälle dann für immer verschwunden oder können sie wieder auftreten? – Ist der Patient aber trotz aller Therapieversuche nicht anfallsfrei, besteht offenbar eine Pharmakoresistenz. Welche weiteren therapeutischen Möglichkeiten gibt es?

Kann trotz angemessener medikamentöser Behandlung mit mindestens drei ausdosierten Antiepileptika der ersten und/oder zweiten Wahl in Monotherapie und in einer Kombinationstherapie keine Anfallsfreiheit erreicht werden, liegt eine Epilepsie mit pharmakoresistenten Anfällen vor. Es muß unterschieden werden zwischen scheinbarer und echter Pharmakoresistenz. Mit einer scheinbaren Pharmakoresistenz hat man es zu tun, wenn aufgrund diagnostischer und/oder therapeutischer Fehler keine Anfallsfreiheit erreicht wird. Lassen sich jedoch diese Fehler nicht feststellen oder bringt deren Korrektur auch keine Anfallsfreiheit mit sich, liegt eine echte Pharmakoresistenz vor.

Pharmakoresistenz – wie weiter?

Trotz aller Fortschritte in der modernen Pharmakotherapie werden etwa 20 bis 30 Prozent der Epilepsiepatienten nicht anfallsfrei, da ihre Epilepsie bezüglich der verfügbaren Antiepileptika pharmakoresistent ist. Die Anzahl schwankt nach der Art der Epilepsie oder der epileptischen Anfälle. Patienten mit symptomatischen generalisierten Epilepsien sind am ehesten von Pharmakoresistenz betroffen. Bei Patienten mit idiopathischen generalisierten oder idiopathischen fokalen Epilepsien tritt sie hingegen selten auf.

Es gibt verschiedene Möglichkeiten, wie die Behandlung fortgesetzt werden kann: Epilepsiechirurgie, neue Antiepileptika, Monotherapie mit dem bei dem Patienten am effektivsten und von ihm am besten vertragenen Antiepileptikum. Die Entscheidung, welcher weitere Behandlungsweg eingeschlagen wird, muß wiederum im Einvernehmen zwischen dem Arzt und dem Patienten und möglichst auch mit seinen Angehörigen getroffen werden. Hierbei müssen die Diagnose, der zurückliegende Krankheitsverlauf und sämtliche vorliegenden Untersuchungsbefunde berücksichtigt werden.

Epilepsiechirurgie

Vor allem bei Patienten mit fokalen Anfällen können manchmal als Epilepsieursache Veränderungen am Gehirn nachgewiesen werden, die neurochirurgisch unmittelbar angehbar sind, zum Beispiel Hirntumoren und -blutungen. In diesen Fällen stellen die fokalen Anfälle in der Regel nicht das einzige Symptom der Grunderkrankung des Gehirns dar; häufig treten noch weitere neurologische Ausfälle hinzu, zum Beispiel Lähmungen. Oft gehen jedoch die epileptischen Anfälle den anderen neurologischen Defiziten um Wochen bis Monate voraus. Bei einem Patienten mit Hirntumor ist dessen operative Entfernung in der Regel die Therapie der Wahl.

Findet bei einem Patienten mit Hirntumor, der unter anderem zu Anfällen führt, eine operative Therapie zunächst mit dem ausschließlichen Ziel statt, den Tumor als eine Läsion des Hirngewebes zu entfernen, so spricht man von einem läsionchirurgischen Eingriff. Ist hingegen die Epilepsie der Grund für eine Operation, geht es um einen epilepsiechirurgischen Eingriff. Unter Epilepsiechirurgie versteht man die operative Entfernung von Hirngewebe mit dem Ziel der Anfallskontrolle,

läsionschirurgischer Eingriff

epilepsiechirurgischer Eingriff

entweder ausschließlich oder zusätzlich zur Entfernung einer Läsion. Ziel ist in jedem Fall die Anfallsfreiheit oder eine deutliche Besserung der Anfallsfrequenz und/oder der Anfallsintensität.

Fokale Anfälle gehen als abnorme Entladungen von einem mehr oder weniger begrenzten Areal des Gehirns, einem Fokus, aus. Mit einem epilepsiechirurgischen Eingriff soll dieser epileptogene Fokus entfernt oder sein Ausmaß doch so weit vermindert werden, daß er keine Anfälle auslöst. Anders gesagt: Liegt eine Läsion des Hirngewebes vor (Tumor, Blutung etc.), ist der epilepsiechirurgische Eingriff ein erweiterter läsionchirurgischer Eingriff, da neben der Läsion der epileptogene Fokus entfernt wird. Dieser muß zuvor im Rahmen der prächirurgischen Epilepsiediagnostik, die im folgenden erläutert wird, aufgefunden werden.

epileptogener Fokus

„Mit dem Skalpell gegen die Epilepsie" betitelte die Frankfurter Allgemeine Zeitung vom 6. April 1993 einen Artikel über Epilepsiechirurgie. Die operative Therapie ist sicherlich für einen Teil der pharmakoresistenten Epilepsiepatienten erfolgversprechend. Im Vergleich zu der Gesamtzahl der Epilepsiepatienten ist die Zahl der Fälle, in denen ein epilepsiechirurgischer Eingriff in Frage kommt, jedoch klein. Etwa 800 000 Menschen sind zum Beispiel in Deutschland an einer Epilepsie erkrankt. Mindestens 20 Prozent davon haben eine pharmakoresistente Epilepsie, und von diesen erfüllen wiederum nur zehn Prozent die Voraussetzungen für einen epilepsiechirurgischen Eingriff. Er kommt also in Deutschland für rund 16 000 Patienten in Betracht. Daraus ergeben sich zwei Forderungen: Es müssen genügend Zentren eingerichtet werden, an denen Epilepsiechirurgie durchgeführt werden kann. Und: Die Patienten, die zur weiteren prächirurgischen (vor der Operation notwendigen) Epilepsiediagnostik und sich eventuell anschließenden Operation überwiesen werden, müssen sorgfältig ausgesucht werden. Denn ganz entscheidend für den Erfolg des Eingriffs ist zum einen die Eignung des Patienten, zum anderen die genaue prächirurgische Diagnostik, die das optimale chirurgische Vorgehen sichert.

prächirurgische
Epilepsiediagnostik

Bei welchen Patienten kommt ein epilepsiechirurgischer Eingriff in Frage? Grundvoraussetzung ist die sorgfältig geprüfte Pharmakoresistenz. Sie ist gegeben, wenn trotz ausdosierter medikamentöser Behandlung mit mindestens drei Antiepileptika der ersten und/oder zweiten Wahl in Monotherapie sowie einer Kombinationstherapie keine Anfallsfreiheit erreicht werden konnte. Ist ein Patient jedoch nur auf Kosten unerträglicher Nebenwirkungen anfallsfrei, spricht dies nicht gegen einen epilepsiechirurgischen Eingriff.

Pharmakoresistenz ist jedoch keineswegs die einzige Bedingung. Da Epilepsiechirurgie den epileptogenen Fokus, der zuvor sicher lokalisiert sein muß, operativ ausschalten soll, eignen sich fast nur Patienten mit einer fokalen Epilepsie dafür.

Eine Ausnahme bilden Patienten, die bei ihrer multifokalen oder symptomatischen generalisierten Epilepsie (zum Beispiel bei einem Lennox-Gastaut-Syndrom) tonische Sturzanfälle entwickeln. Sie führen häufig zu Verletzungen und erweisen sich oft als ziemlich pharmakoresistent. Bei solchen Pa-

Randnotizen: Pharmakoresistenz — fokale Epilepsie — Sturzanfälle

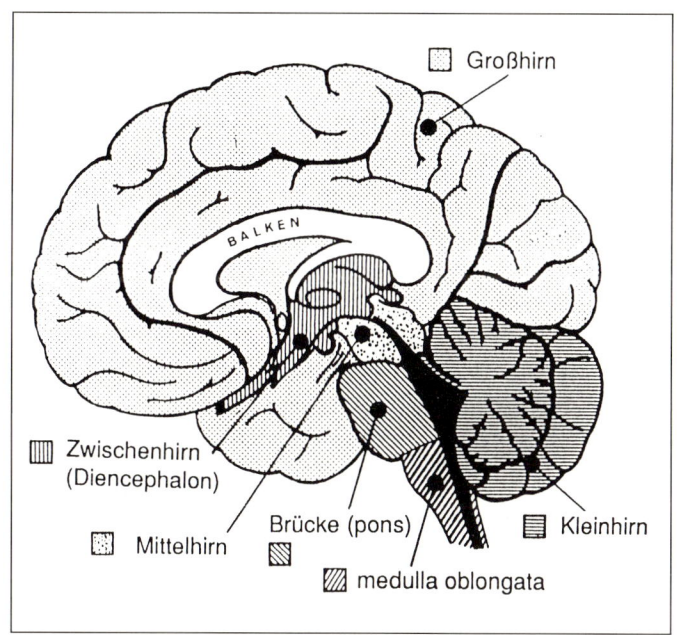

Abb. 20. *Schnitt durch das Gehirn entlang der Mittellinie. Es wird zwischen Großhirn, Zwischenhirn, Kleinhirn und dem Hirnstamm mit Mittelhirn, Brücke und verlängertem Mark (medulla oblongata) unterschieden. Der Balken (Corpus callosum) verbindet die Nervenzellen der beiden Großhirnhälften miteinander.**

tienten bleibt dann als letzte Möglichkeit eine krankheitsmildernde (palliative) operative Maßnahme in Form einer Teildurchtrennung des Balkens (partielle Kallosotomie).

partielle Kallosotomie

Der Balken liegt zwischen den beiden Großhirnhälften. Durch ihn verlaufen viele Nervenfasern von der einen Hirnhälfte zur anderen. Die Teildurchtrennung des Balkens unterbricht viele Leitungsbahnen, so daß sich die epileptischen Entladungen nicht mehr ungehindert von einer Hirnhälfte auf die andere ausbreiten können. Die Patienten sind nach dieser Operation in der Regel nicht anfallsfrei, häufig können jedoch die Sturzanfälle vermindert und gemildert werden; die Patienten fallen dann nicht mehr steif um, sondern sinken langsam in sich zusammen.

Welche Vorauswahlkriterien für die Epilepsiechirurgie müssen neben der Pharmakoresistenz noch erfüllt sein?

Anfallsursprung

Der Anfallsursprung muß immer an der gleichen Stelle liegen, das heißt, die Anfälle gehen immer nur von demselben Ort aus. Dafür spricht klinisch, wenn der Patient stets denselben Anfallsbeginn hat, zum Beispiel immer dieselbe

Aura

Aura. Untermauert wird dies noch, wenn in wiederholt abgeleiteten interiktalen Oberflächen-EEG die epileptischen Entladungen konstant über dem gleichen Areal abgeleitet werden und in einem iktalen EEG der Anfallsbeginn in diesem Areal lokalisiert werden kann.

Doch: Verschiedene Arten von fokalen Anfällen mit klinisch und im Oberflächen-EEG unterschiedlichem Ablauf scheiden nicht von vornherein für eine operative Behandlung aus. Liegt nach Anfallsablauf, EEG und neuroradiologischen Zusatzuntersuchungen der Anfallsursprung allerdings im sen-

sensomotorischer Kortex

somotorischen Kortex, das heißt also in den Anteilen der Hirnrinde, die den Körper motorisch und sensibel versorgen (s. Abbildung 4 s. S. 24), oder in den Spracharealen, dann kommt ein epilepsiechirurgischer Eingriff nicht in Frage. Wegen der Lage des Anfallsursprungs drohen postoperativ sonst Lähmungen, Gefühlsstörungen oder Sprachstörungen.

„Schwere" der Epilepsie

Entscheidend für chirurgische Maßnahmen ist auch die „Schwere" der jeweiligen Epilepsie. Sie läßt sich nicht in Zahlen fassen, wie zum Beispiel in

Anfallsfrequenz, sondern nur individuell. Für einen Patienten, der eine sehr verantwortungsvolle berufliche Tätigkeit ausübt, können selbst zwei oder drei Anfälle im Jahr mit vorübergehender Bewußtseinsstörung eine enorme Beeinträchtigung bedeuten, die er nicht tolerieren möchte. Auch ein hohes Verletzungsrisiko wird manchen Patienten trotz nur weniger Anfälle die Operation wünschen lassen.

Verletzungsrisiko

Der Patient muß zudem ausreichend motiviert und kooperationsfähig sein. Die prächirurgische Diagnostik, die Operation selbst und die postoperative Phase verlangen viel Geduld, Durchhalte- und Kooperationsvermögen. Einfach gesagt: Der Patient muß die Operation wirklich wollen und in der Lage sein, an den notwendigen Untersuchungs- und Behandlungsschritten aktiv mitzuwirken.

Motivation des Patienten

Der physische und psychische Gesundheitszustand des Patienten muß stabil sein. Eine schwere psychiatrische Erkrankung spricht in der Regel gegen die Durchführung eines epilepsiechirurgischen Eingriffes. Ein ausführlicher psychischer Befund sollte vorliegen, der auch die psychische Belastbarkeit des Patienten mit berücksichtigt. Auch starke geistige Behinderung spricht gewöhnlich gegen epilepsiechirurgische Maßnahmen. Manchmal werden allerdings gerade bei geistig behinderten Kindern Ausnahmen gemacht, da sie bei Erfolg aufgrund ihrer gebesserten Anfallssituation leichter in die Familie oder in eine betreuende Einrichtung eingegliedert werden können.

Gesundheitszustand des Patienten

Auffälligkeiten im neurologischen Befund, verminderte Intelligenz, geringe psychische Belastbarkeit, psychiatrische Erkrankungen und sehr lange Dauer der Epilepsie sind keine günstigen Vorzeichen für den Erfolg der Epilepsiechirurgie. Auch deswegen sollte mit der Behandlung einer Epilepsie möglichst schnell begonnen und eine konsequente Pharmakotherapie zwar nicht gehetzt, jedoch zügig durchgeführt werden. Bei Patienten, die sich dann als pharmakoresistent erweisen, verliert man so keine Zeit.

konsequente Pharmakotherapie

Bereits vor einer in Frage kommenden Operation sollten schon sowohl die berufliche und soziale Situation des Patienten als auch eine postoperativ eventuell notwendige berufliche Rehabilitation

Anfallsfreiheit

**Anschluß-
heilbehandlung**

**Lage des
epileptogenen Fokus**

**Schläfenlappen
Stirnlappen**

**prächirurgische
Diagnostik**

überdacht werden. Ungünstig für die Prognose ist, wenn der Patient sozial nicht fest eingebunden ist. Ohne die Hilfe von Angehörigen oder Freunden, die hinter der Entscheidung für einen operativen Eingriff stehen, wird er es schwer haben. Auch brauchen viele Patienten von ihrer Familie und ihnen nahestehenden Menschen Hilfe, wenn sie durch eine Operation und/oder Pharmakotherapie anfallsfrei geworden sind. Diese Aussage verblüfft wahrscheinlich zunächst, doch die klinische Erfahrung zeigt, daß etliche Patienten, die sich über Jahre an ein Leben mit Anfällen gewöhnt hatten, den Umgang mit deren Ausbleiben erst wieder lernen mußten. Hier benötigt der Patient die einfühlsame Unterstützung durch sein soziales Umfeld, häufig sind auch rehabilitative Maßnahmen notwendig. Hierfür stehen auch die Anschlußheilbehandlungen (AHB) in neurologischen Rehabilitationskliniken oder -abteilungen zur Verfügung. Generell sollte die Aufnahme dort spätestens fünf Wochen nach Entlassung aus der akut-stationären Behandlung oder direkt anschließend erfolgen. Kostenträger sind in Deutschland zum Beispiel entweder die Landesversicherungsanstalten (LVA), die Bundesversicherungsanstalt für Angestellte (BfA) oder die gesetzlichen Krankenkassen.

Prognostisch günstig für einen epilepsiechirurgischen Eingriff ist, wenn der Patient nur einen Anfallstyp hat. Die Prognose wird zudem ganz wesentlich von der Lage des epileptogenen Fokus bestimmt. Die Erfolgschancen eines operativen Eingriffes sind zum Beispiel wesentlich günstiger, wenn der epileptogene Fokus im Schläfenlappen und nicht im Stirnlappen liegt. Auch innerhalb des Schläfenlappens kann er mehr oder weniger günstig liegen.

Bei insgesamt günstigen Voraussetzungen folgt die prächirurgische Diagnostik in einem Zentrum für Epilepsiechirurgie. Sie führt nach weiteren Untersuchungen zur Entscheidung, ob ein Patient operiert werden kann, und wenn ja, welches die für ihn erfolgversprechendste Operationsmethode ist. Für diese wichtigen Entscheidungen steht in einem solchen Zentrum ein Team aus Neurologen, Neurochirurgen, Neuroradiologen, Psychologen und Sozialarbeitern zur Verfügung.

Die prächirurgische Diagnostik besteht im wesentlichen aus zwei Phasen: In der ersten nichtinvasiven Phase (Phase I), also ehe mit EEG-Ableitetechniken gearbeitet wird, bei denen Elektroden in die Schädelhöhle (intrakranielle Elektroden) eingeführt werden, geht es vor allem um die Aufzeichnung von Anfällen mit Video-EEG, damit man genügend iktale EEG-Befunde erhält. Dazu reduziert man meist die antiepileptische Medikation des Patienten, was nur unter ärztlicher Aufsicht und stationärer Überwachung durchgeführt werden darf. Ferner werden in dieser Phase sämtliche Befunde der neuroradiologischen und neuropsychologischen Untersuchungen zusammengetragen oder aktuell ergänzt. Ziel dieser Phase-I-Diagnostik ist die Ortung des vermutlichen Anfallsursprungs im Gehirn. Denn danach richten sich Art, Anzahl und Lokalisation der invasiven Elektroden, die in der zweiten Phase (invasive Phase) in die Schädelhöhle (intrakranielle Elektroden) sehr nahe an das Gehirn heran oder sogar in das Gehirn hinein gelegt werden.

nichtinvasive Phase

iktales EEG

Phase-I-Diagnostik

Am Ende von Phase I können unterschiedliche Ergebnisse stehen:

– Es stellt sich heraus, daß der Patient nicht operabel ist, da seine Anfälle entweder mehrere Anfallsursprünge haben oder von einem Teil des Gehirns ausgehen, der nicht ohne bleibende Folgeschäden für den Patienten operiert werden kann. Dies wird jedoch bei genauem Beachten der Vorauswahlkriterien nur bei einer sehr kleinen Gruppe von Patienten der Fall sein.

– Sämtliche Untersuchungsbefunde stimmen so gut überein, daß der Anfallsursprung sich aus ihnen schon sicher ergibt und eine weitere invasive Diagnostik nicht notwendig ist. Dies ist bislang mit den heutigen Untersuchungsmethoden nur bei einer kleinen Anzahl von Patienten möglich. Aussagefähigere, nichtinvasive Untersuchungsmethoden zur Lokalisation des Anfallsursprungs zu entwickeln, ist für die Zukunft eine große Herausforderung, an der schon jetzt intensiv gearbeitet wird.

– Der weitaus größte Teil der Patienten wird sich der Phase-II-Diagnostik unterziehen müssen. Hierbei werden dem Patienten intrakranielle EEG-Elektroden (in die Schädelhöhle einge-

Phase-II-Diagnostik

intrakranielle Elektroden

führte Elektroden) gelegt, mit denen der Patient dann über mehrere Tage unter Videoüberwachung abgeleitet wird. Diese Elektroden werden meistens von einem Neurochirurgen während einer Operation, deren Ausmaß von der Art der Elektroden abhängt, gelegt. Ziel dieser recht aufwendigen EEG-Ableitung ist die genaue Lokalisation von Anfallsursprung und -ausbreitung durch Erfassung typischer Anfälle. Es gibt hierfür ganz verschiedene Elektroden (zum Beispiel Tiefenelektroden, subdurale Elektroden, Foramen-ovale-Elektroden). Die Auswahl wird vor allem durch die Art der epileptischen Anfälle bestimmt. Bei diesen Untersuchungen können

Komplikationen natürlich auch einmal Komplikationen auftreten. Hier sind vor allem Blutungen und Infektionen zu nennen, die abhängig von der Methode bei ein bis vier Prozent der Patienten möglich sind.

Am Ende der Phase-II-Diagnostik fällt dann die Entscheidung, ob für die weitere Behandlung der Epilepsie des Patienten ein epilepsiechirurgischer Eingriff in Frage kommt. Ziel aller Operationsverfahren ist die Entfernung des epileptogenen Fokus. Dies gelingt dann, wenn der Fokus im Rahmen der prächirurgischen Diagnostik eindeutig zu lokalisieren war und sich an einer Stelle im Gehirn befindet, an der er mit geringem Risiko entfernt werden kann. Ergab die prächirurgische Diagnostik hingegen den Nachweis mehrerer epileptogener Fokusse oder eines aufgrund seiner Lage nicht ganz entfernbaren Fokusses, so ist die Operation meistens abzulehnen, außer es liegt einer der seltenen Fälle vor, bei denen man sich für eine palliative operative Therapie entscheiden kann, in der versucht wird, den Hauptfokus bzw. den Hauptanteil des epileptogenen Fokus zu entfernen.

Lage des epileptogenen Fokus Welches Verfahren angewandt wird, wie der operative Zugang gewählt und wieviel Hirngewebe entfernt wird, hängt vor allem von der Lokalisation des epileptogenen Fokus ab. Sitzt er günstig im mittleren Anteil des Schläfenlappens, werden etwa zwei Drittel aller dort operierten Patienten anfallsfrei. Bei Lokalisation im lateralen Schläfenlappen oder außerhalb des Schläfenlappens erreicht man das nur bei gut einem Drittel der Patienten, die

Hälfte der Patienten zeigt eine deutliche Anfallsreduktion.

Der Patient sollte schon vor der Operation darauf vorbereitet werden, daß eine postoperative Weiterbehandlung notwendig ist. Er muß nach der Operation, auch wenn er anfallsfrei ist, zunächst noch medikamentös weiterbehandelt werden, wobei sämtliche zuvor beschriebenen Regeln der optimalen Pharmakotherapie gelten. Auch eine psychosoziale Betreuung darf nicht abgebrochen werden, denn durch eine erfolgreiche Operation sind ja nicht alle psychischen und sozialen Probleme gleich „mit entfernt" worden.

postoperative Weiterbehandlung

Neue Antiepileptika

Einige Patienten mit bislang pharmakoresistenter Epilepsie, bei denen eine operative Behandlung nicht in Frage kommt, erfahren durch die Einnahme neuer, noch nicht zugelassener Antiepileptika eine deutliche Besserung ihrer Anfälle. Die Entwicklung neuer Antiepileptika wurde bereits beschrieben (s. S. 79). Solche neuen Medikamente dürfen von einer bestimmten Entwicklungsstufe an, vor allem wenn ausreichend Daten bezüglich der Verträglichkeit vorliegen, im Rahmen von Therapiestudien unter einer engmaschigen medizinischen Betreuung verabreicht werden, manchmal schon Jahre vor der Zulassung des Präparates. Wer daran interessiert ist, muß sich an ein entsprechendes Zentrum überweisen lassen, an dem solche durch eine Ethikkommission geprüften Therapiestudien durchgeführt werden. In der Regel werden diese Studien an Kliniken mit speziellen Epilepsieabteilungen erarbeitet, die auch Epilepsieambulanzen haben. Vereinzelt beteiligen sich auch niedergelassene Neurologen in Zusammenarbeit mit solchen Epilepsieabteilungen an Therapiestudien. Die Vorteile und Risiken für einen Patienten, an einer solchen Studie teilzunehmen, wurden bereits erläutert (s. S. 81).

Meist kann die Behandlung mit einem neuen Antiepileptikum, das zusätzlich zur bisherigen antiepileptischen Medikation gegeben wird, ambulant erfolgen. Der Wunsch des Patienten nach Teil-

Therapiestudien

Studienprotokoll

nahme an einer Therapiestudie reicht allein allerdings nicht aus. Er muß außerdem sämtliche Ein- und Ausschlußkriterien des Studienprotokolls erfüllen. Hierbei finden das Alter, die Art und die Häufigkeit der epileptischen Anfälle, eventuelle weitere von der Epilepsie unabhängige Krankheiten, die Einnahme von anderen Medikamenten usw. Beachtung. Ferner muß der Patient bereit sein, sich strikt an das Studienprotokoll zu halten; er muß zum Beispiel regelmäßig zu den Arztterminen kommen, die verschriebene Medikamentendosis exakt einnehmen, einen Anfallskalender führen – also sich so verhalten, wie es eine optimale Pharmakotherapie erfordert.

In Deutschland, Österreich und der Schweiz befinden sich zur Zeit unter anderem folgende Antiepileptika in der klinischen Prüfung: Losigamon, Tiagabin, Topiramat und Zonisamid.

Monotherapieversuch

„Erst klotzen, dann kleckern" – eine ungewöhnliche Behandlungsstrategie, die einer weiteren Erklärung bedarf. Ist bei einem pharmakoresistenten Patienten die operative Therapie seiner Epilepsie nicht möglich und möchte oder kann der Patient nicht an einer Therapiestudie mit neuen Antiepileptika teilnehmen, bleibt eine weitere Möglichkeit: Es sollte nochmals die gesamte Krankengeschichte anhand von Krankenakten, Arztbriefen und – soweit vorhanden – persönlichen Aufzeichnungen durchgegangen werden mit dem Ziel, das Medikament herauszufinden, das bislang die geringsten Nebenwirkungen bei relativ bester Wirkung mit sich brachte. Die weitere medikamentöse Behandlung eines solchen Patienten besteht dann darin, zu versuchen, seine Therapie schrittweise auf dieses Medikament in Monotherapie umzustellen. Als Dosis ist die Menge zu wählen, unter der der Patient bei einem Minimum an Nebenwirkungen die beste Anfallskontrolle erfährt.

Monotherapie

Klinische Untersuchungen zeigen, daß eine solche allmähliche Reduktion der Antiepileptika auf eine individuell niedrig dosierte Monotherapie in ungefähr 80 Prozent der Fälle möglich ist, ohne daß die Anfälle zunehmen. Im Gegenteil: Neben einer deutlichen Abnahme der Nebenwirkungen erlebten einige Patienten sogar eine Verminderung der Anfallsfrequenz. Ziel ist es also, daß Patienten mit nachgewiesener Pharmakoresistenz nicht noch über Jahre eine hochdosierte Antiepileptikatherapie erhalten. Voraussetzung für dieses Vorgehen ist jedoch, daß der Patient damit einverstanden ist. Wie schon erwähnt, gelingen Therapieumstellungen umso besser, je mehr der Patient dahintersteht. Außerdem darf nichts erzwungen werden. Verschlechtert sich die Anfallssituation des Patienten unter Reduktion der Antiepileptika, muß die Behandlungsstrategie wieder geändert werden. Daher darf eine derartige Reduktion der antiepileptischen Medikation nur unter engmaschiger ärztlicher Kontrolle und niemals eigenmächtig vom Patienten allein versucht werden.

Das anfangs zitierte „erst klotzen, dann kleckern" faßt also vereinfachend die Vorgehensweise einer optimalen Pharmakotherapie zusammen: Zu Beginn der medikamentösen Behandlung werden – wie ausführlich erklärt – die Antiepileptika in Monotherapie bzw. Kombinationstherapie hochausdosiert, um Anfallsfreiheit zu erreichen. Erweist sich die Epilepsie des Patienten jedoch als pharmakoresistent, wird er künftig mit dem Medikament in Monotherapie behandelt, das sich bislang bei ihm als am besten verträglich und am wirksamsten zeigte. Dabei wird das Medikament in Abhängigkeit zur Anfallsfrequenz so niedrig wie möglich dosiert. Eine solche Verfahrensweise hilft neben der deutlichen Reduktion von dosisabhängigen Nebenwirkungen auch, Langzeitschäden der Antiepileptikatherapie zu vermeiden.

optimale Pharmakotherapie

Langzeitschäden der Antiepileptika

Eine solche Rückkehr zu einem schon anfänglich verwendeten Medikament sollte der Patient dem Arzt nicht als ein Aufgeben im gemeinsamen Bemühen um eine erfolgreiche Behandlung der Erkrankung auslegen. Der Arzt versucht ja lediglich, die im Augenblick beste Therapiesituation für den noch nicht anfallsfreien Patienten zu schaffen, nämlich bei geringstmöglichen Nebenwirkungen eine größtmögliche Zahl von Anfällen zu verhindern. Außerdem wird der Arzt die weitere Entwicklung der Epilepsietherapie im Auge behalten, damit er jede neue Chance erkennt und dem Patienten neue Wege der Behandlung vorschlagen kann. Die Hoffnung braucht niemand zu verlieren, denn die Forschung geht weiter. Selbstverständlich brauchen gerade Patienten, bei denen alle therapeutischen Bemühungen bislang noch nicht zur

Epilepsiechirurgie, neue Antiepileptika oder möglichst niedrige Dosis in einer Monotherapie sind therapeutische Möglichkeiten in der weiteren Behandlung von Patienten mit einer pharmakoresistenten Epilepsie.

Unter Epilepsiechirurgie versteht man die operative Entfernung von Hirngewebe mit dem Ziel der Anfallskontrolle, entweder ausschließlich oder zusätzlich mit Entfernung einer Läsion des Hirngewebes (zum Beispiel Tumor).

Neben der sorgfältig geprüften Pharmakoresistenz gibt es weitere Vorauswahlkriterien für einen epilepsiechirurgischen Eingriff: Ein einzelner epileptogener Fokus ist sehr wahrscheinlich; der Patient ist durch seine Anfälle stark beeinträchtigt und bezüglich der Operation ausreichend motiviert und kooperationsfähig; der physische und psychische Gesundheitszustand des Patienten spricht nicht gegen einen epilepsiechirurgischen Eingriff. Sind diese Voraussetzungen bei einem Patienten gegeben, wird die prächirurgische Diagnostik durchgeführt. Diese wird in zwei Phasen (nichtinvasive und invasive) unterteilt. Nach Durchführung der prächirurgischen Diagnostik fällt die Entscheidung für oder gegen einen epilepsiechirurgischen Eingriff. Welches operative Verfahren dann angewandt wird, hängt vor allem von der Lokalisation des epileptogenen Fokus ab. Postoperativ muß die medizinische und psychosoziale Behandlung des Patienten fortgesetzt werden.

Die Behandlung mit neuen Antiepileptika ist oft schon Jahre vor ihrer Zulassung im Rahmen von Therapiestudien möglich. Voraussetzung zur Teilnahme an diesen Therapiestudien ist neben der Motivation und Kooperationsfähigkeit des Patienten die Erfüllung des Studienprotokolls.

Für einen pharmakoresistenten Epilepsiepatienten, bei dem weder ein epilepsiechirurgischer Eingriff noch die Einnahme von neuen Antiepileptika in Betracht kommt, besteht die Möglichkeit eines Monotherapieversuchs mit dem bei ihm bislang am effektivsten und von ihm am besten vertragenen Antiepileptikums. Dadurch können neben der deutlichen Reduktion von dosisabhängigen Nebenwirkungen auch Langzeitschäden durch Antiepileptika vermieden werden.

Anfallsfreiheit geführt haben, psychosoziale Beratung und Betreuung. Welche Hilfen und Möglichkeiten es hierbei geben kann, wird in dem Kapitel „Soziale Aspekte" beschrieben.

Beendigung der antiepileptischen Behandlung

Über den Problemen bei Patienten mit Pharmakoresistenz darf nicht übersehen werden, daß eine weitaus größere Zahl von Epilepsiepatienten unter optimaler Pharmakotherapie oder nach einem epilepsiechirurgischen Eingriff mit anschließender Pharmakotherapie anfallsfrei werden. „Jetzt hatte ich schon so lange keinen Anfall mehr. Wie lange soll ich denn diese Tabletten noch einnehmen?" Eine immer wieder gestellte Frage in der Epilepsiesprechstunde, die jedoch nicht pauschal beantwortet werden kann. Patienten fragen häufig schon sehr bald so, doch therapeutisch stellt sich die Frage frühestens nach einer zwei- bis dreijährigen Anfallsfreiheit. Und selbst dann kann keine allgemeingültige Empfehlung gegeben werden.

Anfallsfreiheit

Die Entscheidung über eine mögliche Beendigung der Therapie muß für jeden Patienten einzeln, ganz individuell, mit ihm zusammen und unter Berücksichtigung verschiedenster Faktoren getroffen werden. Den Patienten interessiert natürlich am meisten, wie hoch das Risiko ist, wieder Anfälle (Rezidivanfälle) zu bekommen. Im Mittel besteht für alle Epilepsien ein Rezidivrisiko von ungefähr 40 Prozent. Umgekehrt gesagt: Etwa 60 Prozent aller anfallsfreien Patienten bleiben nach langsamem Absetzen der Antiepileptika anfallsfrei. In der Regel treten die Rezidivanfälle innerhalb des ersten Dreivierteljahres nach Absetzen der Tabletten auf. Kommt es unter oder nach dem Absetzen wieder zu epileptischen Anfällen, so muß erneut antiepileptisch behandelt werden. Die Therapie von Rezidivanfällen ist normalerweise einfach, da 80 Prozent der Patienten mit der früheren Medikation in gleicher Dosis wieder anfallsfrei werden. Bei den anderen Patienten muß allerdings erneut nach einer optimalen Pharmakotherapie gesucht werden.

Rezidivrisiko

Rezidivanfälle

Leider gibt es keine eindeutigen Faktoren zur sicheren Einschätzung des Rückfallrisikos bei Beendigung einer Pharmakotherapie. Das Risiko hängt unter anderem von der Anfallsart, dem EEG-Befund, der Länge der Anfallsfreiheit und der Dauer der Behandlung bis zur Anfallsfreiheit ab: So liegt das Rezidivrisiko für Patienten mit komplexen fokalen Anfällen, mit Impulsiv-Petit-mal oder mit Absencen und Aufwach-Grand mal deutlich höher (etwa 60 Prozent), ebenso für Patienten mit mehreren Anfallsarten. Gerade die Impulsiv-Petit-mal-Epilepsie, eine Epilepsie, die sich gewöhnlich gut therapieren läßt, zeigt: Eine gute Prognose bezüglich Anfallsfreiheit unter Therapie bringt noch nicht automatisch ein niedriges Rezidivrisiko nach Therapie mit sich. Auch liegt das Rezidivrisiko bei einer anfallsfreien Zeit von weniger als zwei Jahren deutlich höher. Deshalb sollte bei einer so kurzen Anfallsfreiheit noch nicht abgesetzt werden. Das Rezidivrisiko ist geringer, wenn das EEG sich unter antiepileptischer Medikation normalisiert hatte. Da ferner das Risiko für Rezidivanfälle in der Regel umso geringer ist, je schneller die Anfallsfreiheit erzielt werden konnte, ergibt sich hieraus nochmals ein Argument für rasches pharmakotherapeutisches Handeln beim Auftreten von epileptischen Anfällen. Interessanterweise zeigt die klinische Erfahrung bei Patienten, die sich gegen ein Absetzen der Medikamente sträuben, ein deutlich höheres Rezidivrisiko. Deshalb sollte sich kein Patient zum Absetzen der Medikation drängen lassen.

Von seiten des Patienten gibt es jedoch noch einen weiteren ganz entscheidenden Gesichtspunkt zu beachten: Ein Rezidiv ist nie mit Sicherheit auszuschließen; vor dem Entschluß zur Beendigung der Pharmakotherapie sollte sich daher jeder Patient kritisch fragen, was es für ihn in seiner jetzigen Lebenssituation bedeuten würde, erneut Anfälle zu bekommen. Der Patient prüfe deshalb, ob ihm auch klar ist, was neue Anfälle für ihn seelisch, körperlich, sozial bedeuten würden, ob er einen Rückfall „verkraften" würde.

Eine Reduzierung oder Beendigung der Medikation sollte nach Möglichkeit nicht vor oder unmittelbar nach einem Wechsel wesentlicher Lebensum-

Impulsiv-Petit-mal-Epilepsie

Lebenssituation

 stände vorgenommen werden, sondern erst, wenn der Patient sich in seiner neuen Situation wieder stabilisiert hat. So verbietet sich zum Beispiel eine derartige Therapieumstellung vor wichtigen Prüfungen, unmittelbar vor oder nach einem Berufswechsel oder im zeitlichen Zusammentreffen mit einem Umzug. Falls die Entscheidung für das Absetzen der Antiepileptika fällt, sollte dies langsam über Monate unter EEG-Kontrolle und ärztlicher Aufsicht geschehen. Bei zu schnellem Absetzen der Antiepileptika drohen zudem Entzugsanfälle bis hin zum Status epilepticus. Der Patient sollte auch nach dem Absetzen zunächst noch in ärztlicher Betreuung bleiben. Wichtig ist, daß der Patient während und nach dem Absetzen weiterhin anfallsauslösende Faktoren meidet.

EEG-Kontrolle

Entzugsanfälle,
Status epilepticus

anfallsauslösende
Faktoren

Für jeden anfallsfreien Patienten muß die Entscheidung, seine antiepileptische Therapie zu beenden, individuell getroffen werden. Es besteht ein durchschnittliches Rückfallrisiko von etwa 40 Prozent. Die tatsächliche Höhe hängt von verschiedenen Faktoren ab wie: Anfallsart, EEG-Befund, Länge der Anfallsfreiheit und der Dauer der Behandlung bis zur Anfallsfreiheit.

Da ein Rezidivanfall nie mit Sicherheit ausgeschlossen werden kann, muß sich der Patient vor dem Absetzversuch kritisch fragen, was ein erneuter Anfall für ihn in seiner aktuellen Lebenssituation bedeuten würde.

Das Absetzen der Antiepileptika sollte immer langsam und unter ärztlicher Aufsicht erfolgen.

Wegen Epilepsie ins Krankenhaus – die richtige Adresse?

Diese Frage war auf dem Titelblatt einer Nummer der Zeitschrift „einfälle" zu lesen. „einfälle" ist die Zeitschrift der Selbsthilfegruppen in Deutschland für und von Anfallkranken. Sie erscheint vierteljährlich und kann über die Redaktion direkt bezogen werden (s. Adressenverzeichnis im Anhang).

Da bestimmte diagnostische und therapeutische Fragen nur in Dauerbeobachtung geklärt werden können, müssen Patienten wegen ihrer Epilepsie ab und an zu einer stationären Behandlung ins Kran-

Krankenhaus-
behandlung

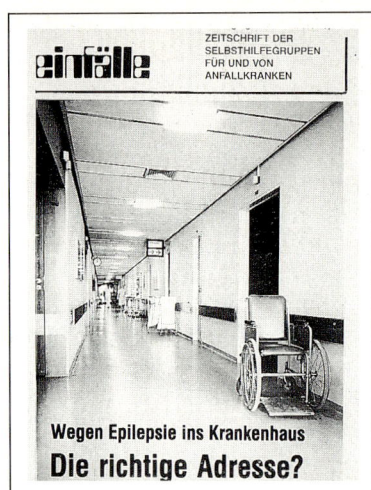

Abb. 21. *Titel einer Nummer der Zeitschrift „einfälle" der Selbsthilfegruppen für und von Anfallkranken.*

kenhaus. Das ist zum Beispiel dann notwendig, wenn die Diagnostik, die Ursachenklärung und/ oder die Behandlung Untersuchungs- und Behandlungsmethoden erfordert, die nur oder schonender für den Patienten unter stationären Bedingungen durchführbar sind. Dazu gehören etwa Liquorpunktionen bei Verdacht auf eine ursächliche Entzündung des Hirngewebes oder häufige Blutuntersuchungen bei Verdacht auf Vorliegen einer Stoffwechselstörung als Ursache epileptischer Anfälle.

Ferner werden Patienten aufgenommen, wenn zum Beispiel EEG-Ableitungen während der Nacht (Nachtschlaf-EEG) oder nach Schlafentzug (Schlafentzugs-EEG) zur weiteren Diagnostik notwendig sind. Auch eine längere Untersuchung zur Anfallsaufzeichnung mit einem Video-EEG ist unter stationären Bedingungen effektiver durchzuführen. Zudem können schwierigere Medikamentenumstellungen eine stationäre Aufnahme geraten erscheinen lassen. Die aufwendige prächirurgische Diagnostik vor einem eventuellen epilepsiechirurgischen Eingriff schließlich ist nur stationär zu leisten. Trotz dieser zahlreichen Beispiele benötigen sehr viele Patienten nie stationäre Behandlung.

Wie sieht die ambulante und stationäre medizinische Versorgung von Epilepsiepatienten z. B. in Deutschland aus? Die Betreuung der Patienten übernehmen nach Angaben des Berichts des Epi-

Liquorpunktion

Nachtschlaf-EEG
Schlafentzugs-EEG

Video-EEG

Medikamenten-
umstellung

prächirurgische
Diagnostik

lepsie-Kuratoriums von 1985 fünf verschiedene Einrichtungen: niedergelassene Ärzte (Allgemeinmediziner, Neurologen, Nervenärzte und Kinderärzte), neurologische und neuropädiatrische Abteilungen, Epilepsieambulanzen, Epilepsieabteilungen und Epilepsiezentren. Die besten Behandlungsergebnisse für Epilepsiepatienten werden erreicht, wenn diese verschiedenen Einrichtungen regional und überregional gut zusammenarbeiten. Alarmierend ist, daß die Statistiken der Aufnahmestationen großer Krankenhäuser, in die die Patienten nach epileptischen Anfällen eingeliefert werden, zeigen, daß viele Epilepsiepatienten nicht in regelmäßiger Behandlung stehen.

Für die ambulante Versorgung stehen also niedergelassene Ärzte und Epilepsieambulanzen zur Verfügung. Meistens ist der niedergelassene Arzt – ein Neurologe, ein Nervenarzt, ein Pädiater oder ein an der Epileptologie interessierter Hausarzt – die zunächst zuständige medizinische Adresse. Epilepsieambulanzen sind regionale Spezialeinrichtungen, die neurologischen, pädiatrischen und psychiatrischen Kliniken angeschlossen sind, in denen neben Ärzten in der Regel auch Psychologen und Sozialarbeiter arbeiten. Diesen Epilepsieambulanzen kommen verschiedene Aufgaben zu: Sie können aufgrund ihrer speziellen diagnostischen Ausstattung und ihrer personellen Ausstattung niedergelassene Ärzte bei erstmals diagnostizierten Epilepsien in der Diagnosesicherung, Therapieeinleitung und frühzeitigen psychosozialen Beratung des Patienten unterstützen. In der Regel wird der Patient dann von der Epilepsieambulanz mit einem ausführlichen Bericht und Behandlungsvorschlag an den Hausarzt, Neurologen oder Kinderarzt zur weiteren Betreuung zurücküberwiesen.

Nach Erhebungen der amerikanischen Epilepsiekommission beträgt die Zahl der Epilepsiepatienten, die schwer behandelbar sind – das heißt, sie weisen besondere Behandlungs- und/oder Sozialprobleme auf – ungefähr 3,6/1000 Einwohner; für Deutschland wäre dies eine Zahl von etwa 280 000 Patienten. Besonders für die Diagnostik, Behandlung, psychosoziale und psychologische Betreuung dieser Patienten sollen die Epilepsieambulanzen da

ambulante Versorgung

Epilepsieambulanzen

schwer behandelbare Epilepsiepatienten

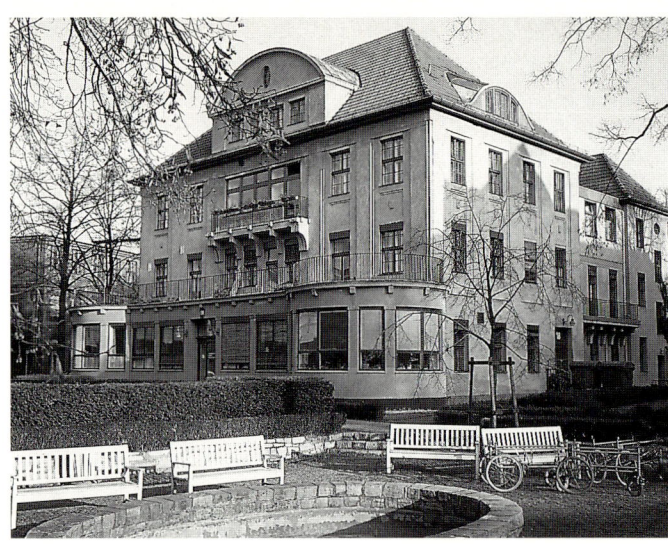

Abb. 22. *Haus 18 – die ehemalige Neurologische Klinik mit Epilepsieabteilung des Universitätsklinikums Rudolf Virchow in Berlin-Charlottenburg/Westend von 1973–1993.**

sein. Ferner sollen sie epileptologische Fortbildungen für niedergelassene Ärzte und alle mit der Rehabilitation von Epilepsiepatienten befaßten Personen durchführen.

stationäre Versorgung

Für die stationäre Behandlung von Epilepsiepatienten stehen je nach Fragestellung und Schweregrad der Erkrankung neurologische und neuropädiatrische Abteilungen, Epilepsieabteilungen und Epilepsiezentren zur Verfügung.

Epilepsieabteilung

Epilepsieabteilungen sind überregionale Schwerpunkte zur ambulanten und stationären Diagnostik und Behandlung. Sie bestehen aus einer Epilepsieambulanz und einer Bettenabteilung. Meist sind sie als selbständige klinische Spezialeinrichtungen besonders für Diagnostik und/oder therapeutisch schwierigere Patienten in einer neurologischen oder pädiatrischen Klinik eingegliedert. Neben der medizinischen Betreuung bieten diese Abteilungen

sozialrehabilitative Maßnahmen

auch sozialrehabilitative Maßnahmen an. Darunter versteht man im Kinder- und Jugendlichenbereich Einrichtungen zum Unterricht und zur Schul- und Erziehungsberatung, im Erwachsenenbereich Möglichkeiten zur Beschäftigungstherapie und zur praktischen Arbeitserprobung. Zudem überneh-

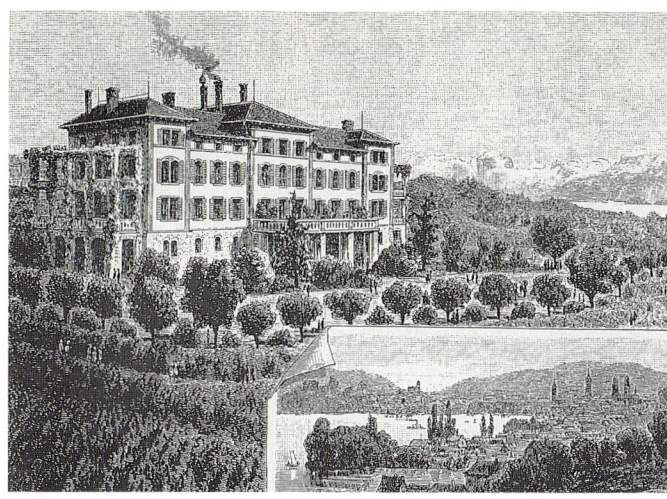

Abb. 23. *Die Schweizerische Anstalt für Epileptische (heute: Schweizerische Epilepsie-Klinik) im Jahr 1886 mit Blick auf den See und die Stadt Zürich.**

men diese Abteilungen auch Aufgaben in Epilepsieforschung und -lehre. Hierbei geht es um die Ausbildung von Studenten, die Weiterbildung von Ärzten und die Fortbildung anderer Personen, die mit Epilepsiepatienten beruflich zu tun haben.

Epilepsiezentren sind ebenfalls überregionale Einrichtungen. Sie bestehen aus einer Epilepsieabteilung, einem Rehabilitationsbereich und einem Langzeitbereich. Die meisten dieser Zentren wurden in der zweiten Hälfte des vorigen Jahrhunderts als „Anstalten" gegründet. Früher hieß zum Beispiel die heutige „Schweizerische Epilepsie Klinik" „Schweizerische Anstalt für Epileptische".

Damals waren Bromsalze die einzigen Mittel zur medikamentösen Behandlung von epileptischen Anfällen. Somit war die Medizin in jener Zeit der Krankheit Epilepsie gegenüber noch ziemlich machtlos. Von daher ist es verständlich, daß diese Einrichtungen vornehmlich „Bewahranstalten" für Menschen mit Epilepsie waren.

Mit dem Fortschritt in Diagnostik und Therapie von Epilepsien und aufgrund einer gewandelten Einstellung zu Krankheit und Behinderung änderte sich nicht nur der Name dieser Einrichtun-

Epilepsiezentren

gen — aus „-anstalt" wurde „-zentrum" — sondern auch ihre Zielsetzungen und Strukturen. Sie befassen sich heute neben Diagnostik und Therapie vor allem mit der Rehabilitation von Epilepsiepatienten. Darunter versteht man die Wiedereingliederung von Menschen in das Berufs-/Privatleben. Deshalb sollten in diese Zentren vor allem die Epilepsiepatienten überwiesen werden, bei denen schon während längerer medizinischer Behandlung und Rehabilitation die soziale und berufliche Rehabilitation eingeleitet werden soll. Hierfür stehen in den Zentren für Erwachsene in unterschiedlichem Umfang eine gezielte Beschäftigungstherapie/Arbeitstherapie, Betriebspraktika und Selbständigkeitstraining zur Verfügung. Sie dienen der Eingliederung des Patienten in eine Erstausbildung oder in das bisherige Berufsleben bzw. der Vorbereitung auf eine berufliche Rehabilitation in einer Eingliederungswerkstätte (s. S. 216f). Analog enthalten Epilepsiezentren für Kinder und Jugendliche erzieherische und psychologische Sondereinrichtungen wie zum Beispiel heilpädagogische Kindergärten, Sonderschulen und familienähnliche Wohngruppen.

Unter Einsatz all dieser Voraussetzungen wird heute versucht, eine dauernde Unterbringung eines Patienten in einem Epilepsiezentrum zu vermeiden und möglichst viele Epilepsiepatienten im weitesten Sinne zu rehabilitieren. Es bleibt dennoch eine kleine Zahl von Epilepsiepatienten, die aufgrund der Schwere ihrer Erkrankung nicht ohne ständige Hilfe und Pflege leben können. Sie sind auf dauerhafte Unterbringung angewiesen, wenn zum Beispiel die weitere Betreuung nicht oder nicht mehr von der Familie übernommen werden kann. Für diese Patienten stehen dann unter anderem die Langzeitbereiche der Epilepsiezentren mit Pflegeheimen, Wohnheimen und Wohngruppen zur Verfügung.

Neben den genannten medizinischen Einrichtungen, die sich um die Betreuung von Menschen mit Anfällen bemühen, gibt es noch eine andere wichtige Adresse: Selbsthilfegruppen. Sie sind in den letzten Jahren aus dem Bedürfnis der Kranken heraus entstanden, als Betroffene sich gegenseitig zu helfen. Für die verschiedensten Erkrankungen

Marginalia:

Rehabilitationsbereich

soziale und berufliche Rehabilitation

erzieherische und psychologische Sondereinrichtungen

Langzeitbereich

Selbsthilfegruppen

gibt es heute Selbsthilfegruppen. Die Teilnahme daran ermöglicht es dem Patienten, andere Betroffene kennenzulernen. Schon die Erfahrung, nicht allein zu sein, und das Gespräch über Hoffnungen und Probleme können sehr hilfreich sein. Der Kontakt mit Gleichbetroffenen gibt vielen Patienten Selbstvertrauen und hilft beim Verstehen der Krankheit und beim Umgang mit ihr.

An den Selbsthilfegruppen können auch Angehörige und Freunde teilnehmen. Häufig veranstalten die Selbsthilfegruppen Informationsabende mit Ärzten, Sozialarbeitern und Psychologen, so daß sich auch hier eine weitere Möglichkeit zur breiten Information für die Betroffenen bietet. Aber nicht nur die Krankheit spielt eine Rolle, man trifft sich auch zu anderen Aktivitäten wie zum gemeinsamen Besuch von Veranstaltungen, zu kleinen Ausflügen und Reisen. Zudem haben die Selbsthilfegruppen wichtige Aufgaben in der Öffentlichkeitsarbeit   **Öffentlichkeitsarbeit** übernommen, indem sie gezielt über die Krankheit Epilepsie informieren. Mittlerweile gibt es eine große Zahl von Selbsthilfegruppen in Deutschland (s. Hinweis im Anhang), so daß für die meisten Patienten die Möglichkeit besteht, in der Nähe ihres Wohnorts eine solche Gruppe zu finden.

Für die ambulante Versorgung stehen niedergelassene Ärzte und Epilepsieambulanzen zur Verfügung. Epilepsieambulanzen sind regionale Spezialeinrichtungen, die besonders für die Diagnostik, Behandlung und sozialmedizinische Betreuung schwerer behandelbarer Patienten zuständig sind.

Für die stationäre Behandlung stehen je nach Fragestellungen und Schweregrad der Erkrankung neurologische und neuropädiatrische Abteilungen, Epilepsieabteilungen und Epilepsiezentren zur Verfügung. Epilepsieabteilungen und Epilepsiezentren sind überregionale Einrichtungen, die neben der Patientenversorgung auch Aufgaben in der Epilepsieforschung und -lehre übernehmen. Eine Epilepsieabteilung besteht aus einer Epilepsieambulanz und einer Bettenabteilung, ein Epilepsiezentrum aus einer Epilepsieabteilung, einem Rehabilitationsbereich und einem Langzeitbereich.

Die Teilnahme an einer Selbsthilfegruppe ist sehr zu empfehlen.

Antiepileptika

Hier folgt ein kleines Lexikon der heute hauptsächlich angewandten Antiepileptika, doch zuvor noch einige Erläuterungen: Da die gleiche chemische **Wirksubstanz** häufig von verschiedenen Pharmafirmen hergestellt wird, gibt es für die gleiche Substanz unterschiedliche Namen (**Handelsnamen**). Das verwirrt viele Patienten. Deshalb werden hier alle Handelsnamen jeder Wirksubstanz genannt. Doch Achtung! Ohne Rücksprache mit dem behandelnden Arzt darf man keinesfalls von einem Medikament der einen auf das einer anderen Firma wechseln. Auch bei gleicher Wirksubstanz können aufgrund der unterschiedlichen Zubereitung sowohl Wirksamkeit als auch Verträglichkeit ganz anders sein. Dem Handelsnamen ist immer das Kurzzeichen „®" nachgestellt; es steht für das englische Wort „registered" und bedeutet eingetragenes Warenzeichen.

Wir haben gesehen, daß die Auswahl eines Antiepileptikums vornehmlich von der Art der Anfälle eines Patienten abhängt. Umgekehrt gesagt: Bestimmte Anfallsarten zeigen an (**indizieren**), das eine oder andere Medikament zu nehmen. Ferner muß bei der Auswahl eines Medikaments berücksichtigt werden, ob es Gründe gibt, es einem Patienten nicht zu verschreiben (**Kontraindikationen**).

Da die Dosierung eines Medikaments individuell für jeden Patienten in der Zusammenarbeit zwischen Arzt und Patient herausgefunden werden muß, finden sich hier keine Empfehlungen zur Dosis und Serumkonzentration der einzelnen Antiepileptika.

Bei den **Nebenwirkungen** der Antiepileptika muß unterschieden werden zwischen **dosisabhängigen Nebenwirkungen**, die in der Regel wieder völlig verschwinden (reversibel sind), wenn man die Dosis vermindert, und Erkrankungen, die unabhängig von der Dosis entstehen können. Das sind einerseits Überempfindlichkeitsreaktionen, die sich sehr bald zeigen, und andererseits **Erkrankungen**, die nach langjähriger Einnahme von **Antiepileptika** auftreten. Ferner ist zu beachten, ob Antiepileptika **teratogene** Nebenwirkungen haben, ob also die Gefahr des Auftretens von Mißbildungen bei Einnahme in der Frühschwangerschaft besteht.

Marginalien

Wirksubstanz

Handelsname

Indikation

Kontraindikation

Nebenwirkungen

dosisabhängige
Nebenwirkungen

Erkrankungen
durch Antiepileptika

Teratogenität

Benzodiazepine

Handelsnamen (Wirksubstanzen): Frisium®, Urbanyl® (Clobazam); Antelepsin®, Rivotril® (Clonazepam); Diazepam®, Faustan®, Gewacalm®, Stesolid®, Valium® (Diazepam); Dormicum® (Midazolam).

Antelepsin®, Diazepam®, Dormicum®, Faustan®, Frisium®, Gewacalm®, Rivotril®, Stesolid®, Urbanyl®, Valium®

Indikationen: Diazepam intravenös (i.v.) oder rektal, Clonazepam i.v., Midazolam intramuskulär (i.m.) oder i.v.: zur Behandlung eines Status epilepticus.
Mit Hilfe der Diazepam-Rektaltube, die Diazepam in flüssiger Form enthält, kann einem Patienten auch von einem Laien Diazepam so verabreicht werden, daß es schnell wirkt. Die Handhabung dieser Rektiole, die in einem Kühlschrank aufbewahrt werden sollte, jedoch bei Tagesausflügen auch ohne Kühllagerung in der Tasche mitgenommen werden kann, ist einfach: Verschlußkappe abnehmen, Tube wie ein Fieberthermometer langsam in den Enddarm einführen, auspressen und in ausgepreßter Form, also zusammengedrückt, herausziehen, anschließend die Gesäßbacken des Patienten zusammendrücken.
Clobazam- und Clonazepam-Tabletten: zur Kombinationstherapie von fokalen Anfällen, generalisierten tonisch-klonischen Anfällen, Absencen, myoklonischen Anfällen und atonischen Anfällen, die bislang in Monotherapie mit Medikamenten erster Wahl nicht zufriedenstellend behandelbar waren.

Kontraindikationen: Suchtverhalten, besonders gegenüber Benzodiazepinen.

Nebenwirkungen: Müdigkeit; Antriebslosigkeit; Gangunsicherheit; Schwindel; verwaschene Sprache; schlaffe Muskeln; vermehrter Speichelfluß (Clonazepam); Gereiztheit, Entzugssymptome (schneller Herzschlag, Tremor, Schwitzen, innere Unruhe, Entzugsanfälle) bei plötzlichem Weglassen; Gefahr des Atemstillstandes bei rascher intravenöser Gabe bei Patienten mit schwerer Vorerkrankung (Herz- oder Lungenerkrankungen).

Nebenwirkungen

Besonderheiten: Nachlassen der Wirksamkeit bei Langzeitbehandlung, es entwickelt sich eine sogenannte Toleranz.

Besonderheiten

Carbamazepin

Handelsnamen: Finlepsin®, Fokalepsin®, Neurotop®, Sirtal®, Tegretal®, Tegretol®, Timonil®.

Indikationen: Fokale Anfälle und generalisierte tonisch-klonische Anfälle (diffuse bzw. Schlaf-Grand mal).

Kontraindikationen: Überleitungsstörungen (Atrio-ventrikulärer Block) am Herzen, Carbamazepin-Überempfindlichkeit.

Nebenwirkungen (dosisabhängig): Schwindel; Gangunsicherheit; Verschwommensehen; Doppeltsehen; Myoklonien (vereinzelte Zuckungen an Armen und Beinen); Übelkeit: Wenn diese Nebenwirkungen auftreten, dann meist einige Stunden nach der Einnahme der Tabletten. In manchen Fällen kann durch geschicktes Verteilen der einzelnen Dosen mit der größten Dosis vor dem Schlafengehen das Auftreten dieser Nebenwirkungen gemildert oder vermieden werden. Um das Auftreten dieser Nebenwirkungen möglichst gering zu halten, empfiehlt es sich, von Beginn der Behandlung an Carbamazepin retard einzunehmen. Carbamazepin retard ist eine andere pharmakologische Zubereitung als das konventionelle Carbamazepin. Carbamazepin retard resorbiert langsamer vom Darm ins Blut und bewirkt daher weniger Nebenwirkungen bei ähnlichen Serumkonzentrationen. Müdigkeit, Antriebslosigkeit und Konzentrationsstörungen sind selten.

Erkrankungen: Überempfindlichkeitsreaktion in Form eines Hautausschlages (Dieser tritt meistens in den ersten Behandlungswochen auf und sollte dem Arzt sofort gemeldet werden. Manchmal hilft schon eine Dosisreduktion; eventuell ist die Umstellung auf ein anderes Medikament notwendig.); Veränderungen des Blutbildes mit Abnahme der roten Blutkörperchen (Anämie) und/oder der weißen Blutkörperchen (Leukopenie); Lebererkrankungen; Abnahme des Spurenelementes Natrium im Blut (Hyponaträmie); Einlagerung von Wasser in den Körper mit übermäßiger Gewichtszunahme (deshalb jede Gewichtszunahme unter Carbamazepin sofort dem Arzt melden); bei älteren Menschen Störungen des Herzrhythmus.

Besonderheiten: Carbamazepin ist ein „Enzyminduktor", das heißt, es treibt die Leber zu vermehrter Verstoffwechslung an, wodurch bestimmte Medikamente, zum Beispiel andere Antiepileptika wie Phenytoin, Phenobarbital oder die Anti-Baby-Pille oder einige Antibiotika schneller um- und abgebaut werden. Das verlangt bei Carbamazepin-Kombinationstherapie oftmals eine Höherdosierung der anderen Antiepileptika und kann bei der Anti-Baby-Pille eine Abnahme des Verhütungsschutzes mit sich bringen. Deshalb ist bei gleichzeitiger Einnahme von Carbamazepin und der Anti-Baby-Pille auf Durchbruchblutungen als Zeichen eines ungenügenden Verhütungsschutzes zu achten.

Besonderheiten

Ethosuximid

Handelsnamen: Acrisuxin® (Ethosuximid plus Mepacrin), Petinimid®, Petnidan®, Pyknolepsinum®, Suxilep®, Suxinutin®.

Acrisuxin®, Petinimid®, Petnidan®, Pyknolepsinum®, Suxilep®, Suxinutin®

Indikationen: Absencen und andere kleine generalisierte Anfälle.

Kontraindikationen: Eine Psychose in der Vorgeschichte (psychiatrische Erkrankung, die auch schubweise verlaufen kann, bei der es zu Wahnvorstellungen, Halluzinationen oder Verkennungen kommen kann und die häufig mit formalen Denkstörungen und Störungen des Affekts einhergeht).

Nebenwirkungen: Übelkeit; Appetitlosigkeit; Erbrechen; Schwindel; Müdigkeit; Kopfschmerzen; Singultus (Aufstoßen); psychische Komplikationen mit psychotischen Episoden, Ängstlichkeit und Schlafstörungen.

Nebenwirkungen

Besonderheiten: Ethosuximid bietet keinen Grand mal-Schutz, deshalb reicht es zur alleinigen antiepileptischen Behandlung bei Patienten, die außer Absencen oder myoklonischen Anfällen auch Grand mal-Anfälle haben, nicht aus.

Besonderheiten

Gabapentin

Handelsname: Neurontin®

Neurontin®

Indikationen: Zugelassen zur Kombinationstherapie von fokalen Anfällen (mit und ohne sekundäre

Generalisierung) bei Erwachsenen und Kindern über 12 Jahren, deren Anfälle sich bislang als pharmakoresistent erwiesen.

Kontraindikation: Überempfindlichkeit gegenüber Gabapentin oder einem Bestandteil des Arzneimittels.

Nebenwirkungen

Nebenwirkungen (dosisabhängig): Müdigkeit; Schwindel; Koordinationsstörungen (Ataxie); Kopfschmerzen; Tremor; Doppelbilder; Übelkeit und Erbrechen. Bislang gibt es keine Hinweise auf Überempfindlichkeitsreaktionen und Erkrankungen infolge der Einnahme von Gabapentin.

Besonderheiten

Besonderheiten: Weder nimmt Gabapentin Einfluß auf die Serumkonzentration anderer gleichzeitig verabreichter Antiepileptika, noch beeinflussen diese die Serumkonzentration von Gabapentin. Die Zuverlässigkeit der Anti-Baby-Pille wird durch die gleichzeitige Einnahme von Gabapentin nicht beeinflußt.

Felbamat

Taloxa®

Handelsname: Taloxa®

Indikationen: Da unter der Therapie mit Felbamat schwere, lebensbedrohliche Nebenwirkungen (Bluterkrankungen, Lebererkrankungen, Überempfindlichkeitsreaktionen) aufgetreten sind, hat Felbamat nur eine eingeschränkte Zulassung mit einer engen Behandlungsindikation erhalten: In Deutschland ist es zur Kombinationsbehandlung von Erwachsenen und Kindern ab 4 Jahren mit Lennox-Gastaut-Syndrom (s. S. 41), die mit allen bisher zur Verfügung stehenden relevanten Antiepileptika nicht ausreichend behandelbar waren, zugelassen. Für Österreich und die Schweiz wird die Zulassung für genau dieselbe eingeschränkte Behandlungsindikation 1996 erwartet. Felbamat sollte nur unter Aufsicht eines Spezialisten angewandt und die Behandlung nur dann fortgesetzt werden, wenn durch die Zusatzgabe von Felbamat eine bedeutende klinische Verbesserung der Anfälle erreicht werden konnte. Zudem müssen die Patienten vor Behandlungsbeginn über das mögliche Risiko einer aplastischen Anämie (Bluterkrankung) und eines Leberversagens informiert werden.

Kontraindikation: Lebensalter (jünger als 4 Jahre, älter als 65 Jahre), Niereninsuffizienz, in der Vorgeschichte bekannte Bluterkrankungen oder Leberfunktionsstörungen, Überempfindlichkeit gegenüber Felbamat oder einem Bestandteil des Arzneimittels.

Nebenwirkungen (dosisabhängig): Appetitlosigkeit; Müdigkeit; Schlaflosigkeit; Gewichtsverlust; Erbrechen und Übelkeit; Ataxie.

Nebenwirkungen (dosisabhängig)

Erkrankungen: Selten schwere Überempfindlichkeitsreaktionen wie anaphylaktischer Schock, Entwicklung eines Stevens-Johnson-Syndroms, bullöser Ausschlag, epidermale Nekrolyse. Diese schweren Erkrankungen treten in aller Regel in den ersten 2–3 Wochen nach Therapiebeginn auf. Symptome wie Hautausschlag, Bläschenbildung an den Schleimhäuten, Fieber und/oder grippeähnliches Befinden müssen dem behandelnden Arzt sofort mitgeteilt werden.
Zudem sind in einem Zeitraum von 2–12 Monaten nach Therapiebeginn mit Felbamat sowohl tödlich als auch nicht tödlich verlaufende aplastische Anämien beobachtet worden; das Risiko hierfür beträgt etwa 1:4000 bei mit Felbamat behandelten Patienten. Wichtig ist deshalb auf Symptome wie ausgedehnte, scharf begrenzte Blutergüsse (Ekchymosen), punktförmige Hautblutungen (Petechien) und Blutungen (wie z. B. Nasenbluten, Zahnfleischbluten etc.) oder auf Zeichen einer Infektion und/oder einer Anämie (blasse Hautfarbe, Abgeschlagenheit, Müdigkeit unter anderem) zu achten. Zur hämatologischen Überwachung ist die Durchführung eines Differentialblutbildes vor Therapiebeginn und alle zwei Wochen während der Therapie mit Felbamat vorgeschrieben.
Selten kann ferner ein akutes Leberversagen unter einer Therapie mit Felbamat auftreten. Es ist deshalb unbedingt wichtig, auf Symptome wie Gelbsucht, Appetitlosigkeit, Übelkeit, Erbrechen und Bauchschmerzen zu achten und diese bei Auftreten dem behandelnden Arzt unverzüglich zu melden. Als laborchemische Überwachung ist vorgeschrieben, die Leberfunktionswerte (GOT, GPT, Bilirubin) im Blut vor Therapiebeginn und während der Therapie jede 2. Woche zu kontrollieren.

Besonderheiten: Felbamat zeigt zahlreiche bedeut-same Interaktionen mit anderen Antiepileptika. Nach Zugabe von Felbamat kommt es zu einem Anstieg der Serumkonzentration von Phenytoin und Valproinsäure, hingegen zu einem Abfall der Serumkonzentration von Carbamazepin. Nach Zugabe von Carbamazepin, Phenytoin und Pheno-barbital und geringfügig auch nach Zugabe von Valproinsäure kommt es zu einem Abfall der Serumkonzentration des Felbamats.

Lamotrigin

Lamictal®

Handelsname: Lamictal®

Indikationen: Lamotrigin ist zur Behandlung foka-ler Anfälle bei Patienten, die zwölf Jahre und älter sind und deren Anfälle bislang pharmakoresistent waren, zugelassen. Zur Zeit hat es in Deutschland und der Schweiz (Stand Ende 1995) nur die Zulas-sung zur Kombinationstherapie mit anderen Anti-epileptika. In Österreich hat Lamotrigin zusätzlich die Zulassung zur Monotherapie. Im Rahmen von klinischen Studien wird es auch Kindern und Erwachsenen mit generalisierten Anfällen (Absen-cen, Impulsiv Petit mal, Lennox-Gastaut-Syndrom) verabreicht. Hierfür ist es bislang allerdings noch nicht zugelassen.

Kontraindikation: Lamotrigin-Überempfindlich-keit.

Nebenwirkungen (dosisabhängig)

Nebenwirkungen (dosisabhängig): Da bislang Lamotrigin nur in Kombination mit anderen Anti-epileptika gegeben wurde, ist unklar, wieviel der beobachteten Nebenwirkungen durch Lamotrigin allein bewirkt werden: Müdigkeit; Schwindel; Kopfschmerzen; Doppeltsehen; Verschwommen-sehen; gastrointestinale Beschwerden; Bewegungs-unsicherheit.

Erkrankungen: Hautausschlag; in sehr seltenen Fällen Entwicklung eines Stevens-Johnson-Syndroms oder einer bullösen Dermatitis (Lyell-Syndrom), wobei es zu einer Zunahme des Haut-ausschlags mit Fieber und Bläschenbildung an den Schleimhäuten kommt. Beides sind schwerwie-gende Erkrankungen, die meist in den ersten

Behandlungswochen auftreten. Symptome wie Hautausschlag, Fieber und/oder grippeähnliches Befinden müssen dem behandelnden Arzt sofort mitgeteilt werden. Zur Vermeidung des Hautausschlags zu Beginn sehr niedrig dosieren, insbesondere bei Kombinationstherapie mit der Valproinsäure.

Besonderheiten: Zusätzliche Gabe von Valproinsäure erhöht die Serumkonzentration von Lamotrigin, zusätzliche Gabe von enzyminduzierenden Antiepileptika wie Carbamazepin, Phenytoin oder Phenobarbital vermindern die Plasmakonzentration von Lamotrigin. Besonderheiten

Oxcarbazepin

Handelsname: Trileptal®   Trileptal®

Indikationen: Hat in der Schweiz und in Österreich die Zulassung zur Behandlung primär generalisierter tonisch-klonischer und fokaler epileptischer Anfälle mit und ohne sekundärer Generalisierung sowohl in Monotherapie als auch in Kombinationstherapie mit anderen Antiepileptika. Oxcarbazepin wird sehr rasch und fast vollständig in seinen aktiven Metaboliten – 10,11-Dihydro-10-Hydroxy-Carbamazepin – umgewandelt.

Kontraindikation: Überempfindlichkeit gegenüber Oxcarbazepin oder einem Bestandteil des Arzneimittels.

Nebenwirkungen: Entsprechen denen des Carbamazepins, treten aber insgesamt, mit Ausnahme der Hyponatriämie und dem Einlagern von Wasser in den Körper mit übermäßiger Gewichtszunahme, weniger auf. Ca. 75% aller Patienten, die unter Carbamazepin einen Hautausschlag entwickelten, konnten auf Oxcarbazepin umgesetzt werden, ohne erneut einen Hautausschlag zu bekommen. Nebenwirkungen

Besonderheiten: Es gibt keine retardierte Form des Oxcarbazepins, bei einer Halbwertszeit (s. S. 99) von 8–10 h muß Oxcarbazepin auf 2–3 Einzeldosen am Tag verteilt werden, um eine einigermaßen stabile Konzentration im Blut zu erreichen. Besonderheiten
Beim Umsetzen von einer Carbamazepin- auf eine Oxcarbazepintherpaie wird ungefähr die 1,5fache Dosis des Carbamazepins benötigt.

Zwischen Oxcarbazepin und den anderen Antiepileptika bestehen keine relevanten Interaktionen. Obwohl Oxcarbazepin kein eigentlicher Enzyminduktor ist, d.h., es treibt die Leber nicht zu vermehrter Verstoffwechslung an, kann Oxcarbazepin die Wirkung der Anti-Baby-Pille vermindern, somit deren Zuverlässigkeit verringern.

Deshalb ist bei gleichzeitiger Einnahme von Oxcarbazepin und der Anti-Baby-Pille auf Durchbruchblutungen als Zeichen eines ungenügenden Schutzes der Pille zu achten.

Phenobarbital

Aphenylbarbit®, Lepinal®, Lepinaletten®, Luminal®, Luminaletten®, Phenaemal®, Phenaemaletten®

Handelsnamen: Aphenylbarbit®, Lepinal®, Lepinaletten®, Luminal®, Luminaletten®, Phenaemal®, Phenaemaletten®.

Indikationen: Fokale Anfälle, generalisierte tonisch-klonische Anfälle, tonische Anfälle und myoklonische Anfälle (Impulsiv Petit mal). Ferner zur Prophylaxe von Fieberkrämpfen bei Kleinkindern. Auch zur Statusbehandlung wird es eingesetzt. Dabei ist zu beachten, daß es bei i. m.-Gabe bis zu einer Stunde dauern kann, bis die Wirkung einsetzt.

Kontraindikationen: Phenobarbital- oder Primidon-Überempfindlichkeit.

Nebenwirkungen (dosisabhängig)

Nebenwirkungen (dosisabhängig): Müdigkeit; Antriebslosigkeit; Verlangsamung; Gangunsicherheit. Bei Kindern häufiger Reizbarkeit, Überaktivität, Schlafstörungen.

Erkrankungen: Schulter-Arm-Syndrom; Dupuytren-Kontraktur (fortschreitende Versteifung eines oder mehrerer Finger in Beugestellung); sehr selten Hautausschläge; bei raschem Absetzen Entzugssymptome (Zittern, schneller Herzschlag, Schwitzen, Unruhe, Schlafstörungen, Entzugsanfälle); bei langer hoher Gabe kann es zu einer Verlangsamung und Reduktion der kognitiven Fähigkeiten (Wahrnehmen, Denken) kommen.

Besonderheiten

Besonderheiten: Phenobarbital ist wie Carbamazepin ein Enzyminduktor und kann deshalb Um- und Abbau anderer Medikamente in der Leber beschleunigen, zum Beispiel anderer Antiepileptika oder auch der Anti-Baby-Pille, deren Zuverlässigkeit unter Phenobarbital abnimmt.

Phenytoin

Handelsnamen: Antisacer®, Epanutin®, Epilan D®, Epilantin®, Phenhydan®, Phenytoin AWD®, Phenytoin-Gerot®, Zentropil®.

Antisacer®, Epanutin®, Epilan D®, Epilantin®, Phenhydan®, Phenytoin AWD®, Phenytoin-Gerot®, Zentropil®

Indikationen: Fokale Anfälle und generalisierte tonisch-klonische Anfälle (diffuse oder Schlaf-Grand mal); intravenöse (i.v.) Behandlung bei Status epilepticus.

Kontraindikation: Phenytoin-Überempfindlichkeit.

Nebenwirkungen (dosisabhängig): Doppeltsehen; Verschwommensehen; Blickrichtungsnystagmus („Augenzittern" bei Blick in eine bestimmte Richtung, wird durch den Arzt kontrolliert, indem er den Patienten mit den Augen bei ruhig gehaltenem Kopf seinem Finger folgen läßt); Gangunsicherheit; Schwindel; verwaschene Sprache; selten Tremor (Zittern von Armen und/oder Beinen) oder unwillkürliche drehende Bewegungen des Körpers, der Arme oder Beine; Verwirrtheit.

Nebenwirkungen (dosisabhängig)

Erkrankungen: Hautausschlag; Zahnfleischwucherung (Gingivahyperplasie, daher sorgfältige Mundpflege! Manchmal ist jedoch eine operative Behandlung notwendig); bei Frauen und Kindern kann es zu einem starken Wachstum der Haare (Hirsutismus) kommen; nach langjähriger Behandlung können sich Vergröberungen der Gesichtszüge einstellen; Auftreten einer Akne; selten sind Leberentzündungen (Hepatitis); ebenfalls selten ist eine Abnahme des Volumens des Kleinhirns (Kleinhirnatrophie); lange hohe Einnahme kann zu einer Verminderung der Konzentrationsfähigkeit und zu einer Verlangsamung der kognitiven Fähigkeiten (Wahrnehmen, Denken) führen.

Besonderheiten: Phenytoin ist ein Enzyminduktor und kann deshalb die Um- und Abbaugeschwindigkeit von Antiepileptika vergrößern und somit zu einem Wirkungsverlust führen. Aus dem gleichen Grund nimmt die Zuverlässigkeit der Anti-Baby-Pille bei gleichzeitiger Einnahme von Phenytoin ab.

Besonderheiten

Phenytoin hat eine „nicht-lineare Kinetik" aufgrund recht komplizierter Abbauprozesse in der Leber, so daß bei einer bestimmten Dosis (von Patient zu Patient unterschiedlich) eine weitere geringe Dosiserhöhung zu einem enormen Anstieg der Konzentration von Phenytoin im Blut führt. Umgekehrt kann eine geringe Dosisminderung zu einem enormen Abfall der Konzentration von Phenytoin führen.

Primidon

Cyral®, Lepsiral®, Liskantin®, Mylepsinum®, Mysoline®, Resimatil®

Handelsnamen: Cyral®, Lepsiral®, Liskantin®, Mylepsinum®, Mysoline®, Resimatil®.

Indikationen: Fokale Anfälle, generalisierte tonisch-klonische Anfälle, tonische Anfälle und myoklonische Anfälle (Impulsiv Petit mal).

Kontraindikationen: Phenobarbital- oder Primidon-Überempfindlichkeit.

Nebenwirkungen

Nebenwirkungen: Wie Phenobarbital, da Primidon im Körper zu etwa 70 Prozent in Phenobarbital abgebaut wird. Bei Therapiebeginn sollte sehr langsam einschleichend dosiert werden. Erfahrungsgemäß am besten alle drei bis fünf Tage die Tagesdosis um 1/4 Tablette erhöhen, da sonst schon zu Beginn der Behandlung Schwindel, Übelkeit, Erbrechen und Müdigkeit auftreten. Analog zu Phenobarbital kommt es beim zu schnellen Absetzen von Primidon zu Entzugssymptomen.

Valproinsäure

Convulex®, Convulsofin®, Depakine®, Ergenyl®, Leptilan®, Leptilanil®, Mylproin®, Orfiril®

Handelsnamen: Convulex®, Convulsofin®, Depakine®, Ergenyl®, Leptilan®, Leptilanil®, Mylproin®, Orfiril® (wobei Convulex und Mylproin Valproinsäure enthalten und alle anderen Präparate das Natriumsalz der Valproinsäure).

Indikationen: Generalisierte Anfälle und fokale Anfälle.

Kontraindikationen: Valproinsäure-Überempfindlichkeit, Lebererkrankungen in der eigenen Anamnese oder bei nahen Blutsverwandten.

Nebenwirkungen (dosisabhängig)

Nebenwirkungen (dosisabhängig): Die früher häufigen Nebenwirkungen Magenschmerzen, Übelkeit und Erbrechen sind seit der Einführung der magensaftresistenten Tabletten, die sich erst im Dünndarm auflösen, deutlich seltener geworden. Langsames Einschleichen zu Beginn der Behandlung hilft zudem, diese Nebenwirkungen zu verhindern. Außerdem können Zittern (Tremor) der Hände und Schläfrigkeit auftreten.

Erkrankungen: Gewichtszunahme; Haarausfall, wobei nach Absetzen der Valproinsäure die Haare wieder wachsen; Entzündung der Bauchspeicheldrüse, die meist mit starken Bauchschmerzen einhergeht; selten Absinken der Blutplättchen (Thrombozyten), was sehr vereinzelt zu Blutungen, zum Beispiel zu Nasenbluten, vermehrtem Auftreten von Blutergüssen usw., führen kann; selten auftretende Komafälle, meist wenn Valproinsäure in Kombination mit anderen Antiepileptika, vornehmlich Phenobarbital, gegeben wurde; nach Absetzen von Valproinsäure oder dem zweiten Antiepileptikum findet jeweils eine rasche gute Erholung statt; selten schwere Leberschädigungen bis hin zum Leberversagen, in der Regel innerhalb der ersten sechs Monate nach Behandlungsbeginn, besonders bei Kleinkindern bis zum dritten Lebensjahr, bei mehrfach behinderten Kindern und Jugendlichen sowie bei Kombinationstherapie mit anderen Antiepileptika (Für diese schweren Nebenwirkungen gibt es keine sicheren Frühzeichen; bei den Kindern fiel vor allem Teilnahmslosigkeit, Übelkeit und Erbrechen auf. Da diese Beschwerden nicht sehr charakteristisch sind, muß mindestens während des ersten halben Jahres der Behandlung unbedingt jedes „Andersbefinden" dem Arzt sofort mitgeteilt werden); Teratogenität, das heißt das vermehrte Auftreten von Mißbildungen bei Einnahme in der Frühschwangerschaft, vor allem Mißbildungen des Wirbelkanals, treten unter Valproinsäure leicht vermehrt auf. Daher sollten Frauen mit Kinderwunsch nur dann mit Valproinsäure behandelt werden, wenn es in ihrem Fall keine ähnlich wirksame andere Therapiemöglichkeit gibt.

Vigabatrin

Handelsname: Sabril®   Sabril®

Indikationen: In Deutschland, Österreich und der Schweiz zur Kombinationstherapie epileptischer

Anfälle bei Patienten, die bislang pharmakoresistent sind, zugelassen: im Erwachsenenalter zur Behandlung von fokalen Anfällen, im Kindesalter zur Behandlung von fokalen Anfällen, West-Syndrom und Lennox-Gastaut-Syndrom.

Kontraindikationen: Schwangerschaft und Stillzeit.

Nebenwirkungen (dosisabhängig)

Nebenwirkungen (dosisabhängig): Da bislang Vigabatrin nur in Kombination mit anderen Antiepileptika gegeben wurde, ist unklar, wieviel der beobachteten Nebenwirkungen durch Vigabatrin allein hervorgerufen wurden; neurologische Nebenwirkungen: Müdigkeit, meist jedoch nur zu Anfang der Behandlung und während des weiteren Ausdosierens, Schwindel, Kopfschmerzen, Doppelbilder; gastrointestinale Nebenwirkungen: Gewichtszunahme; psychische Nebenwirkungen: Nervosität, Depressionen und in Einzelfällen psychotische Episoden, vor allem bei Patienten mit diesbezüglich positiver Vorgeschichte, bei Kindern und Jugendlichen Aggressivität, wiederum vor allem bei Patienten mit positiver Vorgeschichte, Agitiertheit.
Bislang gibt es keine Hinweise auf Erkrankungen infolge der Einnahme von Vigabatrin.

Besonderheiten

Besonderheiten: Vigabatrin ist kein Enzyminduktor, trotzdem kann es nach mehrwöchiger Behandlung zu einem Absinken der Serumkonzentrationen von Phenytoin und Phenobarbital um etwa 20 Prozent kommen. Nach längerer Einnahme von Vigabatrin scheint es bei einigen Patienten zu einem Wirkungsverlust zu kommen. Vigabatrin darf nicht zu schnell abgesetzt werden, da sonst Entzugsanfälle auftreten können.

Diamox®, Dibrobe®, Petinutin®, Ospolot®, Ospolot mite®

Folgende Medikamente werden seltener und dann meist in Kombinationstherapie eingesetzt: Acetazolamid (Diamox®), ACTH und Kortikoide (zur Behandlung von BNS-Anfällen (West-Syndrom)), Bromid (Dibrobe®; bei schwer therapierbaren Grand mal), Mesuximid (Petinutin®; bei schwer einstellbaren Absencen und komplexen fokalen Anfällen), Sultiam (Ospolot®, Ospolot mite®; bei fokalen Anfällen, besonders bei der benignen fokalen Epilepsie des Kindesalters).

Nebenwirkungen

Jedes wirksame Medikament kann auch Nebenwirkungen hervorrufen. Daher sollte, wer über längere Zeit regelmäßig Medikamente einnehmen muß, unter ärztlicher Überwachung stehen. Die Einnahme von Antiepileptika kann eine Reihe von Nebenwirkungen mit sich bringen, so daß auch von daher regelmäßige Arztbesuche zum rechtzeitigen Erkennen notwendig sind. Darüber hinaus sollten es sich die Patienten zur Regel machen, sich bei jeder Veränderung im Allgemeinbefinden sofort an ihren Arzt zu wenden. Zu Beginn einer Behandlung oder während und kurz nach einer Medikamentenumstellung können die meisten Probleme auftreten. Deshalb sollten in dieser Zeit die Arztbesuche häufiger sein. Gestaltet sich die Behandlung unproblematisch, werden die Abstände zwischen den Kontrolluntersuchungen selbstverständlich größer.

Durch eine kurze neurologische Untersuchung kann der Arzt sehr schnell beginnende Nebenwirkungen wie Gangunsicherheit, Blickrichtungsnystagmus usw. feststellen. In den weiteren Laboruntersuchungen, deren Ausmaß durch die jeweilig verordneten Medikamente bestimmt werden, geht es dann vor allem darum, rechtzeitig Blutbildveränderungen wie zum Beispiel Absinken der weißen Blutkörperchen (Leukopenie) oder der Blutplättchen (Thrombozytopenie) und frühe Hinweise auf mögliche Organschäden zu bemerken. Hier wird vor allem auf die Leberenzyme, die Bauchspeicheldrüsenenzyme, die Spurenelemente (Elektrolyte), die Nierenwerte und die Blutgerinnungsfaktoren geachtet. Manche Patienten, die schon länger Antiepileptika einnehmen, sorgen sich vor allem um ihre Leber. Sie sind beunruhigt, wenn der Arzt ihnen mitteilt, daß ihre Gamma-GT (Gamma-Glutamyltransferase), ein Leberenzym, erhöht ist. Dabei ist jedoch zu beachten: Während der Einnahme von Antiepileptika kommt es bei fast allen Patienten zu einem zwei- bis dreifachen Anstieg der Gamma-GT. Dieser Anstieg zeigt im Grunde, daß sich die Leber auf den Um- und Abbau der Medikamente eingestellt hat. Sind die übrigen Leberenzyme im Normbereich und ergeben sich sonst auch keine Zeichen für eine Lebererkrankung, ist diese Erhöhung der Gamma-GT harmlos und verlangt keine Änderung der Behandlung.

Randbemerkungen:

neurologische Untersuchung

Laboruntersuchung

Gamma-GT

Ergänzende Therapien

Pharmakotherapie

Epilepsiechirurgie

Da die Behandlung einer Epilepsie in erster Linie eine medikamentöse ist, wurde die Pharmakotherapie ausführlich behandelt. Zudem wird etlichen Patienten durch einen epilepsiechirurgischen Eingriff geholfen. Gibt es weitere therapeutische Möglichkeiten, und wenn ja, welche und bei wem können sie eingesetzt werden?

„alternative Therapien"

Nicht nur auf dem Gebiet der Epileptologie wird heute viel von „alternativen Therapien" gesprochen. Im Zusammenhang mit der Epilepsiebehandlung werden hier vor allem Therapien wie EEG-Biofeedback, Konditionierungstherapie, Psycho- und Verhaltenstherapie genannt. All diesen Maßnahmen ist allerdings gemeinsam, daß sie bislang keine Alternativen zu Pharmakotherapie und/oder Epilepsiechirurgie darstellen. Sie können ergänzende Therapiemöglichkeiten für Patienten sein, die ihre Voraussetzungen erfüllen. Deshalb ist die Bezeichnung „alternative Therapien" nicht korrekt, statt dessen sollte von „ergänzenden Therapien" gesprochen werden.

Es ist nur zu gut nachvollziehbar, daß ein Patient, der unter Antiepileptika bislang nicht anfallsfrei wurde und bei dem ein epilepsiechirurgischer Eingriff nicht in Frage kommt, sich um weitere Behandlungsmöglichkeiten bemüht. Er hört von „Alternativen", vielleicht über andere Patienten, zum Beispiel in Gesprächen in der Selbsthilfegruppe, liest darüber in Zeitungen oder sieht entsprechende Fernsehsendungen. Ehe er aber irgend etwas unternimmt, sollte er mit seinem behandelnden Arzt sprechen und sich die unterschiedlichen Verfahren erklären lassen. Dann heißt es gemeinsam abwägen, ob diese Therapieformen überhaupt bei ihm anwendbar sind.

Status epilepticus

Vor einem ist allerdings energisch zu warnen: Der Patient sollte nie, auch nicht, wenn er eine andere Behandlungsmethode versuchen möchte, plötzlich seine Antiepileptika absetzen! Das kann lebensgefährlich werden, denn es droht ein Status epilepticus. Es bleibt dabei: Änderungen der medikamentösen Therapie nur nach Rücksprache mit dem behandelnden Arzt. Die folgenden erwähnten Behandlungsmethoden sind bisher nur bei einer relativ kleinen Patientengruppe angewandt worden. Deshalb konnte ihre Wirksamkeit auch nur an wenigen Patienten gezeigt werden; sie ist also noch nicht sicher belegt.

Bei der EEG-Biofeedback-Methode lernt der Patient, die Frequenz seines EEG zu beeinflussen und bewußt zu kontrollieren. Dazu gehört, daß das EEG während der Ableitung für den Patienten hör- und sichtbar gemacht wird. Über bestimmte Verhaltensweisen trainiert der Patient, Frequenzveränderungen in seinem EEG hervorzurufen, damit er umgekehrt schließlich auch bestimmte EEG-Muster unterdrücken kann. Ein Computer informiert ihn dabei ständig über die Veränderungen in seinem EEG. Für dieses Training ist sehr viel Geduld und viel Zeit nötig, da es etliche Monate lang tägliche Übung am Gerät erfordert. Durch die erlernte Beeinflussung seines EEG soll der Patient seine Anfälle unterdrücken können; Biofeedback eignet sich daher am besten für Patienten, die den Beginn ihrer Anfälle bemerken, zum Beispiel durch eine Aura. Die Methode ergänzt möglicherweise bei Patienten mit einer fokalen Epilepsie die Behandlung mit Antiepileptika, wenn diese nicht befriedigend anschlagen.

EEG-Biofeedback-Methode

Aura
fokale Epilepsie

Das Vermeiden anfallsauslösender Faktoren sollte als ergänzende Behandlungsmaßnahme von jedem Patienten stets angewandt werden. Wie schon erläutert, ist es hierbei sehr hilfreich, wenn der Patient oder die Eltern eines epilepsiekranken Kindes versuchen – zumindest eine Zeitlang – mit kurzen Notizen festzuhalten, in welcher Situation ein Anfall auftrat, das heißt, was dem Anfall in den letzten 24 Stunden vorausgegangen ist. Es gibt zudem Patienten mit fokalen Anfällen, die mit der Zeit Methoden herausgefunden haben, wie sie ihre Anfälle häufig unterbrechen können. Merkt ein solcher Patient zum Beispiel an einer Aura, daß ein Anfall beginnt, wirkt er dem entgegen, zum Beispiel durch häufiges Augenzwinkern, Zusammendrücken beider Hände, Fixieren eines bestimmten Punktes mit den Augen. Oft gelingt so die Unterbrechung der Aura, und die weitere Ausbreitung des Anfalls kann verhindert werden. Diese vom Patienten eingesetzten Mittel zur Anfallsunterbrechung werden häufig als „Gegenmittel" bezeichnet.

anfallsauslösende Faktoren

„Gegenmittel"

Beim Vermeiden anfallsauslösender Faktoren und bei den Techniken zur Anfallsunterbrechung handelt es sich genaugenommen um verhaltenstherapeutische Maßnahmen.

Viele Patienten haben sich diese Methoden selbst angeeignet, sie werden aber auch gelehrt. Vielerorts entstehen z.B. in Deutschland verhaltenstherapeutisch orientierte Therapiegruppen. Hier wird mit Patienten trainiert, anfallsauslösende Faktoren und Anfallssituationen rechtzeitig zu erkennen und nach geeigneten Gegenmitteln zu suchen. Eine weitere verhaltenstherapeutische Behandlungsmethode ist die Desensitivierungstherapie: Mit ihr soll erreicht werden, daß bei Patienten, deren Anfälle zum Beispiel durch akustische Reize oder Lichtreize hervorgerufen werden, der anfallsprovozierende Reiz seinen auslösenden Charakter verliert. Das setzt ebenfalls ein ziemlich aufwendiges Training voraus. Dabei versucht man, einen für den Patienten typischen, jedoch zur Anfallsauslösung zu schwachen Reiz langsam zu steigern, ohne daß es zu einem Anfall kommt. Analog dazu versucht man auch, Patienten an anfallsauslösende psychische Faktoren wie Streß, Aufregung, Angst zu gewöhnen, so daß es nicht mehr zu Anfällen kommt. Leider sind bei weitem nicht alle Anfallsauslöser durch ein solches Verfahren zu beeinflussen. Auch können diese verhaltenstherapeutischen Methoden nur bei Patienten ergänzend ausprobiert werden, die entweder durch Auren eingeleitete Anfälle haben oder deren Anfälle durch bestimmte Reize ausgelöst werden.

Bei Patienten, die auf psychische Belastungen mit Anfällen reagieren, kann eine Psychotherapie die Behandlung begleiten. Wenig erfolgreich wird sie allerdings bei den Patienten sein, deren Anfälle in

Verhaltenstherapie

Desensitivierungstherapie

Psychotherapie

Bei der Behandlung einer Epilepsie gibt es zur Pharmakotherapie und zur Epilepsiechirurgie ergänzende Therapiemöglichkeiten. Hierzu gehören EEG-Biofeedback, verhaltenstherapeutische Methoden und Psychotherapie. Für die meisten dieser ergänzenden Therapien ist es notwendig, daß der Patient den Beginn seiner Anfälle in Form einer Aura bemerkt bzw. dem Patienten anfallsauslösende Faktoren und Reize bekannt sind. Das Erlernen und Durchführen dieser Therapien bedarf eines zeitintensiven Trainings.

psychischen Konfliktsituationen an die Stelle der Problembearbeitung treten. Da es unter einer Psychotherapie auch schon einmal zu einer Verschlechterung der Anfallssituation kommen kann, ist in allen Fällen eine enge Zusammenarbeit zwischen Therapeut und behandelndem Arzt geboten.

Erste Hilfe im Anfall

Ein großer epileptischer Anfall (Grand mal, generalisierter tonisch-klonischer Anfall) läuft gewöhnlich immer gleich ab: Der Betroffene verliert das Bewußtsein und fällt zu Boden. Der Körper verkrampft sich und gerät dann in Zuckungen (Kloni), deren Frequenz langsam abnimmt, während der Ausschlag der einzelnen Zuckungen zunimmt. Haben die Zuckungen aufgehört, atmet der Patient meistens tief durch und taucht allmählich aus der Bewußtlosigkeit auf. Er ist dann oft noch verwirrt und nicht voll ansprechbar. Es beginnt die Nachphase (postiktale Phase) des Anfalls, die – anders als der eigentliche Anfall – von Patient zu Patient sehr unterschiedlich ablaufen kann. Obgleich ein großer epileptischer Anfall für den Laien immer sehr bedrohlich aussieht, ist er für den Patienten fast nie lebensgefährlich. Der Anfall selbst dauert in der Regel etwa ein bis zwei Minuten, manchmal sogar nur wenige Sekunden, selten mehrere Minuten.

(Randnotiz: Grand mal)

Normalerweise ist es nicht notwendig, bei bekannter Epilepsie bei einem einzelnen großen Anfall einen Arzt oder Krankenwagen zu rufen. Ausnahmen hierbei sind: Der Kranke hat sich im Anfall verletzt; der Anfall selbst dauert länger als fünf Minuten (ohne postiktale Phase); der Betroffene beginnt nicht wieder richtig zu atmen; der Patient wünscht ins Krankenhaus gebracht zu werden. Treten große Anfälle schnell hintereinander in Serie auf, muß dringend ein Arzt gerufen oder der Betroffene sofort in ein Krankenhaus gebracht werden. Es droht ein Status epilepticus (s. S. 157), der lebensgefährlich werden kann und in jedem Fall ein medizinischer Notfall ist.

(Randnotizen: Anfallsserie, Status epilepticus)

Was ist während eines großen epileptischen Anfalls zu tun?

- Kennt man die Anfälle des Patienten gut und weiß auch, womit sich eventuell ein großer Anfall ankündigt, kann man versuchen, den Patienten dann rasch hinzulegen, damit das Verletzungsrisiko beim Sturz vermindert wird. Dies setzt voraus, daß der Patient an fokal eingeleiteten großen Anfällen (sekundär generalisierte tonisch-klonische Anfälle) leidet. Ein fokal eingeleiteter großer Anfall kann sich etwa durch ein Vorgefühl (Aura) ankündigen. Manche Patienten können das dann noch mitteilen. Bei anderen bemerkt man den kommenden Anfall am starren Blick, an einer langsamen Drehung des Kopfes zur Seite usw.
- Auf jeden Fall versuchen, Ruhe zu bewahren und, wenn irgendwie möglich, auf die Zeit zu achten.
- Den Platz um den Bewußtlosen herum frei machen, das heißt Gegenstände, an denen er sich während des Anfalls verletzen könnte, entfernen. Den Patienten aus Gefahrenzonen wegziehen (zum Beispiel von der Straße, aus der Nähe des Heizungskörpers).
- Beengende Kleidungsstücke am Hals lösen, zum Beispiel die Krawatte lockern, obere Hemden- oder Blusenknöpfe öffnen.
- Den Kopf des Patienten möglichst auf eine weiche Unterlage betten.
- Nach Ende der Zuckungen den Patienten auf die Seite legen (stabile Seitenlage); dabei wird der Kopf zur Seite gedreht, damit der Speichel aus dem Mund laufen kann, außerdem wird die Gefahr des Verschluckens (Aspiration) und/oder Verlegens der Luftwege vermieden.
- Den Anfallsablauf so genau wie möglich beobachten, dabei die Anfallsdauer durch Blick auf die Uhr im Auge behalten. Dauert der Anfall länger als drei Minuten, versuchen, diesen durch Verabreichen einer Diazepam-Rektiole (s. S. 135) medikamentös zu unterbrechen.
- So lange bei dem Patienten bleiben, bis er wieder ganz wach ist.

Was ist während eines großen epileptischen Anfalls nicht zu tun?

– Die Lage des Betroffenen nicht verändern, es sei denn, er befindet sich in einer Gefahrenzone.
– Den Betroffenen nicht aufrichten.
– Krampferscheinungen nicht unterdrücken, das heißt auch, nicht zu versuchen, die verkrampften Fäuste zu öffnen oder die zuckenden Arme bzw. Beine festzuhalten.
– Nicht versuchen, irgend etwas zwischen die Zähne zu schieben.
– Nichts zu trinken oder zu essen geben.

Die postiktale Phase eines großen Anfalls variiert zwar von Patient zu Patient, verläuft jedoch bei einem Patienten meist gleich. Viele Patienten fallen in einen tiefen Schlaf, den man ihnen dann auch gewähren soll. Nur anfangs sollte man den Patienten einmal wecken, um sich zu überzeugen, daß er erweckbar und ansprechbar ist. Einige Patienten kommen nach dem Anfall während der postiktalen Phase in einen Erregungszustand, in dem sie zum Beispiel unruhig hin- und herlaufen und unkontrollierte Handlungen ausführen. Auch hier gilt: Den Patienten nicht mit aller Kraft festhalten, sondern in seiner Nähe bleiben und nur eingreifen, wenn Verletzungsgefahr besteht. Man sollte nach dem Anfall dem Patienten gegenüber hilfsbereit sein, Hilfe aber nicht aufdrängen. Die meisten Patienten fühlen sich ein/zwei Stunden nach dem Anfall wieder so, daß sie unterbrochene Tätigkeiten wieder aufnehmen können. Manche aber sind in den nächsten 24 Stunden noch ziemlich mitgenommen, klagen über Müdigkeit, Kopfschmerzen und teilweise auch über Muskelkater.

postiktale Phase

Ist bei Absencen oder komplexen fokalen Anfällen Erste Hilfe notwendig?

Beide Anfallsarten gehen mit einer Bewußtseinsstörung einher, so daß der Patient seine Handlungen eine Zeitlang nicht kontrollieren kann. Gewöhnlich dauert eine Absence nur wenige Sekunden, in denen der Patient in seiner Tätigkeit innehält. Danach ist er sofort wieder ganz „der Alte". Meist ist für einen Patienten während eines

Absence

solchen Anfalls nichts zu tun. Man beobachtet den Anfall sorgfältig und gibt acht, daß sich der Patient nicht verletzt, zum Beispiel durch Verbrennen an einem heißen Gegenstand. Selbstverständlich sollte man so lange beim ihm bleiben, bis er sich wieder voll orientieren kann.

Hält die Absence ungewöhnlich lange an, sollte der Patient zu seinem Arzt oder in ein Krankenhaus gebracht werden. Dann nämlich besteht der dringende Verdacht, daß er eine Absence nach der anderen hat und sich in einem Absence-Status befindet. Mit Hilfe eines EEG, das dann klassischerweise generalisierte 3/s Spitzen- und Wellen-Entladungen (spike-and-wave-Komplexe) zeigt, kann zusätzlich zum klinischen Bild schnell die Diagnose gesichert werden. Ein Absence-Status ist zwar nicht lebensgefährlich, sollte aber dennoch medikamentös unterbrochen werden.

Absence-Status

Komplexe fokale Anfälle dauern meist länger als Absencen. Analog zur Ersten Hilfe während eines großen Anfalls gilt, daß man Art und Dauer des Anfalls sorgfältig beobachten sollte; eingreifen sollte man nur bei Verletzungsgefahr. Ruhiges Verhalten hilft zudem mehr als ständiges Einreden auf den Patienten, der in seiner Bewußtseinsstörung für Worte kaum erreichbar ist. Dem Anfall schließt sich eine postiktale Phase von bis zu einer halben Stunde an, während der der Patient noch verwirrt ist und eventuell Hilfe braucht. Wiederum gilt, daß man so lange bei dem Patienten bleiben sollte, bis er wieder ganz in Ordnung ist. Sofortige medikamentöse Behandlung ist meist nicht nötig, es sei denn, der Anfall dauert länger als eine halbe Stunde oder es treten viele komplexe fokale Anfälle in Serie auf. Folgen sie schließlich so rasch aufeinander, daß der Patient zwischendurch nicht wieder ganz zu sich kommt, befindet er sich in einem Status epilepticus von komplexen fokalen Anfällen, auch Status psychomotoricus genannt.

komplexe fokale Anfälle

Ein mehr als halbstündiger komplexer fokaler Anfall und ein Status psychomotoricus sind zwar keine lebensbedrohlichen Zustände, sollten aber medikamentös unterbrochen werden. Hierfür eignen sich wiederum die Diazepam-Rektiolen (s. S. 135). Allerdings empfiehlt sich eine Beratung mit dem behandelnden Arzt. Erreicht man ihn nicht,

Status psychomotoricus

sollte man den Patienten in der Ersten Hilfe eines Krankenhauses vorstellen.

Wichtig bleibt wie immer die sorgfältige Anfalls- Anfallsbeobachtung beobachtung. Sie hilft entscheidend bei der Diagnose und ist für die frühzeitige Einleitung der richtigen Therapie wichtig. Auf jeden Fall nützt sie Patienten mehr als blinder Aktionismus.

Ereignet sich der epileptische Anfall in einem Umfeld, in dem man den Patienten kennt, zum Beispiel in der Familie, am Arbeitsplatz, im Verein, wissen die Angehörigen, Freunde oder Mitarbeiter mit der Situation umzugehen; meistens muß dann kein Arzt gerufen werden. Anders bei Anfällen auf der Straße, im Kaufhaus oder im Kino, wenn niemand bei dem Patienten ist, der über seine Anfälle Bescheid weiß. Dann wird meistens ein Kranken-

Für den Notfall

Wenn ich einen Anfall (Epilepsie) habe:
● Kleidung lockern, besonders am Hals
● flache Seitenlage, weiche Kopfunterlage
● heben Sie mich **nicht** auf und versuchen Sie **auf keinen Fall**, meine Bewegungen einzudämmen. Bitte auch nichts zwischen die Zähne schieben. Gewöhnlich bin ich bald wieder bei Bewußtsein.
● bei Verletzungen oder wenn nach einer Viertelstunde noch ohne Bewußtsein, bitte einen Arzt rufen.

Medikamente/Dosis: _____

_____

Allergien: _____

Hier z. B. Foto einkleben

Name: _____

Vorname: _____

Geb.-Datum: _____

Straße: _____

Ort: _____

Im Notfall Nachricht an: _____

DESITIN Service

Behandelnder Arzt: _____

Abb. 24. *Vorderseite und Rückseite eines Notfallausweises – beim Anfall eine Hilfe für die Helfer.*

Notfallausweis

SOS-Kapsel

wagen gerufen und der Patient in das nächstge-
legene Krankenhaus gebracht. Hier bewährt sich
ein Notfallausweis, den sich jeder Patient vom
behandelnden Arzt aushändigen lassen sollte. Er ist
etwa so groß wie eine Telefonkarte und enthält den
Namen des Patienten, seine Adresse, die des
behandelnden Arztes, die der Angehörigen und
seine Antiepileptika. Man kann diese Informationen auch in einer kleinen wasserdichten SOS-Kapsel an einer Kette um den Hals tragen. In einer
Notfallsituation sind sie für die herbeigerufenen
Sanitäter und die Ärzte in der Klinik eine große
Hilfe, denn sie wissen dann sofort, daß der Patient
an einer Epilepsie erkrankt ist und mit welchen
Medikamenten er behandelt wird, wer sein behandelnder Arzt ist und wie die Angehörigen zu
benachrichtigen sind. Oft können so unnötige diagnostische Untersuchungen und therapeutische
Eingriffe vermieden werden, und der Patient kann
seiner Krankheit entsprechend schnell richtig versorgt werden.

---

*Ein epileptischer Anfall – auch der Grand mal – ist in der
Regel kein lebensgefährliches Ereignis. Normalerweise ist es
nicht nötig, bei einem einzelnen großen epileptischen Anfall
bei bekannter Epilepsie einen Arzt oder Krankenwagen zu
rufen, außer wenn der Anfall länger dauert als fünf Minuten,
der Patient sich im Anfall verletzt hat, er nicht richtig wieder
zu atmen beginnt oder ins Krankenhaus gebracht werden
möchte.*

*Der Patient sollte immer einen Notfallausweis bei sich tra-
gen, aus dem ersichtlich ist, daß er an einer Epilepsie leidet.
Dieser hilft vor allem dann, wenn er einen Anfall erleidet und
niemand bei ihm ist, der seine Krankheit kennt.*

*Blinder Aktivismus Dritter hilft dem Patienten während des
Anfalls nicht. Statt dessen sollte man den Anfall gut beobachten, darauf achten, daß der Patient sich nicht verletzt
und bei ihm bleiben, bis der Anfall vorüber ist.*

*Eine Serie von Grand mal-Anfällen ist ein medizinischer Not-
fall; ein Grand mal-Status kann lebensgefährlich werden,
der Betroffene muß sofort in ein Krankenhaus gebracht werden.*

Status epilepticus

Bei jeder Anfallsart gibt es drei Möglichkeiten des
Auftretens von Anfällen:
- Ein Anfall tritt einzeln auf und dauert nicht
  ungewöhnlich lange.

  einzelner Anfall
- Es treten mehrere Anfälle hintereinander auf,
  zwischen denen der Patient sich wieder völlig
  erholt. Man spricht dann von einer Anfallsserie.

  Anfallsserie
- Ein einzelner Anfall dauert ungewöhnlich lange
  (länger als 15 Minuten) oder ein Anfall folgt dem
  nächsten, ohne daß der Patient zwischendurch das
  Bewußtsein wiedererlangt bzw. sich erholt. Beides
  führt zu einem lang anhaltenden epileptischen
  Zustand und wird als Status epilepticus bezeichnet.

  Status epilepticus

Eine Epilepsie kann auch einmal mit einem Status
epilepticus beginnen, das heißt, der erste Hinweis,
daß ein Patient an einer Epilepsie erkrankt ist, zeigt
sich in Form eines Status epilepticus. Bei einem
Patienten mit einem solchen Krankheitsbeginn liegt
sehr häufig ein Hirntumor, eine Hirnblutung oder
ein Schädelhirntrauma als Ursache zugrunde. Wesentlich häufiger hingegen ereignet sich im Verlauf
einer bereits bestehenden Epilepsie ein Status epilepticus. Ungefähr 3–16 Prozent aller an Epilepsie
erkrankten Menschen erleiden im Laufe ihres
Lebens einmal einen Status epilepticus. Die höchste
Statusrate besteht bei Patienten mit einem Lennox-
Gastaut-Syndrom. Bei ungefähr 40 Prozent dieser
Patienten tritt mindestens einmal ein Status epilepticus von atypischen Absencen auf. Bei Patienten mit
einer schon seit längerem bekannten und also
zumeist behandelten Epilepsie spielen die bekannten
Auslösefaktoren für epileptische Anfälle auch eine
wesentliche Rolle für das Auftreten eines Status
epilepticus. Unregelmäßiger Schlaf-Wach-Rhythmus mit Schlafentzug, Alkoholkonsum, Fieber, Weglassen der Antiepileptika oder aber eine zu schnelle
Therapieumstellung, insbesondere aber das ungünstige Zusammentreffen mehrerer dieser Faktoren
sind häufig Auslöser eines Status epilepticus. Deshalb
noch einmal ein ganz ernster Appell an alle Epilepsiepatienten, diese Auslöser zu meiden!
Ein Status epilepticus generalisierter tonisch-klonischer Anfälle (Grand mal-Status) ist ein lebensbe-

Lennox-Gastaut-Syndrom

Auslöser eines Status epilepticus

Grand mal-Status

drohlicher Notfall. Die Prognose hängt zum einen von der Grunderkrankung des Gehirns ab, zum anderen jedoch auch ganz wesentlich vom rechtzeitigen Einsetzen und von der Wirksamkeit der Therapie. Je länger ein Grand mal-Status anhält, desto größer wird das Risiko lebensgefährlicher Komplikationen. Trotz rückläufiger Sterblichkeitsrate in den letzten Jahrzehnten überleben immer noch ungefähr 10 bis 20 Prozent aller Kranken den Grand mal-Status nicht. Die meisten Patienten sterben jedoch erst Stunden oder Tage nach Beendigung eines Grand mal-Status, meist infolge von Kreislauf-, Herz- oder Lungenkomplikationen. Stationäre Behandlung ist daher auch nach Beendigung eines Grand mal-Status noch eine Zeitlang nötig.

Ein Patient mit einem Grand mal-Status sollte so schnell wie möglich als Notfall in ein Krankenhaus gebracht werden; möglichst in ein Krankenhaus mit einer Intensivstation. Es droht nämlich oft eine Hirnschwellung, durch die die Blutzirkulation im Gehirn gestört wird. Mit bedingt durch den entstehenden Sauerstoffmangel werden im Gehirn Nervenzellen zerstört. Dies ist auch der Grund, warum es nach einem Grand mal-Status zu einer sogenannten **Defektheilung** kommen kann – vor allem dann, wenn er lange nicht durchbrochen werden konnte – was bedeutet, daß neurologische und/oder psychische Defizite zurückbleiben. Bei einem länger als gewöhnlich andauernden Grand mal oder bei mehreren Grand mal hintereinander ist die Verabreichung einer Diazepam-Rektiole durch die Angehörigen noch vor Eintreffen des Arztes oder des Krankenwagens zu empfehlen. Durch den Arzt und in der Klinik wird dann die **Statusbehandlung** fortgesetzt. Hier haben sich als Notfallmedikamente vor allem die Benzodiazepine und das Phenytoin bewährt.

Ein **Absence-Status** zeigt sich klinisch durch einen Verwirrtheitszustand mit Bewußtseinsstörung. Gewohnte Tätigkeiten wie essen, trinken, waschen, ankleiden und umherlaufen gelingen zwar noch, doch wirkt der Patient dabei apathisch, stark antriebsgemindert; er spricht kaum oder gar nicht. Ein Absence-Status kann Minuten, Stunden, Tage oder sogar Wochen dauern. Im EEG zeigen sich typische generalisierte 3/s spike-and-wave-Muster (Spitzen- und Wellenentladungen). Ein Absence-

Defektheilung

Statusbehandlung

Absence-Status

Status kann in einen Grand mal-Anfall übergehen, selten hingegen in einen Grand mal-Status. Eine Defektheilung, vor allem mit psychischen Defiziten, ist möglich, schon deshalb sollte ein Absence-Status medikamentös, meist mit Benzodiazepinen, unterbrochen werden. Bei Kindern führt ein häufig vorkommender Absence-Status oft zu starken Lernschwierigkeiten.

Treten komplexe fokale Anfälle als Status epilepticus auf, spricht man von einem Status komplexer fokaler Anfälle oder auch von einem Status psychomotoricus. Im Status komplexer fokaler Anfälle ändert sich die Bewußtseinslage des Patienten häufig, meistens sind einzelne, hintereinander auftretende Anfälle nicht sicher zu trennen. Die Patienten fallen gewöhnlich durch Denk- und Bewußtseinsstörungen auf, häufig bei gestörter Motorik. Ein rascher Wechsel zwischen Hemmung und gesteigertem Antrieb steht bei einigen Patienten im Vordergrund. Das Oberflächen-EEG kann unauffällig sein. Auch ein Status psychomotoricus kann mit einer Defektheilung enden, insbesondere in Form von Gedächtnisstörungen. Zwar ist die Therapie des Status psychomotoricus nicht so dringend wie die des Grand mal-Status, dennoch sollte auch dieser Status medikamentös unterbrochen werden. Es drohen sonst bleibende Schäden und man riskiert, daß er in einen Grand mal-Status übergeht. Zur Statusunterbrechung werden Benzodiazepine und Phenytoin eingesetzt.

Status psychomotoricus

Abhängig von der Lage des epileptogenen Areals weisen einfache fokale Anfälle unterschiedliche klinische Symptome auf. Treten sie als Status epilepticus auf, spricht man von einem Status einfacher

Status einfacher fokaler Anfälle

Dauert ein einzelner Anfall ungewöhnlich lange (ein Grand mal zum Beispiel länger als 15 Minuten) oder folgt ein Anfall dem nächsten, ohne daß der Patient sich zwischendurch erholt, spricht man von einem Status epilepticus.
Ein Grand mal-Status ist ein lebensbedrohlicher Notfall. Eine sofortige Aufnahme des Patienten ins Krankenhaus ist notwendig. Vor Eintreffen des Arztes oder des Krankenwagens ist die Verabreichung einer Diazepam-Rektiole zu empfehlen.
Ein Absence-Status oder ein Status komplexer fokaler Anfälle ist nicht lebensbedrohlich, sollte aber dennoch medikamentös unterbrochen werden.

fokaler Anfälle. So gibt es zum Beispiel einen Status einfacher fokaler Anfälle mit motorischen (auch Jackson-Status genannt) oder sensiblen Symptomen. Analog zum Status psychomotoricus werden zur Statusunterbrechung Benzodiazepine und Phenytoin eingesetzt.

Epilepsie und Schwangerschaft

Heirat

Die Epilepsie allein ist kein Grund, nicht zu heiraten. Natürlich sollte dieser Schritt – wie überhaupt immer – von beiden Partnern überlegt und besprochen werden. Dazu gehört unbedingt die genaue Aufklärung des Partners über die Krankheit Epilepsie. Offenheit ist hier geboten. Es hat sich oft als sehr hilfreich erwiesen, wenn der behandelnde Arzt mit beiden Partnern ausführlich über die Epilepsie spricht. In diesem Zusammenhang stellen sich Fragen über Themen wie Sexualität, Empfängnisverhütung, Kinderwunsch, geplante und ungeplante Schwangerschaft, Geburt, Stillen.

Sexualität

Sexuelle Aktivität ist normalerweise nicht anfallsauslösend und schadet einem Epilepsiepatienten nicht. Wird umgekehrt die Sexualität durch die Epilepsie beeinflußt? Es ist möglich, daß eine vom Schläfenlappen ausgehende fokale Epilepsie das sexuelle Bedürfnis eines Patienten verringert. Sehr selten tritt das Gegenteil auf, daß eine Schläfenlappenepilepsie zu gesteigerter sexueller Aktivität führt. Eine verminderte sexuelle Aktivität kann jedoch durch Medikamente mit verursacht werden. Hier spielen am ehesten die Antiepileptika Primidon und Phenobarbital eine Rolle. Der Patient sollte über das Auftreten von Störungen in seinem Sexualleben mit seinem behandelnden Arzt sprechen.

orale Kontrazeption

Bislang gibt es keine überzeugenden Hinweise, daß die Einnahme der „Pille" (orale Kontrazeption) Häufigkeit und Schwere epileptischer Anfälle beeinflußt. Bei gleichzeitiger Einnahme von Carbamazepin, Phenobarbital, Phenytoin, Primidon und wahrscheinlich auch Ethosuximid kann die Empfängnisverhütung mit der „Pille" jedoch weniger zuverlässig sein. Diese Antiepileptika rufen eine

Enzyminduktion hervor, so daß die Hormone schneller abgebaut werden. Benzodiazepine und Valproinsäure hingegen verändern die Wirksamkeit der „Pille" nicht. Treten bei gleichzeitiger Einnahme von Antiepileptika und „Pille" Zwischenblutungen auf, ist der hormonelle Schutz offenbar unzureichend. In Rücksprache mit dem Frauenarzt ist in diesem Fall über eine zusätzliche oder eine alternative Verhütungsmaßnahme nachzudenken.

Besteht Kinderwunsch, sollte die Patientin mit ihrem behandelnden Arzt besprechen, ob es ratsam ist, sich diesen sofort zu erfüllen. Eventuell sollte vorher versucht werden, die medikamentöse Therapie zu verbessern. Wenn zum Beispiel gerade eine Medikamentenumstellung stattfindet, sollte diese erst abgeschlossen sein, damit die Medikamentenbelastung während der Schwangerschaft möglichst gering bleibt. Auch eine Aufdosierungsphase, in der versucht wird, die individuell wirksamste Dosis eines Antiepileptikums für die Patientin zu finden, sollte erst zu Ende geführt werden. Optimal freilich wäre das vorherige Erreichen von Anfallsfreiheit mit einem Antiepileptikum in möglichst niedriger Dosierung.

Die Schwangerschaft selbst verschlimmert eine Epilepsie normalerweise nicht, in etwa fünf Prozent der Fälle kommt es sogar zu einer deutlichen Abnahme der Anfallsfrequenz. Das Reduzieren oder Weglassen der verordneten Antiepileptika, häufig aus Angst vor möglichen Mißbildungen des Kindes, ist neben Schlafmangel die häufigste Ursache für die Zunahme der Anfallsfrequenz während der Schwangerschaft (in rund zehn Prozent der Fälle). Beides ist deshalb dringend zu unterlassen. Gerade bei einer nicht geplanten Schwangerschaft geschieht es häufig, daß die Patientin aus Angst, die Medikamente könnten dem Kind schaden, eigenmächtig die Dosis der Antiepileptika verringert. Die Folgen sind oft verheerend. Die Anfallsfrequenz steigt, es kann zum Status epilepticus kommen, der das Leben der Mutter und des ungeborenen Kindes bedroht.

Während der Schwangerschaft ändert sich der Stoffwechsel der Frau, zum Beispiel die Arbeitsleistung der Leber und der Nieren, das Verteilungsvolumen usw. Daher fällt bei schwangeren Epilep-

Enzyminduktion

Kinderwunsch

Schwangerschaft

siepatientinnen oft die Serumkonzentration der Antiepileptika. Um dies rechtzeitig zu erkennen und korrigieren zu können, ist es notwendig, während der Schwangerschaft die Serumkonzentrationen durch Blutentnahmen engmaschiger zu kontrollieren. Kommt es zu einem Anfallsrezidiv oder zu einer Zunahme der Anfälle, muß die Dosis erhöht werden. Vor allem Grand mal sollten unbedingt vermieden werden.

Zwischen dem Gynäkologen, der geburtshilflichen Abteilung, in der die Patientin entbinden wird, und dem die Epilepsie behandelnden Arzt empfiehlt

Schwangerschaft und Geburt

sich eine frühzeitige Zusammenarbeit. Während der Schwangerschaft und der Geburt treten bei Patientinnen mit einer Epilepsie nicht mehr Komplikationen auf als bei anderen Frauen. Die Epilepsie selbst hat also keinen ungünstigen Einfluß auf den Schwangerschaftsverlauf und die Geburt, allerdings ist die perinatale Sterblichkeit (Perinatalperiode: 29. Schwangerschaftswoche bis 7. Lebenstag) bei Kindern von epilepsiekranken Müttern auf etwa das Zweifache erhöht. Die Ursachen dafür sind bis heute ungeklärt. Zur Verminderung von Blutgerinnungsstörungen und damit von Blutungen bei Neugeborenen sollten die Patientinnen während der letzten Schwangerschaftsmonate mit Vitamin K behandelt werden.

Wochenbett

Während des Wochenbetts und in der Zeit des Stillens sind von der epilepsiekranken Mutter zwei Risiken besonders zu beachten: Zum einen kommt es nach der Geburt oft zu einem Anstieg der Serumkonzentrationen der Antiepileptika, die anhand von auftretenden dosisabhängigen Nebenwirkungen erkennbar sind. Eine Dosisänderung bringt hier Abhilfe. Ferner kann es zu Anfallsrezidiven oder zu einem Anstieg der Anfallsfrequenz kommen. Häufigste Ursachen hierfür sind wiederum die unregelmäßige Einnahme der Medikation und ein gestörter Schlaf-Wach-Rhythmus mit Schlafmangel, meist be-

Stillen

dingt durch das Stillen. In dieser Phase ist es deshalb sehr wichtig, daß der Patientin möglichst viele Belastungen vom Partner und von der Familie abgenommen werden. Dazu gehört auch, daß sie Unterstützung findet, daß dem Kind bei einem Anfall von ihr nichts passiert, indem zum Beispiel eine weitere Person anwesend ist, wenn sie das Kind badet.

Die Antiepileptika gehen bereits in der Früh-schwangerschaft über den Mutterkuchen (Plazenta) auf den Embryo über und finden sich in dessen Blut in ähnlicher Konzentration wie im mütter-lichen. Eine Ausnahme bildet hier die Valproin-säure, deren Konzentration zum Beispiel im Nabel-schnurblut höher ist als im mütterlichen. Bei einer Behandlung mit Valproinsäure während der Schwangerschaft sollten deshalb möglichst zu hohe Blutspiegel vermieden werden. Eine Verteilung der Tagesdosis auf drei bis vier Gaben bzw. die Verschreibung eines Retard-Präparats empfiehlt sich. Neugeborene epilepsiekranker Mütter, die während der Schwangerschaft mit Antiepileptika behandelt wurden, zeigen insbesondere bei Pheno-barbital und Primidon nach der Geburt häufiger starke Schläfrigkeit und schlaffen Muskeltonus sowie Trinkschwäche, die eine unzureichende Gewichtszunahme mit sich bringen kann. Ursache hierfür ist, daß das Baby in den ersten Lebenstagen die Medikamente, vornehmlich Phenobarbital und Phenytoin, noch sehr langsam abbaut. Halten diese Symptome während des Stillens an, sollten beim Baby die Serumkonzentrationen der Antiepileptika bestimmt werden. Manchmal empfiehlt sich Abstil-len oder zumindest Zufüttern. Umgekehrt können bei einem nicht gestillten Baby – wahrscheinlich bedingt durch den plötzlichen Medikamentenent-zug – Zittern, Unruhe sowie häufiges Schreien auf-treten. Durch Stillen kann dieses Verhalten des Babys, das sonst manchmal Wochen anhält, gebes-sert werden.

Die Antiepileptika gehen in unterschiedlichem Ausmaß in die Muttermilch über. Bei den meisten Antiepileptika ist jedoch die Konzentration in der Muttermilch wesentlich geringer als die im mütter-lichen Blut. Stillen ist wichtig für einen intensiven Mutter-Kind-Kontakt. Möchte deshalb die epilep-siekranke Mutter ihr Kind stillen, darf und kann sie dies auch tun, solange das Befinden des Babys nicht dagegenspricht.

Häufigste Ursache für eine Verschlechterung der Epilepsie während der Schwangerschaft ist das Weglassen oder Verringern der Dosis der Antiepi-leptika, meist aus Angst vor Mißbildungen. Zwar liegt die Mißbildungsrate bei Kindern epilepsie-

Valproinsäure

Abstillen oder Zufüttern

Muttermilch

Mißbildungen

kranker Mütter ungefähr doppelt so hoch wie bei Kindern, deren Mütter nicht an Epilepsie erkrankt sind, doch sind davon immer noch nur zwei Prozent betroffen. Viele Schäden sind zudem postnatal gut zu behandeln und zu beheben. Die Ursachen für die Mißbildungen sind nicht genau bekannt, wahrscheinlich spielen die Krankheit Epilepsie selbst, die Behandlung mit Antiepileptika und Erbfaktoren eine Rolle.

Die Mißbildungen können zum Beispiel in Form einer Gaumenspalte, einer Hasenscharte, eines Herzfehlers oder Veränderungen am Skelett auftreten. Etliche dieser Mißbildungen lassen sich operativ korrigieren. Bei Müttern, die während der Frühschwangerschaft Valproinsäure eingenommen haben, besteht anscheinend ein vierfach höheres Risiko, daß es bei ihren Nachkommen zu Mißbildungen des Wirbelkanals (Spina bifida, Myelomeningocele) kommt. Sehr selten wurden diese Mißbildungen auch beobachtet, wenn die Mutter während der Schwangerschaft Carbamazepin eingenommen hatte. Daher sollten Frauen bei einer geplanten Schwangerschaft nur dann mit Valproinsäure während der ersten drei Monate der Schwangerschaft behandelt werden, wenn es aufgrund ihrer Epilepsie für sie keine ähnlich wirksame Therapie gibt. Patientinnen mit positiver Familienanamnese bezüglich Mißbildungen des Wirbelkanals sollten während der Schwangerschaft möglichst nicht mit Valproinsäure und Carbamazepin behandelt werden. Mit Hilfe von Ultraschalldiagnostik und der Untersuchung des Fruchtwassers kann frühzeitig nach einer solchen Mißbildung des Wirbelkanals gesucht werden.

Neben diesen Mißbildungen wurden in den letzten Jahren einige kleine Fehlbildungen beschrieben, die als sogenanntes fetales Antiepileptikasyndrom zusammengefaßt wurden. Hierzu gehören zu kleine Nägel an Fingern und Zehen, tiefersitzende Ohren, ein etwas vergrößerter Augenabstand, verkleinerte Fingerkuppen. Das fetale Antiepileptikasyndrom wird häufiger beobachtet, wenn während der Schwangerschaft mehrere Antiepileptika eingenommen werden, wahrscheinlich wird es auch noch durch höhere Serumkonzentrationen der Antiepileptika begünstigt. Deshalb ist eine optimale

Mißbildung des Wirbelkanals

fetales Antiepileptika-Syndrom

Pharmakotherapie vor und während der Schwangerschaft so wichtig. Aber nicht nur die Antiepileptika spielen hier eine Rolle, da diese kleinen Fehlbildungen zum Beispiel auch bei Kindern unbehandelter epilepsiekranker Mütter beobachtet wurden sowie bei Kindern, deren Eltern keine Epilepsie haben.

Trotz der genannten erhöhten Risiken bringen mehr als 90 Prozent aller Frauen, die an einer Epilepsie erkrankt sind und während der Schwangerschaft Antiepileptika einnehmen, gesunde Kinder ohne Geburtsfehler zur Welt.

Die Epilepsie selbst ist kein Ehehindernis; mit dem Partner sollte offen über die Krankheit Epilepsie gesprochen werden.

Sexuelle Aktivität ist meist nicht anfallsauslösend.

Bei gleichzeitiger Einnahme von Antiepileptika kann die Empfängnisverhütung mit der „Pille" weniger zuverlässig werden.

Vor einer geplanten Schwangerschaft ist zu überlegen, ob die antiepileptische Therapie noch optimiert werden kann. Am günstigsten ist die Behandlung mit einer Monotherapie.

Die Schwangerschaft selbst verschlimmert eine Epilepsie in der Regel nicht. Die Epilepsie selbst hat keinen ungünstigen Einfluß auf den Schwangerschaftsverlauf und die Geburt.

Unter keinen Umständen aus Angst vor möglichen Mißbildungen des Kindes die verordneten Antiepileptika eigenmächtig reduzieren oder weglassen. Dies ist die häufigste Ursache für die Verschlechterung einer Epilepsie während der Schwangerschaft.

Bei 2 von 100 Kindern epilepsiekranker Mütter treten Mißbildungen auf. Das ist etwa doppelt so viel wie bei Kindern nichtepilepsiekranker Mütter. Viele dieser Mißbildungen lassen sich operativ gut korrigieren. Eine Epilepsiepatientin darf und kann ihr Baby stillen, solange das Befinden des Babys nicht dagegen spricht.

„Du darfst nicht, Du sollst ..." – Leben mit epileptischen Anfällen

Jeder epileptische Anfall, der sich nicht ereignet, erspart dem Patienten Probleme. Deshalb ist es so wichtig, daß sich alle Beteiligten gemeinsam dem Behandlungsziel Anfallsfreiheit verschreiben. Wel-   Anfallsfreiheit che verschiedenen therapeutischen Möglichkeiten und Vorgehensweisen es dabei gibt, wurde eingehend besprochen, allerdings auch, daß dieses Behandlungsziel bei vielen Patienten nicht sofort erreicht wird und für manche Patienten trotz moderner therapeutischer Möglichkeiten bisher unerreichbar blieb. Menschen mit einer Epilepsie müssen also unterschiedlich lange mit ihren Anfällen leben.

Die Epilepsie gehört wie die Zuckererkrankung (Diabetes mellitus), das Asthma oder die Parkinsonsche Krankheit zu den chronischen Erkrankungen.

chronische Erkrankungen

Zwei krankheitsspezifische Eigenschaften erschweren den Epilepsiepatienten jedoch das Zurechtkommen mit ihrer Krankheit: Zum einen durch das plötzliche, unberechenbare Auftreten des nächsten Anfalls, zum anderen durch die vorübergehende Bewußtseinsstörung bei den meisten epileptischen Anfällen. Hielten sich die Anfälle an Termine oder wäre der Zeitpunkt des nächsten Anfalls beizeiten vorhersehbar, könnte man sich mit der Krankheit erheblich besser arrangieren. Das Verletzungsrisiko ließe sich meistern, sozialen Problemen könnte man vorbeugen, die Angst, auch der Angehörigen, vor dem nächsten Anfall wäre geringer.

Bewußtseinsstörung

Die Bewußtseinsstörung während des Anfalls bringt weitere Probleme: Der Patient kann sich vorübergehend nicht vollständig kontrollieren, nur durch Augenzeugen erfährt er hinterher, was vorgefallen ist, wie er sich verhalten hat. Daher rührt auch oft die den Patienten nach dem Anfall stark

Verletzungsgefahren

beschäftigende Frage, was gewesen sei. Bedingt durch die unvorhersehbare Bewußtseinsstörung können alltägliche Tätigkeiten wie Baden, Treppensteigen, Fahrradfahren, Bügeln, Schwimmen, Fensterputzen usw. für den Patienten gefährlich werden. Schon der Evangelist Markus berichtet im Neuen Testament über Verletzungsrisiken im epileptischen Anfall und spricht von den Gefahren durch Feuer und Wasser.

Ertrinken oder sich verbrennen sind mögliche Gefahren für Epilepsiekranke im Anfall, nicht aber die einzigen; Ertrinken in der Badewanne oder im Schwimmbad; Verbrennungen unter der Dusche durch heißes Wasser, beim Bügeln, beim Essenkochen, beim Sturz in ein offenes Feuer, beim Rau-

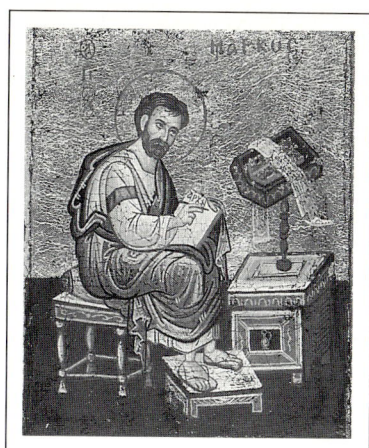

Abb. 25. *Schon der Evangelist Markus wies auf die Verletzungsgefahr durch Feuer und Wasser im Anfall hin.**

chen; Sturz vom Fahrrad oder vor ein Auto, auf dem Bahnsteig vor einen einfahrenden Zug, auf der Treppe, von einer Leiter, aus dem Bett; Verletzung durch Greifen in eine laufende Maschine, mit scharfen oder spitzen Gegenständen wie Messer oder Schere, durch Aufschlagen auf Kanten.
Diese Liste ließe sich noch lange fortsetzen. Zu Hause, auf dem Weg von und zur Arbeit oder zur Schule, am Arbeitsplatz, in der Freizeit: Überall lauern im Anfall Risiken für den Epilepsiekranken. Obwohl es immer wieder auch zu schweren oder gar tödlichen Verletzungen von Patienten im Anfall kommt, erleiden die meisten Patienten keine schwerwiegenden Verletzungen durch ihre Anfälle. Wird ein Patient eines Arztes Opfer eines Unfalls, neigt dieser häufig schnell dazu, betroffen und beeindruckt durch das Unglück eines Patienten, allzu strenge, pauschale Regeln für alle Patienten aufzustellen. Das kann zu unnötigen Einschränkungen führen, die die weitere Isolierung der Patienten fördern oder bei Kindern mit einer Epilepsie die Eltern zu Überbehütung anregen. Hier lauert dann die Gefahr, daß die Patienten zu unselbständig werden.
Nach Möglichkeit sollte also auf pauschale Regeln und Vorschriften verzichtet werden. Beratung über Risiken, vor allem unter Berücksichtigung der jeweiligen Anfallssituation und der Lebensumstände, kann nur individuell einen Sinn ergeben. Dazu gehört, daß man dem Patienten reale Verletzungsgefahren aufzeigt und ihm konkrete Vorsor-

Beratung über Risiken

Vorsorgeregeln

geregeln an die Hand gibt. Sie werden natürlich für Patienten, die nur aus dem Schlaf heraus epileptische Anfälle haben, anders ausfallen als für Patienten, die diffus über den Tag verteilte Anfälle mit Bewußtseinsstörungen haben. Neben der tageszeitlichen Bindung der Anfälle und dem Ausmaß der Bewußtseinsstörung während des Anfalls muß zudem beachtet werden, ob ein Patient während des Anfalls stürzt, motorisch sehr unruhig ist und zum Beispiel hin und her läuft oder schleudernde Bewegungen mit Armen und Beinen ausführt, oder ob er nur kurz innehält und erstarrt.

Bewußtseinsstörung

Das Unfallrisiko ist natürlich bei allen Anfällen, die mit einer Bewußtseinsstörung einhergehen – wie zum Beispiel Grand mal, komplexe fokale Anfälle und Absencen – wesentlich größer als bei Anfällen ohne Bewußtseinsstörung. Der Arzt muß also den Patienten gut kennen, bevor er ihn berät: seine Lebensumstände, seine Fähigkeiten, die Anfallshäufigkeit, mögliche Auslösefaktoren seiner Anfälle, der Ablauf seiner Anfälle. Vor allem muß er wissen, ob die Anfälle mit einer Bewußtseinsstörung einhergehen oder nicht.

Dennoch bleibt es jedesmal eine Gratwanderung für den beratenden Arzt, auf der einen Seite dem Patienten möglichst wenige Einschränkungen aufzuerlegen und auf der anderen Seite das unvermeidliche Restrisiko möglichst gering zu halten. Auch für die Angehörigen, zum Beispiel für die Eltern eines epilepsiekranken Kindes, ist es häufig nicht einfach, einen Weg zwischen übertriebener und notwendiger Beaufsichtigung zu finden.

Risiken abschätzen, Verantwortung übernehmen

Der Patient muß lernen, Risiken abzuschätzen und Verantwortung für sich und andere zu übernehmen. Anfälle gefährden ja nicht nur ihn selbst, sondern unter Umständen auch andere Personen. Eine junge Frau zum Beispiel, die vor wenigen Wochen Mutter geworden ist, ist an einer Epilepsie mit diffus auftretenden komplexen fokalen Anfällen erkrankt. Erleidet die Patientin einen Anfall, während sie ihr Baby badet, kann dieses ertrinken. Als Vorsichtsmaßnahme ist hier der Patientin dringend zu raten, das Baby nie allein, sondern nur im Beisein einer weiteren Person zu baden.

Vorsorgemaßnahmen

Im weiteren werden noch einige Vorsorgemaßnahmen erläutert, die, je nach Anfallsart und Anfalls-

häufung, Patienten helfen, Risiken bei Anfällen zu
verringern: Patienten mit häufigen nächtlichen
Anfällen, zum Beispiel Grand mal oder komplexen
fokalen Anfällen mit starker motorischer Unruhe,
sollten aufgrund der Sturzgefahr in niedrigen Betten oder auf Matratzen schlafen, die direkt auf dem
Boden liegen. Patienten, die nächtliche Anfälle mit
Einnässen haben, sollten keine elektrischen Heizkis-
sen benutzen. Patienten, die ihre Anfälle in der
Aufwachphase haben (zum Beispiel Aufwach-
Grand mal), also ungefähr innerhalb der ersten
Stunde nach dem Aufwachen, sollten ihren Wecker
bis zu einer Stunde früher stellen, damit sie die erste
Stunde nach dem Aufwachen im Bett verbringen
können, wo die Verletzungsgefahr wesentlich geringer ist als im Badezimmer oder in der Küche.
Das Badezimmer gehört sicher zu den gefähr-
lichsten Orten in der Wohnung eines Epilepsiepatienten, der nicht anfallsfrei ist. Er sollte die Toi-
lettentür nicht abschließen, sondern ein Schild mit
„besetzt" und „frei" außen anbringen. Separate
Toiletten sind gewöhnlich sehr eng. Hier sollte die
Tür nach außen aufgehen, damit jederzeit jemand
zur Hilfe hineinkommen kann. Andernfalls blok-
kiert der gestürzte Patient womöglich die Tür. Da
auch Badezimmer meist recht klein sind, sollten
Patienten mit häufigen Sturzanfällen außerdem folgende Veränderungen vornehmen: das Waschbek-
ken niedriger anbringen lassen, so daß man sich

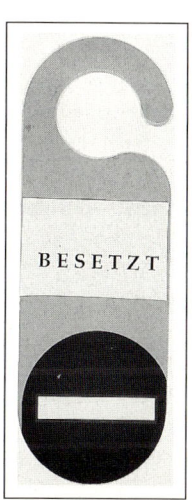

Abb. 26. *Nicht abschließen, sondern ...*

beim Hantieren daran hinsetzen kann, unge-
schützte Heizkörper verkleiden lassen, auf Metall-
gestelle und Möbel mit Stahlkanten verzichten.

Baden

Bei Patienten mit vielen Anfällen ist Duschen sicherer als Baden. Möchte der Patient dennoch baden,
sollte die Badezimmertür nicht verschlossen werden; die Badewanne darf nicht zu voll sein; der
Patient sollte sich nicht zu lange in der Badewanne
aufhalten (Gefahr von zu starker Ermüdung); eine
weitere Person sollte sich zumindest in der Wohnung aufhalten, besser noch im Badezimmer. Kinder mit epileptischen Anfällen sollten keinesfalls
allein baden.

Verbrennungen

Neben den Vorsichtsmaßnahmen gegen die Gefahr
des Ertrinkens, die von Patienten häufig unterschätzt wird, sind weitere Vorsorgeregeln bezüglich
der Gefahr von Verbrennungen dringend notwendig. Der im Anfall bewußtseinsgestörte Patient ist
meist nicht in der Lage, sich schnell genug von der
Hitzequelle zu entfernen: Kamine mit offenem
Feuer sollten geschützt werden; beim Kochen auf
den hinteren Herdplatten arbeiten, dabei auch die
Topfgriffe nach hinten drehen; Töpfe mit heißen
Speisen oder Kessel mit heißem Wasser nicht auf
langen Wegstrecken herumtragen. Epilepsiepatienten, die rauchen, sollten sich stets vergegenwärti-
gen, daß im Anfall erhebliche Brand- und Ver-
brennungsgefahr besteht.

Für Epilepsiepatienten mit kleinen Kindern sind
folgende Vorsichtsmaßnahmen hilfreich: Kleine
Kinder nicht allein baden; bei häufigen Anfällen
das Baby im Liegen stillen und auf dem Boden
wickeln.

Patienten, die häufig zu Hause im Anfall stürzen,
sollten sich möglichst Möbel mit wenigen Kanten
anschaffen, zum Beispiel runde Tische statt eckige.
Nicht nur zu Hause, sondern auch auf dem Weg
von und zur Arbeit, beim Einkaufen oder auf dem
Schulweg sind, abhängig von Art und Häufigkeit
der epileptischen Anfälle, bestimmte Vorsichtsmaßnahmen nötig (Autofahren s. S. 251ff). Beim Radfahren zum Beispiel sollten die Patienten die Stoß-
zeiten (Rush-hours) meiden oder verkehrsberuhigte
Straßen benutzen. Wie eigentlich jeder Radfahrer
sollte der Epilepsiepatient beim Radfahren unbedingt einen Helm tragen. Bei der Benutzung

öffentlicher Verkehrsmittel ist ihm zu raten, immer in der Mitte und nicht am Rand des Bahnsteigs bzw. Bürgersteigs auf den Zug oder Bus zu warten und bei Doppeldeckerbussen nicht das obere Stockwerk zu benutzen. Ferner sollte er auf dem Bürgersteig nicht zu nahe an der Fahrbahn gehen und eine Straße nur durch eine Unterführung oder auf einem Fußgängerüberweg kreuzen. Ebenso sollte er bei einem Spaziergang an einem Fluß oder an einem See nicht zu nahe am Wasser laufen. Und: Immer einen Notfallpaß bei sich tragen, dem entnommen werden kann, daß die Erkrankung einer Epilepsie vorliegt, welche Behandlung durchgeführt wird, wer der behandelnde Arzt ist und welche Angehörigen notfalls zu benachrichtigen sind. Weitere Ratschläge die Schule, den Ausbildungs- oder Arbeitsplatz betreffend finden sich im Abschnitt „Soziale Aspekte".

Notfallpaß

Unsicherheit besteht auch oft bezüglich der Sportarten, die von Epilepsiepatienten ausgeübt werden dürfen. Sport ist den meisten Menschen wichtig. Neben gesundheitlichen Aspekten erfüllt der Sport auch eine wichtige psychosoziale Funktion. Kontakte zu anderen Menschen, etwa durch Mitgliedschaft in einem Sportverein, verhindern Einsamkeit. Sport kann die Selbstachtung durch die Beachtung durch andere stärken. Ferner hilft der Sport auch, soziales Verhalten zu üben, Regeln zu akzeptieren, sich in eine Gruppe zu integrieren, ein Ziel zu verfolgen und auf andere Rücksicht zu nehmen. All diese Punkte sind natürlich auch für Epilepsiekranke wichtig und sollten auch von Eltern epilepsiekranker Kinder bedacht werden, bevor sie den behandelnden Arzt um eine Befreiung vom Schulsport bitten oder den Kindern die Mitgliedschaft in einem Sportverein untersagen.

Sport

Die Eltern oder andere Angehörige von Epilepsiepatienten haben häufig Angst vor Unfällen und Verletzungen, oder sie fürchten, daß der Sport Anfälle auslöst oder zu einer Anfallshäufung führen kann. Wir alle wissen, daß es keine Sportart ohne Unfall- oder Verletzungsrisiko gibt. Statistische Untersuchungen ergaben jedoch, daß sich die Unfallhäufigkeit von gesunden und epilepsiekranken Kindern kaum unterscheidet. Unfälle von Epilepsiepatienten, die sich während einer Sportaus-

Schwimmen

Hyperventilation

Auswahl der Sportart

übung ereignen, sind in den seltensten Fällen auf einen Anfall zurückzuführen. Die meisten schweren anfallsabhängigen Unfälle ereignen sich im Wasser, deshalb müssen gerade beim Schwimmen bestimmte Regeln unbedingt eingehalten werden.

Die sportliche Betätigung führt nicht zu einer Anfallshäufung. Das vermehrte Atmen (Hyperventilation) während einer sportlichen Anstrengung, das die durch die Muskeltätigkeit entstehende metabolische Azidose (Störung des Säure-Base-Haushaltes zugunsten der sauren Valenzen) ausgleicht, löst keine Anfälle aus und darf nicht mit dem vermehrten Atmen während einer Ruhephase (zum Beispiel als Provokationsfaktor während einer EEG-Ableitung) verwechselt werden. Hingegen können zum Beispiel emotionale Faktoren – wie die Anspannung bei einem Wettkampf vor dem Start – oder reflektorische Faktoren – wie zum Beispiel die glitzernde Wasseroberfläche bei photosensibler Epilepsie – als indirekt mit der sportlichen Betätigung in Zusammenhang stehende Faktoren Anfälle auslösen.

Welche Sportarten sind nun für Epilepsiepatienten im Rahmen des Schul- oder Freizeitsports möglich? Auch hier sind nur individuelle Antworten sinnvoll, die die genaue Krankengeschichte des Patienten berücksichtigen. Zu beachten sind also Anfallsart, Anfallsablauf, Anfallshäufigkeit, mögliche tageszeitliche Bindung der Anfälle oder mögliche Nebenwirkungen der Antiepileptika wie Konzentrationsstörungen oder leichte Koordinationsstörungen (zum Beispiel Gangunsicherheit). Unter Berücksichtigung der beim Patienten vorliegenden Anfälle ist die individuelle Verletzungsgefahr während eines Anfalls beim Ausüben bestimmter Sportarten abzuwägen. Ferner sind natürlich auch mögliche Störungen, die mit dem Grundleiden verbunden sind, wie zum Beispiel Halbseitenlähmungen oder Rollstuhlpflichtigkeit, zu bedenken.

Zudem ist bei der Auswahl der möglichen Sportarten zu beachten, daß die Ausübung dieses Sports für den Patienten zu einem positiven Erlebnis werden soll. Sagen die persönlichen Daten des Patienten aus, daß er der von ihm ausgesuchten Sportart nicht gewachsen sein wird, sollte der Arzt in einem ausführlichen, klärenden Gespräch mit dem Patienten darüber reden. Kinder, die während der Schulzeit an einer Epilepsie erkranken, sollten während der Diagnostik und der Einleitung einer erfolgreichen Therapie vom Schulsport befreit werden, danach können sie unter Beachtung ihrer Diagnose und Anfallsfrequenz wieder teilnehmen.

Folgende Hinweise sollten bei der individuellen Beratung eines Patienten Beachtung finden:

- Die Leistungsanforderungen, die an einen Patienten gestellt werden oder die er sich selbst auferlegt, sollten allmählich gesteigert werden.
- Gymnastik, Bodenturnen, Ballspiele können von allen Epilepsiepatienten bedenkenlos ausgeführt werden; wenn irgend möglich, sollte jedoch auf Kopfbälle verzichtet werden, um so Prellungen oder Verletzungen des Kopfes zu vermeiden. **Gymnastik, Ballspiele**
- Geräteturnen ist möglich bei brusthoch eingestellten Geräten, bei garantierter Hilfestellung und ausreichender Absicherung durch Matten. Bei Patienten mit plötzlichem Tonusverlust und Sturzanfällen ist jedoch davon abzuraten. Turnen an Barren, Schwebebalken, Stange und Seil sollte bei nicht anfallsfreien Patienten unterbleiben. **Geräteturnen**
- Beim Laufen sowie allen Sportarten mit längerer Dauerbelastung ist vor allem auf Ermüdungserscheinungen zu achten, da hierbei dann ganz besonders Patienten mit Absencen gefährdet sein können. Deshalb sollten diese Patienten die Streckenlänge nur langsam steigern, damit man rechtzeitig Anzeichen für eine mögliche Anfallsprovokation bemerkt. **Laufen**
- Bei sämtlichen Wassersportarten, insbesondere beim Schwimmen, ist der nicht anfallsfreie Patient am meisten gefährdet. Immer wieder ertrinken Patienten im Anfall. Deshalb sind gerade bei dieser Sportart besondere Maßnahmen notwendig: Tauchen, Kunst- und Turmspringen sollten auf jeden Fall unterlassen werden. Die Patienten sollten nie allein schwimmen gehen, sondern immer in Begleitung guter Schwimmer. Das nützt aber gar nichts, wenn sich diese auf dem Rasen sonnen, während der Patient allein im Wasser ist. Sie müssen ihn kontinuierlich im Auge behalten, am besten gehen sie mit ihm zusammen ins Wasser. Der Patient sollte nicht in fließenden oder unbekannten Gewässern **Wassersportarten**

schwimmen gehen, sondern an Orten, wo die ihn beaufsichtigenden Personen noch stehen können, damit sie ihm im Anfall schnell und wirksam helfen können.

Wintersport
– Beim Wintersport sollte auf steile Abfahrten, Skispringen und besser auch auf das Schlittschuhlaufen wegen der hohen Verletzungsgefahr beim Sturz aufs Eis verzichtet werden. Skilaufen und Rodeln auf nicht zu steilen und übersichtlichen Hängen ist normalerweise möglich. Kinder sollten hierbei möglichst einen Sturzhelm tragen.

Reiten
– Beim Reiten sollte immer eine Reitkappe getragen werden.

– Auf Sportarten mit eindeutigen Risiken wie Boxen, Diskus-, Speer- und Hammerwerfen, Fallschirmspringen, Drachenfliegen usw. muß verzichtet werden.

„Seitdem ich meiner Nachbarin erzählt habe, daß ich an einer Epilepsie erkrankt bin, spricht sie nicht mehr mit mir!" – „Seit unser Junge bei Familie X einen Anfall erlitten hat, darf er nicht mehr zum Spielen kommen!" – Neben sämtlichen Einschränkungen und Problemen, die die Krankheit Epilepsie für die Patienten mit sich bringt, gibt es wohl keine andere Krankheit, bei der die Betroffenen so

Vorurteile
häufig mehr unter den Vorurteilen und dem Verhalten ihrer Mitmenschen leiden als unter der Krankheit selbst. Die Angst vor dem nächsten Anfall ist bei vielen weniger die Sorge um Verletzungen als die Furcht vor der Reaktion etwaiger Zeugen, vor Diskriminierung und Ausgrenzung.

Unwissenheit, aber auch Ängste bezüglich der Krankheit Epilepsie sind oftmals der Nährboden für das häufig so verletzende Verhalten und für die Vorurteile. Das beste Gegenmittel ist eine fundierte

Aufklärung über Epilepsie
und verständliche Aufklärung über die Krankheit Epilepsie. Hier sind vor allem die Ärzte, die Organisationen, die sich mit der Krankheit Epilepsie befassen (zum Beispiel die „Liga gegen Epilepsie", das „Informationszentrum Epilepsie", die „Stiftung Michael" usw.) und die Landesverbände und Selbsthilfegruppen gefordert. Es darf jedoch nicht unterschätzt werden, wie wichtig die Beteiligung jedes einzelnen Epilepsiepatienten an dieser notwendigen Aufklärungsarbeit ist. Je besser er selbst

seine Krankheit verstanden hat und im Gespräch
mit seinen Angehörigen, Freunden, Ärzten und
Therapeuten gelernt hat, über diese Krankheit zu
sprechen und sich mit ihr auseinanderzusetzen,
desto eher kann er sie anderen gegenüber erklären
und mithelfen, den Berg der Vorurteile langsam
Stein um Stein abzutragen. Daß dabei auch einmal
Steine ins Rutschen kommen und ihn selbst treffen
können, ist eine Erfahrung, die kaum einem Patienten erspart bleibt. Wenn der Patient dann aber über
diese Enttäuschungen mit Angehörigen, Freunden,
Ärzten oder Therapeuten sprechen und sich Mut
holen kann, ist eine gute Zusammenarbeit gelungen.

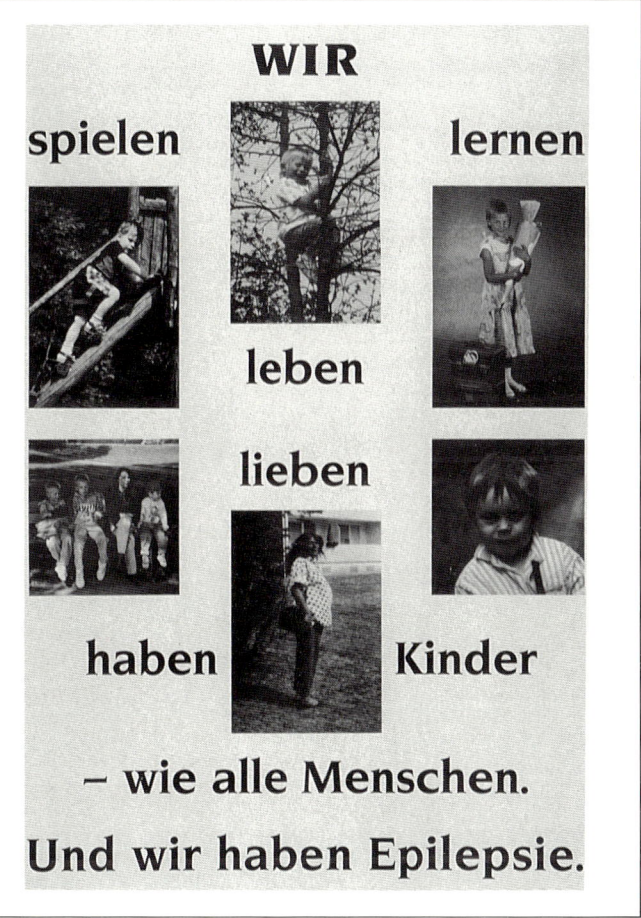

Abb. 27. *Ein Plakat des Landesverbandes der Epilepsie-Selbsthilfegruppen Baden-Württemberg e.V.*

Soziale Aspekte

4. Schule – Ausbildung

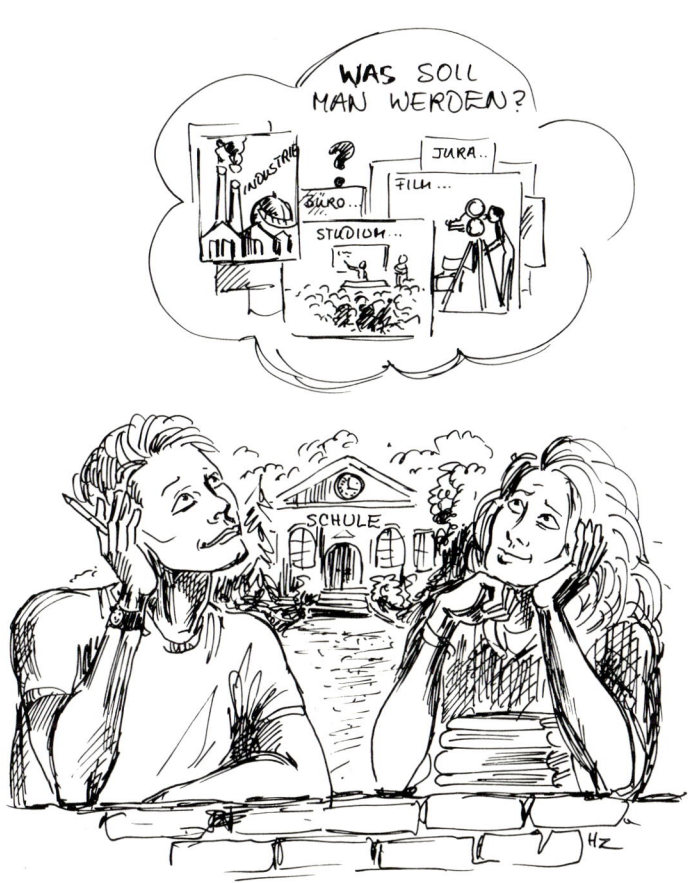

Kindergarten – Schule

Jede chronische Erkrankung, jede Behinderung und vor allem jede Mehrfachbehinderung beeinflußt die soziale Entwicklung eines Kindes und belastet die Eltern und Angehörigen. Bei einer Epilepsie trifft dies in besonderem Maße zu. Sie wird immer noch als eine unheimliche, mit einem Makel behaftete Krankheit angesehen. Der plötzlich und überraschend auftretende, manchmal dramatische große Anfall löst bei den meisten, die ihn miterleben, Verstörung und Angst aus. Angehörige, Erzieher, Lehrer oder Passanten wissen nicht, wie sie sich verhalten sollen, wie sie helfen können, ob Lebensgefahr besteht und wo Hilfe zu finden ist. Ihre Unsicherheit mündet daher oft in Abwehr, Rückzug oder gar Aggression.

Vorurteile

Falsche, ungenaue Informationen und Vorurteile über epileptische Anfälle rücken Epilepsie in die Nähe von Geisteskrankheit, und manchmal wird sogar von einem „Familienfluch" gemunkelt. Das wirkt sich neben der ohnehin schweren Belastung durch die Krankheit negativ auf die Entwicklung des Kindes, seine Selbsteinschätzung und sein Selbsterleben aus. Angehörige der Kinder bauen daher oft Schutzvorkehrungen auf, ob diese nun in dem Umfang erforderlich sind oder nicht. Sie opfern sich ganz für die Fürsorge auf und widmen sich dem kleinen Patienten bis hin zu einer bedenklichen Überbehütung, so daß das Kind den letzten Spielraum zur Persönlichkeitsentfaltung verliert. Spätere Ablösungsprozesse werden dadurch nachhaltig behindert. Die Angst der Eltern und Erzieher vor den unvorhersehbaren Anfällen blockiert oft alle sinnvolle Erziehung. Alle Gedanken kreisen nur um den nächsten Anfall. Das Kind verliert den Mut, fürchtet sich vor Kindergarten wie Schule.

Überbehütung

Zu schnell werden pauschal häufig zum Beispiel folgende Verbote ausgesprochen:

Verbote?

– Das Kind darf nicht im Straßenverkehr radfahren.
– Es darf nicht zum Schwimmen gehen.
– Es darf nicht auf Bäume klettern.

Natürlich gibt es auch berechtigte Ängste, doch immer muß die Art der Anfälle die „Verbote" bestimmen. Das verlangt enge Zusammenarbeit mit dem Arzt, mit Erziehern und Lehrern. Daher müssen Kindergarten und Schule über die Art der epileptischen Anfälle genau informiert werden. Bei selteneren Anfällen aber schweigen die Eltern oft, weil sie schulische Nachteile befürchten. Das Kind könnte falsch eingeschätzt werden, eine Ausgrenzung aus dem „normalen" Schulgang erleiden. Diese Haltung erweist sich meist als falsch. Offenheit ist immer die bessere Strategie.

Aufklärung

Lehrer und Lehrerinnen müssen also umfassend über Art, Verlauf und Behandlungsstand der Anfälle aufgeklärt werden. Auch der behandelnde Arzt muß dabei mitwirken. Kleine Anfälle, Zuckungen oder Absencen und sehr kurze Bewußtseinsstörungen müssen auch beachtet und dürfen nicht als Träumerei abgetan werden.

Auch ein Sturzanfall, ein großer Anfall in der Schule, sollte keine Überreaktionen und Überakti-

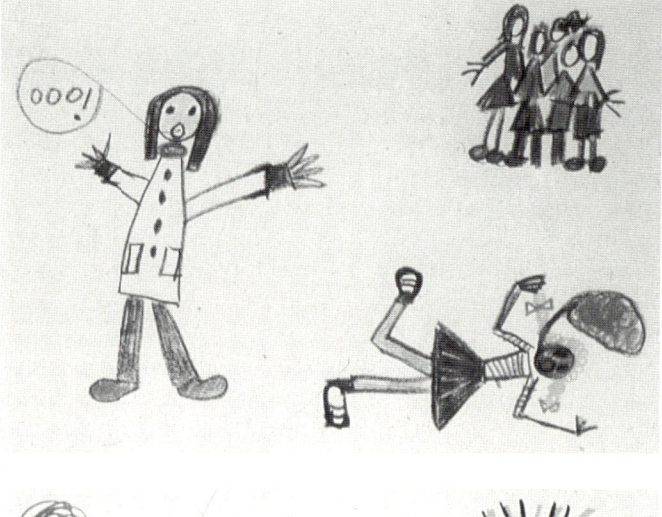

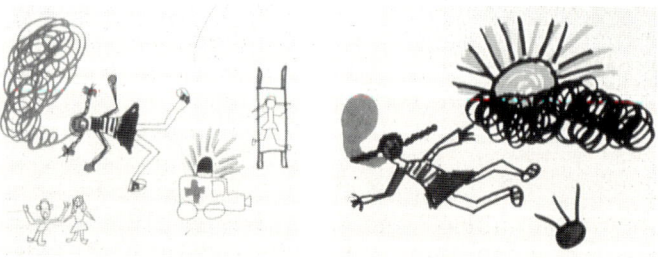

Abb. 28. *Kinderzeichnungen: Ein Anfall in der Schule – empfunden von den Mitschülern.**

vitäten auslösen. Nicht immer muß der Notarzt oder gar der Rettungsdienst gerufen werden. Was wann erforderlich ist, läßt sich vorher besprechen. Über einen epileptischen Anfall muß auch mit den anderen Kindern gesprochen werden, damit sie die Angst davor verlieren. Kinder verstehen und akzeptieren die Betroffenheit oft besser als Erwachsene. Eltern gesunder Kinder fordern vielfach voreilig die Herausnahme eines Anfallkindes aus der Klasse.

Verhalten

Da muß Aufklärungsarbeit einsetzen. Für das Betreuungs- und Lehrpersonal ist es notwendig zu wissen, wie eine Behandlung läuft, welche Nebenwirkungen Medikamente haben können. Sie reagieren dann mit mehr Verständnis auf die Müdigkeit oder Unaufmerksamkeit des epilepsiekranken Kindes. Es gelingt ihnen dann auch leichter, zu verhindern, daß das Kind durch Anfälle zum Außenseiter wird. Wie häufig werden solche Schüler auf die Sonderschule verwiesen, auch wenn es im konkreten Fall gar nicht nötig wäre.

Sonderschule?

Eine derartige Entscheidung muß in erster Linie von den Fähigkeiten des Kindes abhängen. Überwiegend bestehen keine geistigen Entwicklungsstörungen. Nur eine gründliche neuropsychologische Untersuchung, möglichst in einer Epilepsieabteilung, einem Epilepsiezentrum oder einer Epilepsieambulanz, sonst eine Untersuchung im schulpsychologischen Dienst, kann Lernschwierigkeiten oder Teilleistungsstörungen feststellen. Nie darf ein Kind mit epileptischen Anfällen vorzeitig aus einer Grund- oder Hauptschule genommen werden. Die Schulgesetze der Bundesländer bestimmen, unter welchen Voraussetzungen die Sonderschule für ein Kind vorzuziehen ist. Bei erheblichen Lernschwierigkeiten und geistigen Beeinträchtigungen zusätzlich zur Epilepsie kann die Sonderschule viel individueller fördern. Dennoch sind Vor- und Nachteile immer abzuwägen.

Schulgesetz

Eltern sollten wissen, daß sie nicht allein sind, daß sie in Elterngruppen (zum Beispiel „Eltern beraten Eltern"), Schulen und Beratungsstellen der örtlichen Gesundheits- und Jugendämter Hilfe finden. Eltern, Angehörige und Erzieher wissen, daß das Aufwachsen in einem „normalen" Lebensumfeld mit all seinen Härten, aber auch Anregungen am

Elterngruppen

ehesten Selbständigkeit vermittelt. Die Schulab-
schlüsse stellen Weichen für eine künftige Berufsausbildung und die Eingliederung in die Arbeitswelt. Ohne Not sollten die epilepsiekranken Kinder
daher nicht „in Watte gepackt" werden. Darum
bemüht sich auch die Schule, doch sind Integra-
tionsklassen von behinderten und nichtbehinderten
Kindern immer noch nur Modelle. Eine Regel
besteht noch nicht, die Entwicklung setzt sich
jedoch fort.

Schulpflicht

Die Pflicht zum Besuch einer Sonderschule oder
eines Sonderunterrichts bleibt abhängig vom
Gesundheitszustand und Entwicklungsstand des
Kindes. Sonderunterricht muß gewährt werden. Bei
längerem Krankenhausaufenthalt des Kindes, oder
wenn die Schule nicht besucht werden kann, besteht
ein Anspruch auf Unterricht im Krankenhaus oder
zu Hause. Das regelt schon die gesetzliche Schulpflicht. Eine Schulpflicht kann über das gesetzliche
Alter von 18 Jahren hinaus verlängert und auf
Wunsch bei schwerer Behinderung des Jugendlichen bis zum 21. Lebensjahr ausgedehnt werden.

Kindergarten

Probleme können sich bereits bei der Anmeldung
eines Kindes mit epileptischen Anfällen im Kindergarten ergeben. Auch bei den kleinen Kindern soll
es möglichst vom Umfeld her „normal laufen".
Eltern fragen oft: Kann eine Kindergartenleitung
ein Kind mit täglich mehreren Anfällen abweisen
oder ausschließen und auf Unterbringung in einem
Sonderkindergarten bestehen? Dazu in der Broschüre „Rechtsfragen bei Epilepsie" die Antwort:
„Kindergärten mit öffentlicher Trägerschaft, d. h.
insbesondere städtische Kindergärten, können die
Aufnahme eines anfallskranken Kindes in einen
normalen Kindergarten unter Berufung auf die
Krankheit nur dann verweigern, wenn das Kind
wegen seiner Krankheit in diesem Kindergarten
nicht betreut oder es dort nicht hinreichend gefördert werden kann. Wenn das Kind also sehr häufig
Anfälle erleidet und dadurch der Kindergartenbe-
trieb erheblich gestört würde, etwa weil sich eine
Kindergärtnerin auf Dauer ausschließlich mit dem
anfallskranken Kind befassen muß, so ist die Kindergartenleitung berechtigt, die Aufnahme eines
solchen Kindes abzulehnen oder eine weitere
Betreuung zu verweigern."

Rechtsfragen bei Epilepsie

3. Auflage 1992

von Prof. Dr. jur.
Heinz-Dietrich Steinmeyer, Hagen
unter Mitarbeit von
Christine Werner,
Erbach-Dellmensingen

1983 herausgegeben von der STIFTUNG MICHAEL
3. Auflage 1992
Verantwortlich für den Inhalt:
Prof. Dr. Heinz-Dietrich Steinmeyer, Hagen
Redaktion: Ute Schweitzer, Bonn
Satz und Druck: Lebenshilfe gGmbH Lüneburg

Abb. 29. *Epilepsie, eine Krankheit, die sozialrechtliche Probleme und Fragen mit sich bringt – es gibt einen Ratgeber.**

Sonderkindergärten sind für schwerer behinderte, auch geistig noch zusätzlich beeinträchtigte Kinder vorgesehen. Diese Sonderkindergärten oder -tagesstätten werden meist von dem Verein „Lebenshilfe e. V." getragen. Über diese Einrichtungen informieren örtliche Beratungsstellen der Behindertenbetreuung zum Beispiel im Gesundheitsamt/Jugendamt. Auch die Selbsthilfegruppen und vor allem die Landesverbände, der Interessenverband der Epilepsiehilfegruppen, die Deutsche Epilepsievereinigung e. V. usw. (s. Adressenverzeichnis im Anhang) geben Auskunft.

Beratungsstellen

Oberstes Gebot ist immer, daß das Kind eine optimale Behandlung der epileptischen Anfälle erhält. Dazu gehört eine gute Beobachtung des Kindes

Optimale Behandlung

Immer rechtzeitig Beratungsstellen, Selbsthilfegruppen aufsuchen, Hilfen annehmen.
Es sollte beachtet werden, daß durchaus in regulären Schultypen auch zusätzliche Sonderbedingungen erteilt werden können, zum Beispiel mehr Zeit für Klassenarbeiten, Nachhilfeunterricht. Auch im Rahmen von Eingliederungshilfe (BSHG §§ 39, 40) können in begründeten Einzelfällen Sondermittel für schulunterstützende Hilfe im nachschulischen Bereich gewährt werden, damit ein angestrebter Schulabschluß erreicht werden kann (Jugendamt).

durch Eltern, Erzieher und Lehrer. Kleine Unstimmigkeiten im Verhalten, in der Konzentration müssen beachtet und untersucht werden. Die Scheu vor der Diagnose Epilepsie muß bei allen abgebaut werden. Epilepsiekranken Kindern und ihren Angehörigen muß jede verfügbare Hilfe und Unterstützung geboten werden.

Ende der Schulzeit – Berufswahl

Überlegungen zu einer Berufswahl sollten gerade bei Epilepsiekranken möglichst früh einsetzen. Vor allem, wenn keine Anfallsfreiheit erreicht ist, können Tagesablauf, Tätigkeiten, Lernfähigkeit, Gestaltung der Freizeit und allgemeine Selbständigkeit gestört sein. Ganz besonders dringlich ist früher Rat, wenn zusätzliche Beeinträchtigungen einen regulären Weg – Schullaufbahn – Berufsausbildung – erschweren.

Wann Beratung?

Vielfach jedoch wird das Problem hinausgeschoben. Dabei ist eine Langzeitplanung unbedingt erforderlich für alle an diesem Prozeß Beteiligten, also in erster Linie für die betroffenen Schulabgänger und ihre Eltern. Rechtzeitige Hilfe durch Berater, professionelle Helfer ist wichtig. Das können bereits Lehrer sein, Mitarbeiter schulpsychologischer Beratungsstellen, Ergotherapeuten in einer Epilepsieabteilung bzw. einem Epilepsiezentrum, Sozialarbeiter oder Angehörige von Selbsthilfegruppen, Elterngruppen.

Helfer!

Die behandelnden Ärzte sind angesprochen, die Vorbereitung auf das Berufsleben beratend zu begleiten. Sie können am besten gesundheitliche Möglichkeiten des Patienten beurteilen und die Behandlung verbessern. Die schon im Vorfeld der Berufswahl oder bei der Vorbereitung auf einen Arbeitsplatz angesprochenen Fachleute sollten die verschiedenen Anfallsarten und die modernen Behandlungsmethoden kennen und Erfahrungen mit Menschen mit epileptischen Anfällen haben, damit sie rechtzeitig die Weichen angemessen stellen können.

Die Epilepsie hat viele Gesichter, sie äußert sich individuell höchst verschieden. Das verlangt, dem Einzelnen ganz persönlich gerecht zu werden und ihn vor unnötigen Einschränkungen zu bewahren.

Daß dafür sorgfältige Diagnose und optimale Behandlung Voraussetzung sind, versteht sich von selbst. Das Behandlungsziel – anfallsfrei oder doch möglichst anfallsarm – sollte mit Medikamenten angestrebt werden, die Nebenwirkungen wie Schläfrigkeit oder Trägheit weitgehend vermeiden. Gesteigerte Langsamkeit im gesamten Verhalten wäre eine bedenkliche zusätzliche Beeinträchtigung. Bei Zweifeln an der Behandlungsart muß umgehend das Gespräch mit dem Arzt gesucht werden, wobei auch ein Arztwechsel kein Tabu sein darf. Ein Facharzt für Neurologie mit Erfahrungen in der Behandlung von Epilepsien (Epileptologe mit Zertifikat) kann hinzugezogen werden, eine Einweisung in eine Epilepsieabteilung bzw. ein Epilepsiezentrum oder eine Überweisung in eine Epilepsieambulanz ist manchmal angezeigt. Dieses Vorgehen sollte bei besonderen Behandlungsproblemen verbunden mit sozialen oder beruflichen Fragen in Anspruch genommen werden.

Vor den Überlegungen zur Berufswahl sollten zunächst alle schulischen Fragen geklärt sein, zum Beispiel, ob eine Schulzeitverlängerung oder ein höherer Schulabschluß möglich und von Vorteil wäre.

Optimale Behandlung

Epilepsieabteilung, Epilepsiezentrum, Epilepsieambulanz

Sachgemäße Diagnose – optimale Behandlung
Beratung durch professionelle Helfer, Selbsthilfegruppen, Elterngruppen, Informationszentrum Epilepsie, Stiftung Michael (hier: Verzeichnis über Gruppen, Epilepsieabteilungen, Epilepsiezentren, Ambulanzen; immer aktuell erhältlich).
Schulzeitverlängerung, zuständig Schule, Schulamt.
Ein Schulabschluß, höherer Abschluß wirkt sich bei Ausbildung, Beruf günstig aus.

Bundesanstalt für Arbeit

Eine Aufgabe der Bundesanstalt für Arbeit ist die Einrichtung von Berufsberatungsstellen in den einzelnen Arbeitsämtern. Ihre Berufsberater gehen im letzten oder sogar schon im vorletzten Schuljahr in die Schulen und geben erste allgemeine Informationen über Berufsarten und Ausbildungswege.

Berufsberatung

Sie stellen damit Kontakte für weitere Beratungen her.

Berufsinformation

In Sonderschulen wird eine Erstberatung auch im Beisein der Eltern durchgeführt. Diese Informationen und die Hinweise auf die Hilfen durch die Berufsberatung im Arbeitsamt werden von den Schülerinnen und Schülern häufig nur beiläufig registriert und geraten in Vergessenheit. Gerade Epilepsiekranke aber sollten diese Erstinformation nutzen und sehr bald zu einem persönlichen Kontakt ausbauen, ob nun geförderte Hilfen nötig werden oder nicht.

Die Arbeitsämter bieten eine allgemeine Berufsberatung und eine für Behinderte an. Diese Unterteilung darf nicht abschrecken, sondern sollte in Anspruch genommen werden. Die dort tätigen Experten verfügen über besondere Kenntnisse im Behindertenbereich. Es ist anzunehmen, daß epilepsiebezogene Vorgaben bei ihnen vorhanden sind oder durch ihr Weiterbildungsangebot erworben werden.

Angebote

Die Berufsberatung für Behinderte kann somit jungen Menschen, die Lernschwierigkeiten, Beeinträchtigungen des körperlichen, geistigen, gesundheitlichen Leistungsvermögens haben, bei besonderen Voraussetzungen einen Ausbildungsweg weisen. Förderlehrgänge, die zur Berufsreife führen, und Trainingsprogramme werden angeboten. Bei der Vermittlung geeigneter Arbeitsplätze stehen die Fachleute mit Rat und Tat zur Seite. Das Arbeitsförderungsgesetz (AfG) sieht auch finanzielle Hilfen vor. Epilepsien mit ihren vielfältigen epileptischen Anfällen gehören in den Förderkatalog.

Umgang mit der Epilepsie

Die Anfälle werden nicht selten von den Betroffenen „verdrängt", auch von den Eltern; „Man spricht nicht darüber!". Das Umfeld könnte verletzend reagieren. Epileptische Anfälle werden verheimlicht. Häufig gehen aus diesem Grund Schulabgänger und ihre Eltern selbst auf Lehrstellensuche. Nicht jede Epilepsie und eine spezielle

---

Berufsinformationen in Schulen
Kontaktaufnahme im Arbeitsamt: Berufsberatung für Behinderte

Arbeit („Traumberuf") lassen sich in Einklang bringen. Das erschwert die Lehrstellen- und die spätere Arbeitsplatzsuche. Kostbare Zeit kann dabei verlorengehen, und auch manche Motivation zur Ausbildung und Arbeit schwindet.

Berufsberatung für Behinderte

Kontaktaufnahme

Die Berufsberatung für Behinderte ist so früh wie möglich für einen gemeinsamen Weg der Berufsfindung einzubeziehen. Zunächst muß man sich um einen Beratungstermin bemühen. Es gibt fast immer längere Wartezeiten, ehe ein erstes Gespräch zustandekommt. Beratungen bleiben auch für die Folgezeit terminabhängig. Natürlich sollten vereinbarte Beratungen auch eingehalten oder im Notfall abgesagt werden. Es gehen ja beide Seiten eine Verpflichtung ein. Der Ratsuchende will sich bemühen, den Ratschlägen zu folgen, der Beratende sucht nach dem besten Weg für den Klienten. Jede Scheu vor diesen Angeboten und auch Pflichten ist unangebracht. Eine Grundvoraussetzung für einen guten und befriedigenden Ablauf ist immer Offenheit.

Epileptische Anfälle dürfen nicht verheimlicht werden! – Die Mitarbeiterinnen und Mitarbeiter der Beratungsstellen der Bundesanstalt für Arbeit sind zur Vertraulichkeit über persönliche und krankheitsbezogene Mitteilungen verpflichtet. Niemand muß die Preisgabe intimer Informationen fürchten. Vertrauen lohnt sich. Der Antrag auf berufliche Ersteingliederung (Habilitation) oder Rehabilitation verlangt eine Entbindung von der Schweigepflicht für Ärzte gegenüber Behandlungseinrichtungen, Psychologen, Therapeuten und sozialen Beratungsstellen. Doch das dient nur der Chancenverbesserung: Bereits vorhandene oder künftige medizinische Unterlagen, neuropsychologische Gutachten, andere therapeutische Einschätzungen und Sozialberichte können so zur Vervollständigung des Bildes herangezogen werden. **Offenheit**

Gutachten

Zum ersten Beratungsgespräch sollten schon Zeugnisse und Unterlagen, vor allem eine ärztliche **Zeugnisse**

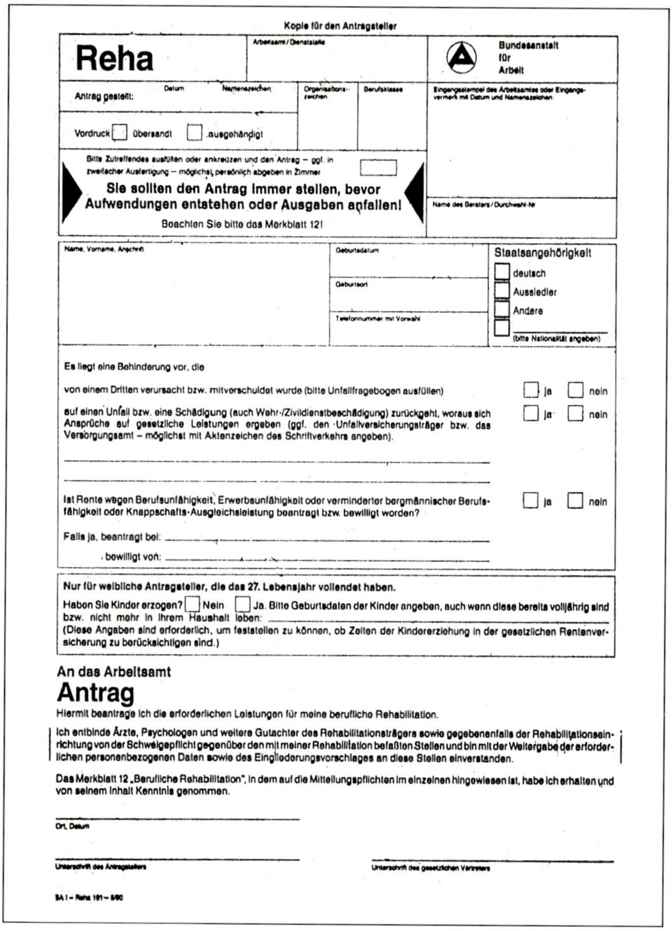

Kopie für den Antragsteller

Reha

Arbeitsamt / Dienststelle

Bundesanstalt für Arbeit

Antrag gestellt: Datum Namenszeichen

Organisations-zeichen

Berufsklasse

Eingangsstempel des Arbeitsamtes oder Eingangsvermerk mit Datum und Namenszeichen

Vordruck ☐ übersandt ☐ ausgehändigt

Bitte Zutreffendes ausfüllen oder ankreuzen und den Antrag – ggf. in zweifacher Ausfertigung – möglichst persönlich abgeben in Zimmer

Sie sollten den Antrag immer stellen, bevor Aufwendungen entstehen oder Ausgaben anfallen!

Beachten Sie bitte das Merkblatt 12!

Name des Beraters / Durchwahl-Nr

Name, Vorname, Anschrift

Geburtsdatum

Geburtsort

Telefonnummer mit Vorwahl

Staatsangehörigkeit

☐ deutsch

☐ Aussiedler

☐ Andere

☐ (bitte Nationalität angeben)

Es liegt eine Behinderung vor, die

von einem Dritten verursacht bzw. mitverschuldet wurde (bitte Unfallfragebogen ausfüllen) ☐ ja ☐ nein

auf einen Unfall bzw. eine Schädigung (auch Wehr-/Zivildienstbeschädigung) zurückgeht, woraus sich Ansprüche auf gesetzliche Leistungen ergeben (ggf. den Unfallversicherungsträger bzw. das Versorgungsamt – möglichst mit Aktenzeichen des Schriftverkehrs angeben). ☐ ja ☐ nein

Ist Rente wegen Berufsunfähigkeit, Erwerbsunfähigkeit oder verminderter bergmännischer Berufsfähigkeit oder Knappschafts-Ausgleichsleistung beantragt bzw. bewilligt worden? ☐ ja ☐ nein

Falls ja, beantragt bei:

bewilligt von:

Nur für weibliche Antragsteller, die das 27. Lebensjahr vollendet haben.

Haben Sie Kinder erzogen? ☐ Nein ☐ Ja. Bitte Geburtsdaten der Kinder angeben, auch wenn diese bereits volljährig sind bzw. nicht mehr in Ihrem Haushalt leben:

(Diese Angaben sind erforderlich, um feststellen zu können, ob Zeiten der Kindererziehung in der gesetzlichen Rentenversicherung zu berücksichtigen sind.)

An das Arbeitsamt

Antrag

Hiermit beantrage ich die erforderlichen Leistungen für meine berufliche Rehabilitation.

Ich entbinde Ärzte, Psychologen und weitere Gutachter des Rehabilitationsträgers sowie gegebenenfalls der Rehabilitationseinrichtung von der Schweigepflicht gegenüber den mit meiner Rehabilitation befaßten Stellen und bin mit der Weitergabe der erforderlichen personenbezogenen Daten sowie des Eingliederungsvorschlages an diese Stellen einverstanden.

Das Merkblatt 12 „Berufliche Rehabilitation", in dem auf die Mitteilungspflichten im einzelnen hingewiesen ist, habe ich erhalten und von seinem Inhalt Kenntnis genommen.

Ort, Datum

Unterschrift des Antragstellers

Unterschrift des gesetzlichen Vertreters

BA I – Reha 101 – 8/90

Abb. 30. *Rehabilitationsantrag der Bundesanstalt für Arbeit.*

Bescheinigung, mitgebracht werden. Diese Bescheinigung sollte eindeutig Auskunft geben über: Diagnose, Art und Häufigkeit der Anfälle, tageszeitliche Bindung, Dauer der Reorientierung, eventuell nötige Hilfen, Medikamente und ihre Einnahme, Stand der Behandlung, mögliche Prognose (weiterer Krankheitsverlauf). Zudem ist wichtig, daß der Patient über seine Krankheit Epilepsie aufgeklärt worden ist und die Aufklärung verstanden hat.

Informationen

Für die Berufsberatung und den weiteren Weg der Berufsfindung werden Informationen hinsichtlich des Kenntnisstands des Schulabgängers über seine

Krankheit gebraucht. Der Berater muß wissen, ob Medikamente selbständig eingenommen werden, ein Tablettendöschen verwendet wird, ein Anfallskalender geführt wird und von wem. Sicher sind das nicht die einzigen Fragen, in jedem konkreten Fall kommen zahlreiche weitere hinzu. Antworten darauf können schon eine erste Einschätzung über Berufs- oder Ausbildungsreife vermitteln.

Erstkontakt bei der Berufsberatung für Behinderte: Zeugnisse, ärztliche Unterlagen, Auskunft über Epilepsie.
Offenheit stellt Vertrauensbasis her.
Mitarbeit von professionellen Helfern im Bedarfsfall.

Berufsfindung

Menschen mit epileptischen Anfällen haben denselben Anspruch auf eine ihren Fähigkeiten und Neigungen entsprechende Bildung wie Nichtbehinderte. Wie sehen die Angebote aus, die ihnen gesetzlich garantiert werden? Hat sich der Jugendliche schon auf dem Ausbildungsmarkt umgesehen, und wenn ja, was hat er erfahren? Liegen bereits feste Berufswünsche vor? Steht schon ein Fragezeichen hinter dem Traumberuf, der allein wegen epileptischer Anfälle möglicherweise nicht mehr in Frage kommt? Haben Eltern ein Berufsziel für Sohn oder Tochter geplant und nehmen eventuell Einschränkungen bei ihren Kindern nicht wahr?

Berufswünsche

Wenn diese Voraussetzungen geklärt sind, gehört es zu den Aufgaben der Berufsberatung, realistische Bezüge herzustellen. Dabei ist sie auf Mithilfe angewiesen. Jede Ausbildung strebt einen späteren Arbeitsplatz an. Eine nicht den Fähigkeiten und gesundheitlichen Voraussetzungen nach eingeschlagene Berufsausbildung kann daher große Enttäuschungen bringen. Häufig genug stellt sich erst in einer späteren Ausbildungsphase der „falsche" Weg heraus.
Wieder muß betont werden, je umfangreicher die Informationen schon zu Beginn der Beratung vorliegen, desto unkomplizierter läßt sich eine Berufs-

planung entwerfen. Was bietet die Berufsberatung an Hilfen an, die schließlich zu einer Berufsempfehlung führen? Zunächst wird der arbeitsmedizinische und psychologische Dienst des Arbeitsamtes eingeschaltet. Auch dabei geht es nicht ohne Wartezeiten ab. Der medizinische Dienst beurteilt die Einsatzfähigkeit des Ausbildungssuchenden. Ärzte dieses

Fachdienste

Fachdienstes beurteilen eine Epilepsie manchmal nur zu allgemein. Sie halten sich dabei an ein pauschales Verbotsschema: Epilepsiekranke sollen danach keine Arbeit auf Leitern verrichten, nicht lange stehen oder sich bücken müssen, extreme Temperaturunterschiede meiden, nicht an „laufenden" Maschinen arbeiten usw. Mancher Patient aber könnte manches davon doch. Deswegen hilft es, wenn bei der Bera-

Arztbericht

tung ein Bericht des behandelnden Arztes vorliegt. Dann läßt sich genauer differenzieren und beraten. Unnötige Einschränkungen unterbleiben.

Der psychologische Dienst nimmt erst einmal Tests vor, die unter anderem auch die schulischen Leistungen feststellen. Mathematische Aufgaben müssen gelöst werden, meist ist auch eine schriftliche Arbeit anzufertigen. Umsicht und Tempo werden beurteilt und ergeben eine erste Empfehlung an die Berufsberatung. Auch dem psychologischen Dienst helfen natürlich bereits vorhandene neuropsychologische Untersuchungsergebnisse, Beurteilungen aus der Ergotherapie und, falls vorhanden, schulpsychologische Gutachten.

Die Einschätzungen der beiden Fachdienste bespricht der Berufsberater bei einem weiteren Termin mit dem Ratsuchenden. Oft einigt man

Arbeitserprobung, Berufsfindung

sich auf einen Arbeitserprobungstest, eine Berufsfindung in einem Berufsbildungswerk. Es entsteht ein Ausbildungsplan. Vielleicht bietet sich aber auch gleich ein betriebliches Ausbildungsverhältnis (Lehre) an, ohne oder mit Unterstützung, auch finanzieller Art (Ausbildungszuschuß) durch die Bundesanstalt für Arbeit. Weitere Möglichkeiten: Eine geförderte und finanzierte Ausbildung in einer Ausbildungseinrichtung oder in einem Berufsbildungswerk, Förderlehrgänge zur besseren Eingliederung in ein Arbeitsverhältnis, Arbeitstrai-

Sondereinrichtung

ning in einer anerkannten Werkstatt für Behinderte, Vermittlung in ein Jugendwerkheim bei Mehrfachbehinderung oder in Sondertagesstätten.

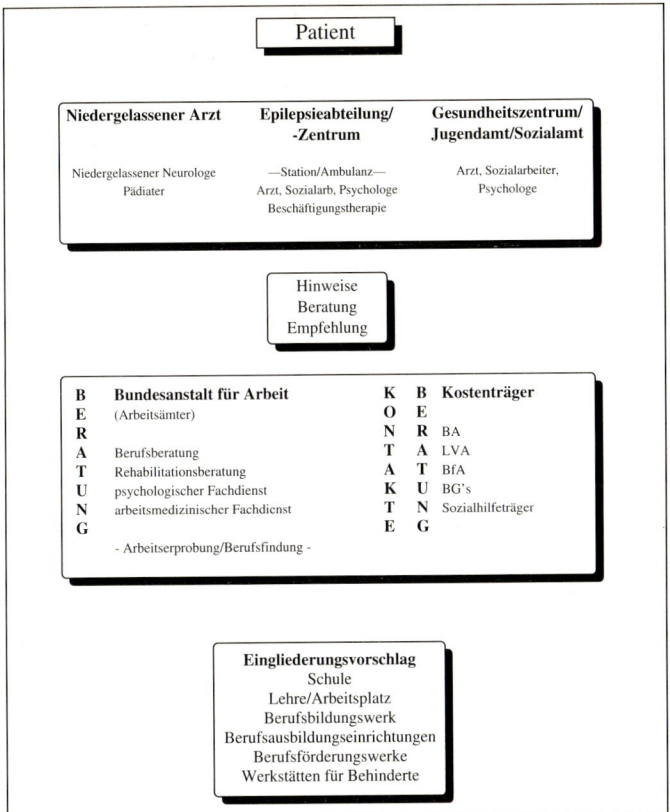

Abb. 31. *Schulende – der weitere Weg in eine Erstausbildung oder berufliche Rehabilitation.*

Zusätzliche Beratung im Arbeitsamt

In einigen Arbeitsämtern (zum Beispiel in Berlin) sind Sozialarbeiter als „Gast des Hauses" tätig. Ihr Arbeitgeber ist in Berlin der Verein „Arbeit und Bildung e. V.". Dreimal wöchentlich beraten sie im Auftrag der Arbeitsvermittlung und Arbeitsberatung des jeweiligen Arbeitsamtes vor allem Jugendliche und junge Erwachsene bis etwa 25 Jahren. Sie informieren über berufsvorbereitende Maßnahmen mit der Möglichkeit, einen Schulabschluß nachzuholen oder über berufsvorbereitende Programme zur besseren Orientierung in der Arbeitswelt. Diese Vorbereitungen können auch Voraussetzung für weiterführende Programme sein, die durchaus

Sonderprogramme

auch in eine überbetriebliche Ausbildung münden können. Im Rahmen der Arbeitsbeschaffungsmaßnahmen (ABM) gibt es ein Programm „Arbeit und Lernen". Es ist auch für Langzeitarbeitslose gedacht, die auf besondere Hilfen angewiesen sind.

In Arbeitsämtern im Ostteil von Berlin zum Beispiel haben diese Sonderberatungsstellen den Schwerpunkt in der Beratung über Weiterbildung. Hamburg verfügt über ein ähnliches Angebot in Arbeitsämtern, das auch von einem freien Träger finanziert wird. Eben wegen der Finanzprobleme existieren manche dieser Angebote nur zeitweise.

Jugendberatung

Man muß sich daher von Fall zu Fall im Arbeitsamt nach einer Jugendberatung für arbeitslose Jugendliche bis 25 Jahre erkundigen.

Berufsbildungswerke (BBW)

Berufsbildungswerke sind Einrichtungen der beruflichen und gesellschaftlichen Rehabilitation. Sie stehen behinderten, vor allem lernbehinderten Jugendlichen und jungen Erwachsenen, zur erstmaligen beruflichen Ausbildung und Förderung

Erstausbildung

zur Verfügung. Sie sind untergliedert in: Berufsfindung und Arbeitserprobung, Berufsvorbereitung, Berufsausbildung, Sozialdienst, ärztlicher Dienst, psychologischer Dienst, Internat, Freizeit und Sport.

Sie sind zur Zusammenarbeit mit Behörden verpflichtet, vor allem mit der Bundesanstalt für Arbeit und ihren Berufsberatungen für Behinderte. Das nächstliegende Arbeitsamt zur Ausbildungseinrichtung ist federführend für die am Wohnort zuständige Berufsberatung. Es übernimmt Organisation und Aufnahmeentscheidung und ist auch für die Auszahlung von finanzieller Leistung zuständig (Ausbildungsgeld, Kosten für Heimfahrten). Damit ist es auch vermittelnder Ansprechpartner. Die BBW nehmen auch bei Auszubildenden mit einer Epilepsie Verbindung zu behandelnden Ärzten oder einer nahegelegenen Epilepsieabteilung/-ambulanz, einem Epilepsiezentrum auf. Kontakte zu Eltern der Auszubildenden werden gehalten.

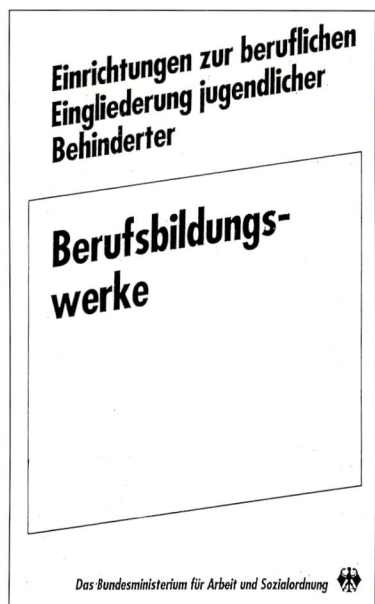

Einrichtungen zur beruflichen Eingliederung jugendlicher Behinderter

Berufsbildungs-werke

Das Bundesministerium für Arbeit und Sozialordnung

Abb. 32. Diese Broschüre enthält weitere Informationen zu den Berufsbildungs-werken.*

Selbstverständlich erhalten die Auszubildenden eine umfassende Beratung in gesundheitlicher Hinsicht sowie bei persönlichen Fragen und bekommen Hilfen bei der Lebensgestaltung und bei Fragen der Partnerschaft. In jedem Bundesland gibt es mehrere Berufsbildungswerke, in den neuen Bundesländern entstehen weitere (s. Adressenverzeichnis im Anhang). Sie haben unterschiedliche Ausbildungsschwerpunkte und Ausbildungsgänge.

Berufsbildungswerke

Durch die unterschiedlichen Beeinträchtigungen der aufzunehmenden jungen Menschen entstehen differenzierte und umfassendere Aufgaben als in sonstigen betrieblichen, überbetrieblichen oder schulischen Ausbildungsstätten. Als spezifische Aufgaben und Ziele sind insbesondere zu nennen (aus der Broschüre „Berufsbildungswerke"):

„Durchführung von Maßnahmen der Berufsfindung und Arbeitserprobung für Behinderte, deren berufliche Eignung seitens der Dienste des Arbeitsamtes nicht hinreichend geklärt ist.

Berufsfindung

Durchführung berufsvorbereitender Förderungsmaßnahmen für Behinderte, bei denen die Ausbildungs- bzw. Berufsreife noch nicht vorhanden ist und die auf die besonderen Hilfen eines Berufsbildungswerkes angewiesen sind.

Gewährung von begleitenden Hilfen während der Ausbildung und zur persönlichen Entwicklung.

Vermittlung der beruflichen Kenntnisse und Fertigkeiten in einer Weise, die der Behinderung und einer dadurch gegebenenfalls entstandenen Beeinträchtigung der normalen Lernfähigkeit gerecht wird. Hieraus leitet sich auch die Aufgabe ab, dort, wo Behinderte den normalen Anforderungen eines Berufsbildes trotz optimaler Förderung nicht in vollem Umfang gerecht werden können, in Ausfüllung der Vorschriften des Berufsbildungsgesetzes sowie der Handwerksordnung besondere Ausbildungsgänge zu entwickeln (...).

Aufgaben

Angebot einer breiten und differenzierten Skala von arbeitsmarktpolitisch zweckmäßigen und entwicklungsfähigen Berufen, um der Vielfalt der Behinderungsauswirkungen und der individuellen Begabungen gerecht zu werden.

Gewährung besonderer Hilfen zu möglichst weitgehendem Abbau von Behinderungsauswirkungen. Die Behinderten müssen lernen, mit ihrer Behinderung so zu leben, daß sie sich möglichst weitgehend in das allgemeine berufliche und gesellschaftliche Leben eingliedern können. Die Hilfen, die hier notwendig sind, richten sich nach der jeweiligen Behinderungsart."

Alltagstraining

In allen Berufsbildungswerken werden Auszubildende mit epileptischen Anfällen aufgenommen, wenn sie die Anforderungen dieser Ausbildungseinrichtung erfüllen.

Das Berufsbildungswerk Bethel in Bielefeld hat sich ganz auf die Ausbildung von jungen Menschen mit epileptischen Anfällen eingestellt.

Schwerpunkt Epilepsie

Die Hoffnungstaler Anstalten (Lobetal, Fachklinik für Epileptologie/Neurologie/Psychiatrie) haben eine Abteilung für berufliche Rehabilitation. Sie hat 18 Plätze und bietet vorwiegend jungen Menschen mit einer Epilepsie, aber auch mit anderen hirnorganischen Beeinträchtigungen vorberufliche Maßnahmen. Diese jungen Menschen können wegen ihrer Behinderung nicht alle Berufe ergreifen. Während eines – auch vom Arbeitsamt geförderten – Lehrgangs können sie Fähigkeiten und Neigungen in verschiedenen Berufsfeldern ausprobieren.

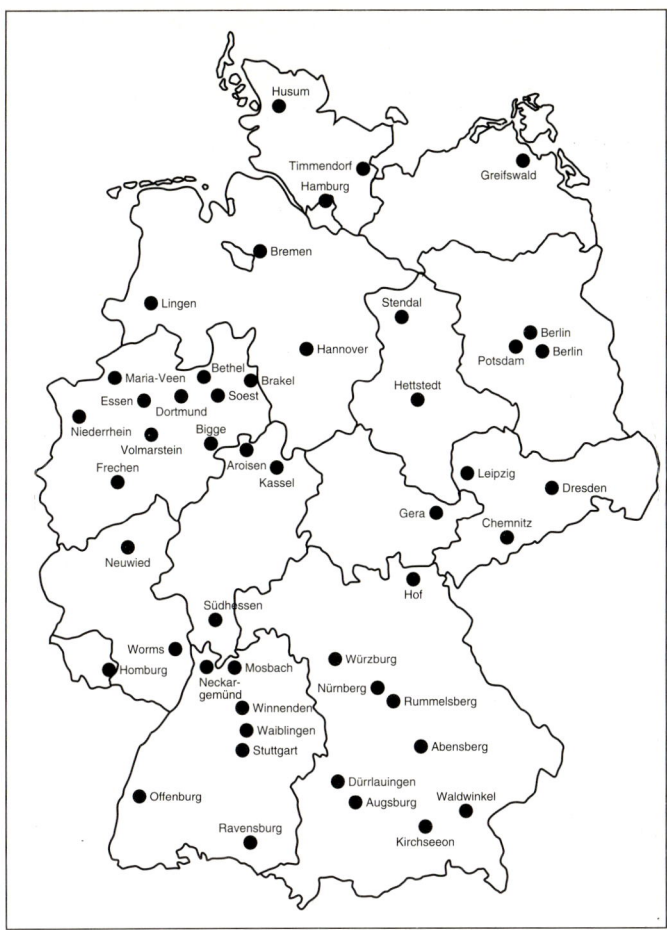

Abb. 33. *Das nächste Berufsbildungswerk ist nicht weit.**

Bereits in dieser Vorförderung, die ein bis zwei
Jahre dauern kann, werden die jungen Leute in
der Holzbearbeitung, im Gartenbau, in der Haus-
wirtschaft, in der Metallbearbeitung, im Textil- und
Bekleidungsbereich eingesetzt. Nach erfolgreichem
Abschluß eines Lehrgangs und klarem Ziel kann
eine Ausbildung im gewünschten Beruf beginnen.
Diese Skala der angebotenen Ausbildungsgänge
stimmt überein mit derjenigen der Berufsbildungswerke, in denen dann die Ausbildung durchgeführt werden kann.

Die Rehabilitationsabteilung in den Hoffnungstaler   Rehabilitationsabteilung
Anstalten wendet sich besonders an die Zielgruppe

der anfallkranken jungen Menschen aus den neuen Bundesländern. Dabei sollen die Chancen auf Eingliederung besonders derjenigen verbessert werden, die durch Krankheit und Behinderung erheblich beeinträchtigt sind. Dieser Personenkreis ist außer auf berufliche auch auf medizinische und psychosoziale Rehabilitation angewiesen. Dafür bieten solche Einrichtungen die besten Voraussetzungen.

Das „Rotkreuz-Institut" Dr. Dietrich Blos in Berlin-Kladow zum Beispiel betont in seinen Aufnahmekriterien: „Aufnahme finden Bewerber und Bewerberinnen mit Lernbehinderungen, schweren Verhaltensstörungen, schweren Persönlichkeitsstörungen neurotischer Art, Anfallsleiden – mit medikamentöser Einstellung, Psychosen nach abgeschlossener klinischer Behandlung mit Belastungstraining."

Herauszuheben ist in diesem Berufsbildungswerk, wie auch in anderen, daß Vorstellungsgespräche von ca. drei Tagen angeboten werden. In einer kleinen Gruppe durchlaufen die Bewerber ein Programm, das ihnen eine anschauliche und erfahrungsorientierte Information über die Angebote ermöglicht. Es gehört die Übernachtung im Internat dazu. Ein ausführliches Einzelgespräch wird geführt. Das Rotkreuz-Institut bietet noch eine eigene Berufsschule an mit sonderpädagogischen Aufgaben.

Zusammenarbeit

Eine gute Zusammenarbeit zwischen den Berufsbildungswerken und der Berufsberatung ist eine Grundbedingung. Die Ergebnisse der Arbeitserprobung und Berufsfindung, die in der Regel zwei bis vier Wochen dauern kann, stehen den Berufsberatern zur Verfügung. Es ergibt sich daraus schon ein recht genaues Bild von den Möglichkeiten des jungen Menschen. Je gründlicher Fähigkeiten, Neigungen, soziales Gruppenverhalten, Selbständigkeit, Berufsreife, aber auch Schwächen festgestellt sind, desto sicherer lassen sich die weitere Förderung oder schon die geeignete Ausbildung planen.

Mitwirkungspflicht

Die Ergebnisse werden mit dem Betreffenden besprochen, und man beratschlagt gemeinsam das weitere Vorgehen. Dabei sollten erst dann Entscheidungen fallen, wenn wirklich Einigkeit erzielt ist. Das ist nicht immer leicht, zumal dann nicht, wenn beim Auszubildenden höhere Erwartungen an die eigene Leistungsfähigkeit vorliegen oder wenn Eltern sich nicht mit den Ergebnissen abfinden wollen. Schon die Tatsache, daß Berufsbildungswerke Einrichtungen für behinderte junge Menschen sind, trifft bei manchen Eltern und Auszubildenden auf Vorbehalte. Umso intensiver muß die Einsicht in die eigene Lage gefördert und die Schwellenangst abgebaut werden. Besichtigungen der in Frage kommenden Einrichtungen sind da oft sehr hilfreich, Gespräche mit den Mitarbeitern schaffen Vertrauen. Erster Kontakt läßt sich beispielsweise an einem Tag der Offenen Tür herstellen. Auch vor einer Entscheidung der Berufsberatung können die Ausbildungseinrichtungen besichtigt werden. Ein Termin läßt sich durch die Berufsberatung meist problemlos arrangieren. Private Vereinbarungen sind allerdings wegen der Trägerschaft der Bundesanstalt für Arbeit nicht möglich.

Frühzeitig berufsberatende Hilfe im Arbeitsamt annehmen. Verfahren braucht Zeit. Irrwege sollten vermieden werden! Beratungsstellen für Behinderte der Bundesanstalt für Arbeit geben Informationsmaterialien aus. Weitere Informationsbroschüren können auch beim Bundesministerium für Arbeit und Sozialordnung (s. Adressenverzeichnis im Anhang) kostenlos angefordert werden. Antragstellung für Förderlehrgänge, Ausbildungen in geförderten Ausbildungseinrichtungen, Berufsbildungswerken nur über die örtlich zuständigen Arbeitsämter.

Berufsangebote – Verbesserung der Berufswahl

Welche Berufe werden Menschen mit Epilepsie angeboten? Wie kann die Berufswahl verbessert werden?

Aus Sorge vor den Gefahren durch Anfälle im Arbeitsbereich wird die Berufswahl für Epilepsiekranke oft unnötig eng gehalten. Allzu pauschal wird aufgrund der Erkrankung Epilepsie beraten, zu wenig wird die tatsächliche individuelle Behinderung durch die Art und Häufigkeit der Anfälle eines Patienten beachtet. Dabei liegt jeder Fall anders,

Arbeitsplatzauswahl

Als Beschäftigung dürfte sich eignen:

a) für K i n d e r ausser der Schulzeit

   aa) für K n a b e n: im S o m m e r: Arbeiten im Garten und der Landwirtschaft;

   im W i n t e r: Teppich- u. Schuhflechten, Strohflechten und sonstige Handarbeiten;

   bb) für M ä d c h e n: Weibliche einfache Hand- arbeiten, Stricken, Nähen, Haus-Arbeiten;

b) für E r w a c h s e n e:

   aa) M ä n n l i c h e: Gärtnerei, Landwirtschaft, Buchbinderei, Schreinerei, Schneiderei, Korbflechterei, Dreherei, Bürstenbinderei, Holzspalten.

   Auszuschliessen sind Gewerbe mit Feuer: Schmied, Schlosser, Baugewerbe in der Höhe: Zimmerleute, Maurer, Gipser, Maler u. A.

   bb) W e i b l i c h e: Hand- und Hausarbeiten, Mithilfe in Küche und Waschküche; im Sommer: Mithilfe bei leichteren landwirt- schaftlichen Arbeiten.

   Ferne zu halten sind Arbeiten am Feuerherd und in der Nähe von Maschinen in der Waschküche, Glätten.

Abb. 34. *So war es 1901: Ausschnitt aus den „Thesen über die Fürsorge und Behandlung Epileptischer in der Schweiz".**

und jede Beratung sollte sich an der tatsächlichen Beeinträchtigung orientieren. Immer noch rät man zu oft zu Tätigkeiten im Büro oder in der Gärtnerei, weil sie wohl das geringste „Risiko" bieten. Erfahrungen und wissenschaftliche Untersuchungen belegen, daß diese geringe Auswahl von beruflichen Möglichkeiten für Menschen mit epileptischen Anfällen allzu häufig angeboten wird und viele Chancen ungenutzt läßt.

Arbeitskreis

Vor Jahren schon hat sich ein Arbeitskreis zur Verbesserung der Eingliederungschancen von Personen mit Epilepsie gebildet, in dem sich Fachleute aus Arbeit, Arbeitsmedizin, Epileptologie, Arbeitsverwaltung, Soziologie, Versicherung, Ausbildungsstätten u.a. engagieren. Sie haben einen Merkmalkatalog zur Einordnung der verschiedenen epileptischen Anfälle in unterschiedliche Gefährdungs-

Gefährdungskategorien

kategorien erarbeitet. Zum praktischen Vorgehen

**Empfehlungen zur Beurteilung beruflicher Möglichkeiten von Personen mit Epilepsie –
Überarbeitung 1994**
Arbeitskreis zur Verbesserung der Eingliederungschancen von Personen mit Epilepsie

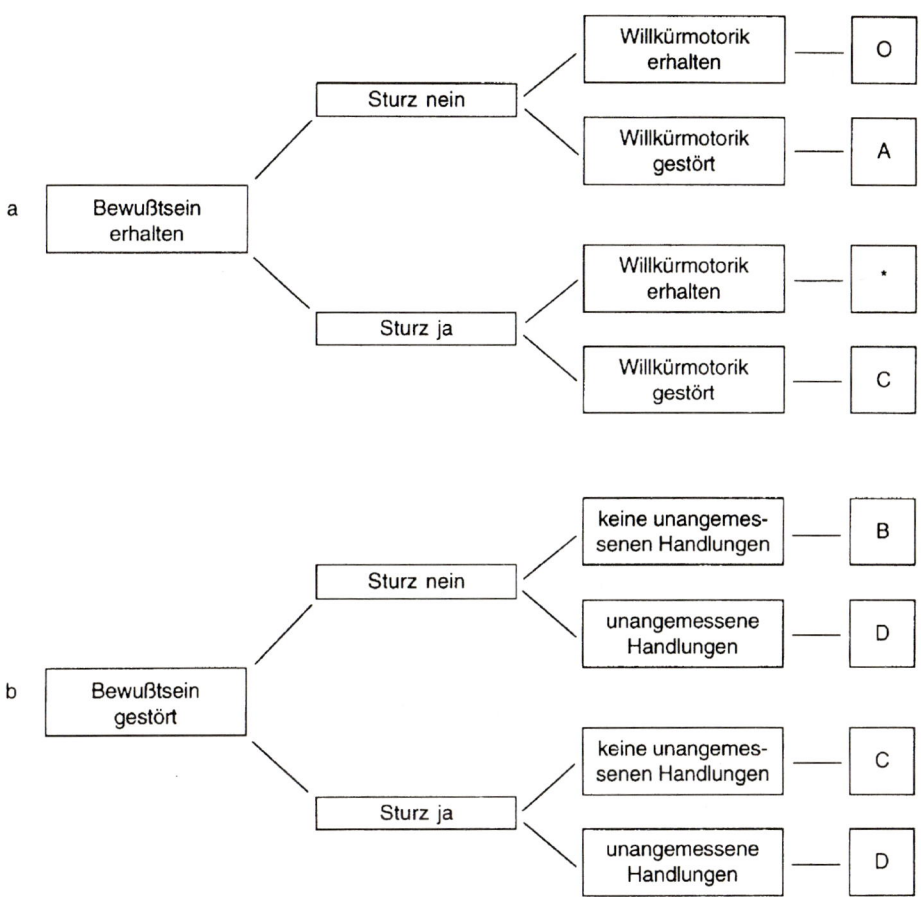

Abb. 35. *Einordnung in Gefährdungskategorien – dieses Diagramm dient der raschen und eindeutigen Einordnung in die Kategorien O–D (* nicht bei Epilepsie).**

empfiehlt der Arbeitskreis: Für die Einordnung
in die Gefährdungskategorien 0, A, B, C oder D
(s. Abb. 35) ist eine Beschreibung der Anfälle erforderlich, nach der folgende Fragen beantwortet werden können:
1. Ist das Bewußtsein erhalten?
2. Kommt es zu Haltungsverlust?
3. Ist die Willkürmotorik gestört?
4. Kommt es zu unangemessenen Bewegungen?

Die alleinige Klassifizierung der Anfälle mit medizinischen Kategorien wie Absence, psychomotorischer Anfall etc. ist nicht ausreichend zur Beantwortung dieser Fragen. Außerdem hat dieser Arbeitskreis Empfehlungen zur Beurteilung der beruflichen Möglichkeiten für Personen mit Epilepsie entwickelt. Es wurden zunächst Berufe im Bereich Maschinenbau und Elektrotechnik berücksichtigt. Diese Empfehlungen sind bei allen deutschen Informationsstellen wie Informationszentrum Epilepsie (IZE), Stiftung Michael oder Deutsche Epilepsievereinigung (DE) (s. Adressenliste im Anhang) zu beziehen. Der Arbeitskreis geht von den verschiedenen epileptischen Anfällen und ihren individuell unterschiedlichen Auswirkungen aus, wobei auch die immer bessere Beherrschbarkeit der Anfälle berücksichtigt wird. Wichtig ist

Berufsbild   auch der ständige Wandel der Berufsbilder, die auch Epilepsiekranken neue Chancen eröffnen. Deshalb muß stets individuell zwischen krankheitsbedingten Einschränkungen und beruflichen, arbeitsplatzbedingten Gegebenheiten abgewogen werden. Dabei ist auch zu überlegen, ob in manchem Fall ein Einzelarbeitsplatz oder mit nur wenigen weiteren Mitarbeitern in einem Raum angebracht ist; die Dauer dieser Arbeitssituation hängt natürlich vom Einzelfall ab. Insbesondere sind zu berücksichtigen:

a) Behandlungsstand, Art und Prognose (vermutlicher künftiger Verlauf) der Anfälle und (mögliche) weitere Funktionsstörungen;

b) Art des Berufes und Unfallrisiko in verschiedenen Tätigkeitsfeldern innerhalb dieses Berufes;

c) Berufssituation des Behinderten als Berufsanfänger oder mit Berufserfahrung.

Krankheitsmerkmale   Beispielsweise können Krankheitsmerkmale wie die folgenden wichtig für eine Berufswahl oder Tätigkeit werden: drei Jahre Anfälle ausschließlich aus dem Schlaf heraus – zwei Jahre anfallsfrei (Führerscheinbedingung in Deutschland, s. S. 254) – Anfälle ohne Bewußtseinstrübung (einfache fokale Anfälle) – komplexe fokale Anfälle mit Bewußtseinsstörung, eventuell ziellose Aktivität – Kombination Sturzanfall mit komplexen fokalen Anfällen usw.

Diese Empfehlungen zur Beurteilung der beruflichen Möglichkeiten von Menschen mit Epilepsie können natürlich nur sinnvoll auf der Basis ausführlicher Arztberichte umgesetzt werden, die vor jeder beruflichen Entscheidung – ob Ersteingliederung oder berufliche Neuorientierung – vorliegen sollten. Selbstverständlich erleichtern derartige Hilfen eine Berufsberatung; allerdings setzen sie auch ein größeres Berufsangebot für diesen Personenkreis an den Arbeitsstellen und in den Ausbildungsstätten voraus.

Bei einer Ausbildung oder Umschulung, bei Berufsanfängern und jüngeren Behinderten sollten im angestrebten Beruf möglichst viele Tätigkeitsfelder offenstehen.
Die „Empfehlungen zur Beurteilung beruflicher Möglichkeiten von Personen mit Epilepsie" – verfaßt von einem Arbeitskreis zur Verbesserung der Eingliederungschancen von Personen mit Epilepsie – sollten verbreitet als Arbeitsgrundlage genutzt werden.

5. Arbeitswelt

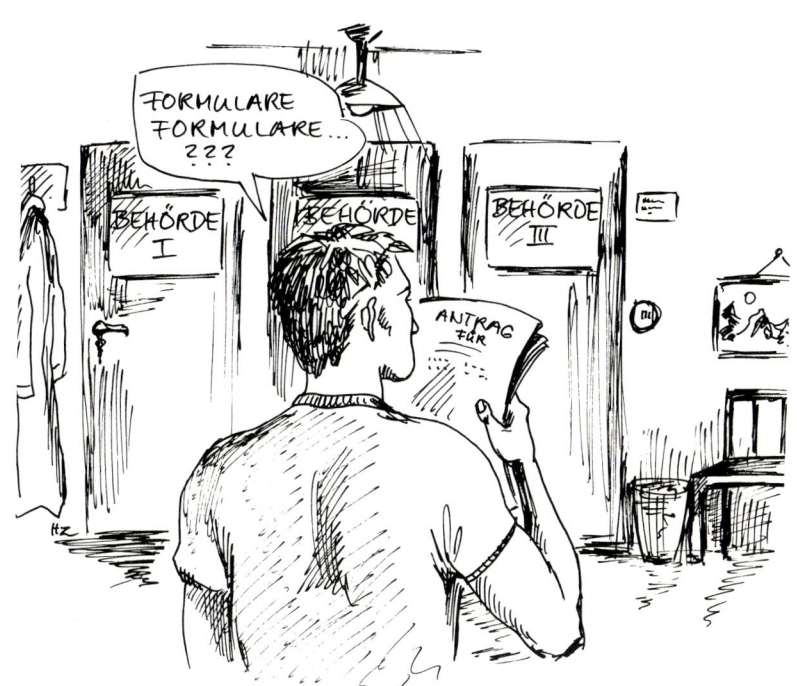

Epilepsie – Arbeitsplatzerhaltung

Wodurch kann es bei Menschen mit einer Epilepsie zu einem Arbeitsplatzverlust kommen, zur „Ausgliederung"? Das können Krankheits- oder Unfallfolgen sein, die eine Tätigkeit am bisherigen Arbeitsplatz nicht mehr zulassen. Daß Anfallsart und Häufigkeit der Anfälle für das Arbeitsschicksal Epilepsiekranker von Bedeutung sind, liegt auf der Hand: Hat etwa ein Lastkraftwagenfahrer oder Berufsfahrer einen ersten Anfall und kann ärztlich die Wiederholung von Anfällen nicht ausgeschlossen werden, mündet die Krankschreibung oft in Berufsunfähigkeit, und es muß an eine berufliche Neuorientierung gedacht werden. Ein Arbeitsplatz mit Unfallrisiken setzt eine ebenso kritische Betrachtung voraus. Arbeitsplatzverlust?

Wann könnte ein Arbeitsplatz noch gefährdet sein? Sehr oft droht Berufs- oder gar Erwerbsunfähigkeit, wenn sich der Krankheitsverlauf insgesamt verschlechtert und wenn neue Beeinträchtigungen hinzukommen. Dazu gehören Sturzanfälle, eine Kombination von großen und komplexen fokalen Anfällen, bei denen der Kranke in der Bewußtseinsstörung unter Umständen riskante Handlungen ausführt oder zum Beispiel auch vom Arbeitsplatz weggeht. Auch Nebenwirkungen von Medikamenten, schwere seelische Belastungen aufgrund der Krankheit, zwischenmenschliche Probleme wegen der Anfälle wirken belastend. Arbeitsplatzgefährdung

Bevor ein Arbeitsplatz aufgegeben wird, muß dieser Schritt eingehend überlegt und es müssen fachbezogene Informationen eingeholt werden. Vorsichtiges Handeln ist gefragt, besonders dann, wenn eine Kündigung des Arbeitsplatzes droht und der Behandlungsverlauf noch schwer einschätzbar ist. Informationen

Der behandelnde Arzt muß die vermutliche Krankheitsentwicklung beurteilen und den Zeitraum einer optimalen Behandlung eingrenzen. Damit stellt sich die Frage: Reicht erst einmal eine kurzfristige Krankschreibung aus, ehe andere Konsequenzen gezogen werden müssen? Behandelnder Arzt

Weitere Faktoren müssen beachtet werden, zum Beispiel berufliche Qualifikation, Dauer des Beschäftigungsverhältnisses, Verhalten des Arbeitnehmers am Arbeitsplatz, Arbeitsleistung, Fehlzeiten. Gefragt werden muß: War die Epilepsie bekannt? Kann der Betrieb einen anderen Arbeitsplatz anbieten? Welcher Ersatzarbeitsplatz könnte das sein? Ist damit ein sozialer Abstieg verbunden? Kann die geringerwertige Tätigkeit, etwa Kehrarbeiten, zur seelischen Belastung werden? Kann der bisherige Arbeitsplatz mit besonderen Schutzvorkehrungen ausgestattet werden? Bietet der Betrieb eigene Weiterbildungsmöglichkeiten an? Welche Hilfen können Mitarbeiter leisten?

Erhalt des Arbeitsplatzes

Zum Thema Arbeitsplatzerhaltung gehört auch die stufenweise Eingliederung auf den bisherigen Arbeitsplatz nach dem „Hamburger Modell". Gesetzliche Voraussetzung ist § 10,5 des Rehabilitationsangleichungsgesetzes (RehaAnG). Die Belastungserprobung am eigenen Arbeitsplatz muß mit Arbeitgeber und Krankenkasse abgesprochen werden. Während dieser Zeit wird anteilig Lohn/Gehalt und ergänzend oder voll Krankengeld gezahlt, wenn noch ein Leistungsanspruch bei der Kasse besteht, wobei die Gesamtsumme in keinem Fall die Höhe des Krankengeldes überschreitet.

„Hamburger Modell"

Der Arbeitgeber ist bei seinen Zahlungen abhängig von tariflichen Bestimmungen. Der behandelnde Arzt muß einen Stufenplan über die zu vertretende Arbeitsbelastung (Stunden) aufstellen. In der Regel beträgt die Einarbeitungszeit sechs Wochen; der Patient beginnt mit einem Vierstundentag. Es gibt bei den verschiedenen gesetzlichen Krankenkassen Richtlinien für diese Erprobung.

Steht nicht die Epilepsie, sondern eine neue Erkrankung einer nahtlosen Wiederaufnahme der Arbeit entgegen, sollte auch eine medizinische Rehabilitation erwogen werden. Darüber befindet der behandelnde Arzt. Die medizinische Rehabilitation (Heilverfahren) zur Wiederherstellung der Erwerbsfähigkeit kann beim zuständigen Rentenversicherungsträger (LVA, BfA) mit Antragsformular beantragt werden.

Medizinische Rehabilitation

Die Möglichkeit einer medizinischen, beruflichen Rehabilitation in dafür vorgesehenen Rehabilitationskliniken sollte beim Rehabilitationsträger (BfA, auch LVA) abgefragt werden. Belastung und Einsatzfähigkeit des betreffenden Menschen werden bei arbeitsspezifischen Übungen erprobt.

Medizinische, berufliche Rehabilitation

Außerdem erfolgen gesundheitsfördernde Therapien zur Verbesserung seines Gesamtzustands im Sinne der Wiederherstellung von Erwerbsfähigkeit. Die Ergebnisse führen zu Beurteilungen über Arbeitseinsatz, weitere berufliche Rehabilitation, möglicherweise auch zum Rentenvorschlag. Voraussetzung für diese Maßnahme, auch für eine empfohlene Berentung ist die Antragstellung mit dem entsprechenden Antragsformular. Bei Rentenempfehlung sollten immer weitere Informationen – Arzt, Krankenkasse, Rehabilitationsberatung der BfA, LVA – eingeholt werden.

Auch in schwierigster Lage sollte der Mut nicht sinken. Es gibt mehr Hilfen, als man gewöhnlich glaubt. Betroffene finden Ansprechpartner an vielen Stellen. Solche Partner können sein: der behandelnde Arzt, der Betriebsarzt, der Betriebs- oder Personalrat (Vertrauensmann für Schwerbehinderte). Wenn die Erkrankung (epileptische Anfälle) bei der Einstellung nicht bekannt war oder erst neu aufgetreten ist, sollte das Gespräch mit dem Arbeitgeber, der Personalabteilung gesucht werden. Weitere Ansprechpartner mit beratenden und einflußnehmenden Funktionen können bereits in dieser Phase Mitarbeiter der Hauptfürsorgestelle sein (Außendienstberater, psychosozialer Dienst). Auch die zuständige Gewerkschaft gibt Hilfestellung bei Arbeitsplatzfragen und krankheitsbedingten Schwierigkeiten. Selbsthilfegruppen von und für Anfallkranke verfügen über Erfahrungen und geben Hinweise oder auch ein Selbsthilfeverband, zum Beispiel „Reichsbund" usw. (s. Verzeichnis im Anhang).

Beratungsstellen

Wird die medizinische Behandlung in einer Epilepsieambulanz oder in einer Epilepsieabteilung bzw. einem Epilepsiezentrum durchgeführt, muß der Sozialdienst dieser Einrichtung zur Beratung und Hilfe eingeschaltet werden. Epilepsiezentren oder -abteilungen und Epilepsieambulanzen stehen in der Regel ein Team verschiedenster Experten einschließlich des Krankenpflegedienstes zur Beurteilung der weiteren Einsatzfähigkeit des Patienten zur Verfügung. Es gibt unter Umständen auch ergotherapeutische Trainingsangebote.

Fachexperten

Spätestens dann, wenn der Arbeitsplatz bedroht ist, muß die Frage nach Anerkennung der Schwer-

Schwerbehinderten-ausweis

behinderung gestellt werden. Liegt die Vorausset-zung für einen Erstantrag vor, ist Eile geboten: Der Antrag kann formlos oder mit Antragsformular bei der Versorgungsamt-Anerkennungsstelle ein-gereicht werden. Trifft der Antrag vor Kündigung ein, gilt Arbeitsplatzschutz nach dem Schwerbehin-dertengesetz; der Arbeitgeber ist von der Antrag-stellung zu benachrichtigen. Bei einer Arbeitsplatz-kündigung muß die Hauptfürsorgestelle durch den Arbeitgeber verständigt werden. Sie prüft die Arbeitsplatzsituation und die Voraussetzungen des Arbeitnehmers. Nur in besonderen Fällen stimmt sie einer Kündigung zu. Weitere Beratungs- und Begleitungshilfen leisten dann die Dienste der Hauptfürsorgestelle.

Gleichstellung

Neben der Anerkennung einer Schwerbehinde-rung gibt es auch eine „Gleichstellung" mit aner-kannt schwerbehinderten Arbeitnehmern. Sie wird beantragt beim Arbeitsamt, wenn der Grad der Behinderung zwischen 30 und 50 Prozent liegt. Nach Bescheiderteilung setzen hinsichtlich Arbeits-platzsicherung Schutz und Hilfen ein. Das Arbeits-amt berät entsprechend.

Die Auswahl der Ansprechpartner hängt von man-cherlei ab und ist nur individuell zu treffen. Wich-tig ist ein Vertrauensverhältnis zwischen Ratsu-chendem und Gesprächspartner. Sie werden sich gemeinsam bemühen, den wegen der Epilepsie-erkrankung gefährdeten Arbeitsplatz zu sichern. Möglicherweise findet sich ja auch eine innerbe-triebliche Alternative.

Arbeitsgericht

Sollte eine Arbeitsplatzkündigung bereits schrift-lich vorliegen und sollten eindeutige Gründe gegen ihre Rechtmäßigkeit sprechen, bleibt eine Klage beim Arbeitsgericht auf Zurücknahme der Kündi-gung. Manchmal verlangt sogar die Krankenkasse diesen gerichtlichen Schritt. Dabei darf keinesfalls die Dreiwochenfrist nach Erhalt der Kündigung versäumt werden.

Ist der Arbeitsplatz epilepsiebedingt gefährdet, ist rechtzeitig Beratungshilfe in Anspruch zu nehmen. Auch Abklärung mit betrieblichen Ansprechpartnern, betriebsexternen Bera-tungsstellen, Hauptfürsorgestelle, Gewerkschaft. Arbeitsplatzerhaltung = oberstes Gebot!

Epilepsie – Rehabilitation

Rehabilitation definiert ein Wörterbuch als „Gesamtheit der Maßnahmen, die mit der Wiedereingliederung von Versehrten in die Gesellschaft zusammenhängen". In diesem Sinne entwickelte sich aus einem Aktionsprogramm der Bundesregierung um 1970 eine Gesetzesinitiative zur Regelung der beruflichen und medizinischen Rehabilitation von Menschen mit krankheitsbedingt eingeschränkter Erwerbsfähigkeit. Sie sollten neue berufliche Perspektiven bekommen und nicht vorzeitig zu Rentnern werden. 1974 trat das Rehabilitationsangleichungsgesetz (RehaAnG) in Kraft. In § 1 dieses Gesetzes steht als Aufgabe der Rehabilitation:

Rehabilitations-angleichungsgesetz

„Die medizinischen, berufsfördernden und ergänzenden Maßnahmen und Leistungen zur Rehabilitation im Sinne dieses Gesetzes sind darauf auszurichten, körperlich, geistig oder seelisch Behinderte möglichst auf Dauer in Arbeit, Beruf oder Gesellschaft einzugliedern.

Den Behinderten stehen bei der Anwendung dieses Gesetzes diejenigen gleich, denen eine Behinderung droht."

Was setzt eine berufliche Rehabilitation nach dem Grundsatz dieses Gesetzes – Rehabilitation vor Rente – voraus und wie sieht das Verfahren aus? Rehabilitation kommt immer in Betracht, wenn trotz aller Bemühung eine Arbeitsplatzerhaltung nicht gelungen ist. Das ist etwa dann der Fall, wenn die Folgen einer Krankheit oder eines Unfalls die bisherige berufliche Tätigkeit unmöglich machen. Eine Epilepsie kann sich so verschlimmern, daß eine berufliche Neuorientierung erforderlich wird. Es kann auch bereits das Arbeitsverhältnis gelöst sein und eine neue Arbeitsvermittlung im erlernten Beruf oder in langjährig ausgeübter Arbeit scheitern. Dann muß ein Anspruch auf berufliche oder auch medizinische Rehabilitation geprüft werden.

Berufliche Rehabilitation?

Voraussetzungen

Die Rehabilitationsberatungsstelle der Bundesanstalt für Arbeit übernimmt die Erstberatung, auch wenn sie nicht mehr Kostenträger des Verfahrens einer beruflichen Rehabilitation sein wird. Sie überweist nach der Erstberatung die für eine Rehabilita-

Zuständigkeit

tion in Frage kommenden Personen an die Landes-versicherungsanstalt (LVA) oder Bundesversiche-rungsanstalt für Angestellte (BfA), bei einem Arbeitsunfall an die zuständige Berufsgenossen-schaft. Bei einem Rentenversicherungsträger müs-sen bestimmte Beitragsvoraussetzungen erfüllt sein.

LVA oder BfA müssen seit Januar 1993 über jeden Rehabilitationsantrag entscheiden, dem Prüfungen der gesundheitlichen und rentenrechtlichen Vor-aussetzung vorausgehen. Ein Antrag muß daher formlos oder besser per Antragsformular vom Antragsteller beim zuständigen Rentenversiche-rungsträger (LVA, BfA) eingereicht werden. Ein Versicherter mit 60 geleisteten Pflichtbeiträgen hat die Aussicht, daß die Kosten für eine berufliche Rehabilitation übernommen werden, wenn damit die Zahlung einer Berufsunfähigkeits- oder Er-werbsunfähigkeitsrente vermieden werden kann. Der Anspruch wird rentenrechtlich überprüft. Wer keinen Rentenanspruch nachweist, fällt aus dem Anspruch auf eine berufliche Rehabilitation bei diesem Träger heraus.

Berufliche Rehabilita-tion und medizinische Rehabilitation

Eine weitere Voraussetzung für die Kostenüber-nahme durch LVA oder BfA bei einer beruflichen Rehabilitation ist gegeben, wenn der Versicherte sich in einer erfolgreichen medizinischen Rehabili-tation (Heilverfahren oder Kur) über LVA oder BfA befindet, aus der sich dann auch noch Voraus-setzungen für die berufliche Rehabilitation erge-ben. In diesem Fall ginge diese ebenfalls zu Lasten dieses Trägers. Auch Versicherte, die schon eine Rente wegen einer Berufs- oder Erwerbsunfähig-keit beziehen, haben Aussicht auf Kostenüber-nahme durch LVA oder BfA, vorausgesetzt, der Gesundheitszustand hat sich so gebessert, daß berufliche Rehabilitationsmaßnahmen erfolgver-sprechend sind.

Bundesanstalt für Arbeit

Die Rehabilitationsberatung der Bundesanstalt für Arbeit ist jedoch auch zuständig für die Ausarbei-tung eines Vorschlags zur Eingliederung. Sie wird daher vom Versicherungsträger (LVA, BfA) über den Antragsteller einer Rehabilitation verständigt. Nur wenn medizinische Gründe vorliegen, veran-laßt dieser Kostenträger direkt eine Arbeitserpro-bung oder Berufsfindung in einem Berufsförderungswerk zur besseren Einschätzung von Leistung und Belastung. Das Arbeitsamt wird von dieser Entscheidung verständigt. Das könnte sich wegverkürzend auswirken.

Sonst ist es Aufgabe des Arbeitsamtes mit seinen Fachdiensten (ärztlicher und psychologischer Dienst), arbeitsmedizinisch zu entscheiden, welche Behinderung vorliegt und wie der Antragsteller eingesetzt werden könnte. Dazu kann es auch Fachärzte hinzuziehen. Der psychologische Dienst gibt eine testpsychologische Beurteilung über den Klienten ab. Die Rehabilitationsberatung kann dann noch die Arbeitserprobung oder Berufsfindung zur besseren Leistungserfassung auch in einem Berufsförderungswerk veranlassen.

Jedoch gehört diese Arbeitserprobung und Berufsfindung nach neuer Regelung nicht mehr zu den Voraussetzungen von Rehabilitation. Es wird für diese Zeit kein Übergangsgeld gezahlt, der Patient erhält aber weiter Zahlungen von der Krankenkasse (Krankengeld) oder Leistungen vom Arbeitsamt (Arbeitslosengeld oder -hilfe). Wenn der Betreffende noch in einem Arbeitsverhältnis steht, wird manchmal auch Lohn oder Gehalt weitergezahlt, sonst muß ersatzweise das Arbeitsamt einspringen. So ist, anders als früher, für kontinuierliche Zahlung gesorgt. Allerdings war das Übergangsgeld zuweilen günstiger als Arbeitslosengeld oder -hilfe.

Immer wieder muß der Hinweis gegeben werden, wie notwendig gerade bei Arbeitnehmern mit einer Epilepsie gute diagnostische Angaben und Verlaufsvoraussagen sind. Sie helfen dem Patienten in diesem doch recht komplizierten Verfahren. Patienten einer Epilepsieambulanz oder Epilesieabteilung bzw. eines Epilpsiezentrums könnten im Vorteil sein, wenn ein Team unterschiedlicher Experten schon die Ergebnisse intensiver Untersuchungen in das Verfahren einbringt und bei der richtigen Weichenstellung mitwirkt. Es kennt den Patienten ja schon lange und gut. Solche Mitwirkung setzt allerdings eine enge Zusammenarbeit zwischen Klinik und Rehabilitationsberatung, Berufsförderungswerk sowie Versicherungsträger voraus.

Fachdienste

Neue Regelung

Bei anstehender beruflicher Rehabilitation kann zur Erst-beratung die Rehabilitationsberatung im Arbeitsamt auf-gesucht werden. Der Antrag auf Rehabilitation ist beim zuständigen Rentenversicherungsträger einzureichen. LVA, BfA, BG und gesetzliche Krankenkassen haben eigene Reha-Berater. Ausführliche ärztliche Unterlagen, weitere Gutachten sind für eine persönliche und schnelle Beurtei-lung des Antrages mitzugeben. Antragsformulare gibt es bei allen Leistungsträgern der Rehabilitation und bei den gesetzlichen Krankenkassen.

Berufliche Rehabilitation – Fortbildung – Umschulung durch die Bundesanstalt für Arbeit

Bundesanstalt
für Arbeit

Bringt ein Patient die erforderlichen Voraussetzun-gen für LVA und BfA nicht mit und eine beruf-liche Rehabilitation ist dennoch notwendig, wird die Bundesanstalt für Arbeit zuständig. Das Ar-beitsamt kann eine Rehabilitationsmaßnahme ko-stenmäßig nur noch übernehmen, wenn Art und Schwere der Beeinträchtigung den Einsatz der betreuenden Dienste eines Berufsförderungswer-kes erforderlich machen. Bei einer epilepsiebeding-ten beruflichen Neuorientierung dürfte diese Vor-gabe erfüllt sein.

Umschulungen

Das Arbeitsamt kann nur noch Anträge auf Fortbil-dung und Umschulung (FU) prüfen und entschei-den und dann nur 70 Prozent der Maßnahme-kosten übernehmen. 30 Prozent muß der Antrag-steller selbst tragen. Ob sich weitere Finanzquellen für diese 30 Prozent Eigenanteil finden lassen, bleibt abzuwarten. In Betracht für FU-Maßnahmen kommen vor allem die Ausbildungen im Rahmen einer ehemaligen beruflichen Rehabilitation, die insbesondere im kaufmännischen Bereich oder in Handelsschulen (kaufmännische Ausbildungsstät-ten) meistens am Wohnort in größeren Städten durchgeführt wurden.

Die Bundesanstalt für Arbeit ist noch in der Lage, ein Darlehen zu vergeben (rückzahlpflichtig, zins-los), wenn sich jemand im bisherigen Beruf durch Meisterprüfung oder zusätzlicher Technikerausbil-dung weiterqualifizieren möchte. Das kann auch eine Möglichkeit sein, wenn ein Arbeitsplatz krank-heitsbedingt so nicht mehr gehalten werden kann.

Ein Übergangsgeld – nach bisheriger Berechnung zwischen 70 und 80 Prozent vom Bruttoarbeitseinkommen – zahlen nur noch LVA und BfA bei Maßnahmen der beruflichen Rehabilitation. Das Arbeitsamt zahlt es nur bei Maßnahmen in einem Berufsförderungswerk. Es gewährt also ein Übergangsgeld, wenn in den erwähnten Einzelentscheidungen eine Ausbildung oder Vorförderung in einem Berufsförderungswerk notwendig ist. In anderen Fällen von Fortbildung und Umschulung nach dem FU gibt es nur ein Unterhaltsgeld von 60 Prozent. Es kann vorkommen, daß innerhalb eines Ausbildungslehrganges Rehabilitanden von Versicherungsträgern und Umschülern vom Arbeitsamt ein unterschiedliches Einkommen haben.

Eine erfolgversprechende Antragstellung auf berufliche Rehabilitation, Fortbildung oder Umschulung durch einen Versicherungsträger oder die Bundesanstalt für Arbeit hängt heute mehr denn je davon ab, wie umfassend und genau ärztliche, psychologische, wenn vorhanden ergotherapeutische und psychosoziale Gründe dargelegt werden. Diese Gutachten, Untersuchungen und Einschätzungen sollten möglichst schon dem Antrag beigefügt werden. Dabei kommt es auch darauf an, in wieweit mit dem Patienten über Inhalt und Möglichkeiten gesprochen wurde (Aufklärung). Eine Aufhebung der ärztlichen Schweigepflicht wurde vom Antragsteller mit dem Antrag abgegeben. Eine Forderung nach praktikablen und weit verbreiteten „Empfehlungen zur Beurteilung beruflicher Möglichkeiten von Personen mit Epilepsie" (s. S. 201) werden unter diesen Voraussetzungen zur Verbesserung der Eingliederungschancen dieses Personenkreises immer dringender. Jeder kann dazu beitragen, daß sie umgesetzt werden können.

Übergangsgeld

Unterhaltsgeld

Ausführliche Begründungen

Beratung bei der Bundesanstalt für Arbeit – Rehabilitationsberatung – Informationen einholen über Möglichkeiten einer beruflichen Rehabilitation oder Umschulung, wenn LVA oder BfA nicht zuständig werden. Finanzierung! Beratung über Eingliederungshilfen durch den Bundessozialhilfeträger (Sozialamt – Jugendamt – überörtlicher Sozialhilfeträger).

Berufsförderungswerke

Berufsförderungswerke

Berufsförderungswerke (BFW) sind Einrichtungen der überbetrieblichen Rehabilitation für behinderte Erwachsene, die schon einmal im Arbeitsleben standen. Sie sind zu einem wichtigen Bestandteil im Rehabilitationsablauf geworden. Jedes Bundesland verfügt über ein oder mehrere Berufsförderungswerke. Sie bieten unterschiedliche Ausbildungsschwerpunkte an. Es gibt auch BFW für bestimmte Behinderungsarten.

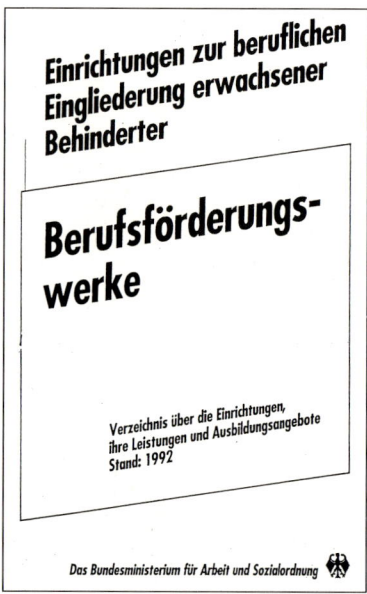

Abb. 36. *Diese Broschüre enthält weitere Informationen zu den Berufsförderungswerken.* *

Ansprüche an Rehabilitanden

Eine berufliche Rehabilitation in einem BFW stellt einige Ansprüche. Es muß ein neuer Ausbildungsstoff in kurzer Zeit konzentriert erlernt werden, in der Regel innerhalb von zwei Jahren. Die Ausbildungen werden internatsmäßig angeboten. Auch wenn Berufsförderungswerke im Einzugsbereich liegen, sind sie nicht immer kurzfristig täglich erreichbar. Eine Internatsausbildung hat zudem den Vorteil, daß sich die Rehabilitanden ganz auf die Ausbildung einstellen können. Monatliche Heimfahrten werden finanziert.

Hindernisse

Manchmal stehen persönliche, familiäre Gründe einer neuen Berufsausbildung im Wege. Eine Beratung kann da manches Problem lösen helfen. Es gibt Voraussetzungen, bei denen eine berufliche Rehabilitation von einem Versicherungsträger „angeordnet" werden kann. Das ist zum Beispiel der Fall, wenn Leistungszahlungen (Krankengeld) enden und eine Arbeitsaufnahme nicht in Sicht ist oder wenn der Rentenversicherungsträger die Rehabilitation für erforderlich hält (nach Heilverfahren oder bei Rentenbezug). Ablehnende Gründe müssen immer mit der jeweiligen Rehabilitationsberatung besprochen werden. Es können sich auch andere Angebote ergeben. Ausführliche Beschreibungen der einzelnen BFW stellt das Bundesministerium für Arbeit und Soziales zur Verfügung.

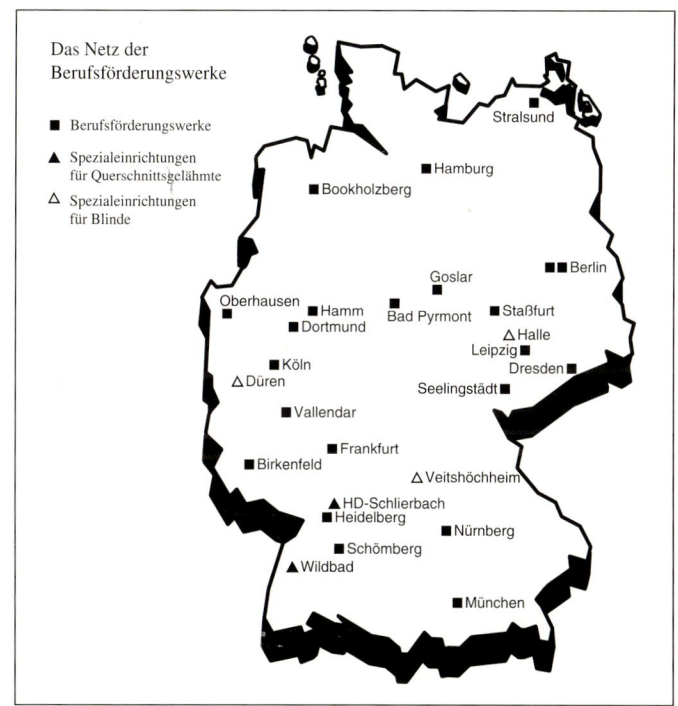

Das Netz der Berufsförderungswerke

■ Berufsförderungswerke

▲ Spezialeinrichtungen für Querschnittsgelähmte

△ Spezialeinrichtungen für Blinde

Stralsund

■ Hamburg

■ Bookholzberg

Goslar ■

■ ■ Berlin

Oberhausen ■   ■ Hamm   Bad Pyrmont   ■ Staßfurt

■ Dortmund   △ Halle

Leipzig ■

■ Köln   Dresden ■

△ Düren   Seelingstädt ■

■ Vallendar

■ Frankfurt

■ Birkenfeld   △ Veitshöchheim

▲ HD-Schlierbach
■ Heidelberg   ■ Nürnberg

■ Schömberg
▲ Wildbad

■ München

Abb. 37. *Wo liegt das nächste Berufsförderungswerk?**

Vom Anmelde- und Aufnahmeverfahren her unterscheiden sich die Berufsförderungswerke kaum. Es werden Frauen und Männer vom 18. Lebensjahr an mit Behinderungen – und dazu zählen auch Epilepsien – aufgenommen. Die

Verlauf

Anmeldung erfolgt durch den Rehabilitationsträger nach vorangegangener Einschaltung der Fachdienste des Arbeitsamtes und seiner Rehabilitationsberatung.

Zu den notwendigen Unterlagen gehört schon ein Eingliederungsplan des Trägers der Rehabilitation (LVA, BfA, BG, Bundesanstalt für Arbeit). Der Plan muß in Zusammenarbeit mit dem Antragsteller entstanden sein. Wenn über einen Ausbildungsberuf entschieden wurde, sind Aussagen über diesen künftigen Arbeitsplatz erwünscht. Auf diese Weise werden ausgewählte Berufsbereiche ständig auf Arbeitsplatzchancen und Zukunftssicherheit hin überprüft.

Ein Berufsförderungswerk bietet an:
Ausbildungsbegleitende Rehabilitationsleistungen durch den medizinischen Dienst, den psychologischen Dienst und den Sozialdienst. Der Sozialdienst führt Rehabilitationsberatung durch, berät bei sozialrechtlichen sowie bei persönlichen Fragen und ist für die Internatsbetreuung zuständig. Es

Berufsfindung, Arbeitserprobung

werden Berufsfindung und Arbeitserprobung durchgeführt. Die Dauer schwankt zwischen zehn und 14 Tagen, kann aber auch bis zu vier Wochen betragen. Es werden Teilnehmer je nach Bedarf und Anforderungen ausgewählt. Während der Arbeitserprobung und Berufsfindung wird die intellektuelle Leistungsfähigkeit und Belastbarkeit untersucht; Konzentration, sprachlicher und schriftlicher Ausdruck, zahlengebundene Fähigkeiten usw. werden getestet. In Werkstätten, Büro und Verwaltung zeigen sich die praktischen Fähigkeiten der Rehabilitanden. Und wieder werden arbeitsmedizinisch der Gesundheitszustand sowie der Gesamteindruck bewertet.

Ergebnisauswertung

Das Team des Berufsförderungswerkes, die Vertretung des Arbeitsamtes und des Kostenträgers des Verfahrens (LVA, BfA, BG oder auch die Bundesanstalt für Arbeit) werten die Ergebnisse in einer Abschlußbesprechung aus. In dieser Sitzung kommt es meistens zu Ausbildungsvorschlägen, oder es werden noch Förderlehrgänge oder Trainingslehrgänge einer Ausbildung vorgeschaltet. Aber auch die Behandlung einer Epilepsie kann an erster Stelle stehen, ein Ausbildungsprogramm wird dann bis zum Abschluß einer optimalen

Behandlung verschoben. LVA, BfA, Berufsgenossenschaft und Bundesanstalt für Arbeit haben Mitspracherecht, wenn sie Kostenträger des Reha-Verfahrens sind. Auch der Rehabilitand hat eigene berufliche Vorstellungen, die berücksichtigt und besprochen werden müssen.

Mitspracherecht

Es gibt vorbereitende und ergänzende Maßnahmen zum Ausbildungsprogramm in den Berufsförderungswerken. Eine Individualförderung bietet zum Beispiel das Berufsförderungswerk Heidelberg an. Rehabilitanden mit einer Epilepsie werden bevorzugt in diese Einrichtung vermittelt. Die Wartezeiten für die Arbeitserprobung und Berufsfindung und für eine Ausbildung können mehrere Monate oder gar ein Jahr und mehr betragen. Deshalb ergibt sich eine weitere Forderung: Eine voraussehbare berufliche Rehabilitation muß umgehend eingeleitet werden. Sobald die bisherige Berufsausübung in Frage gestellt ist und die Arbeitsleistung deutlich sinkt, ist rasches Handeln angezeigt.

Wartezeiten

> *Anerkannte Ausbildungsberufe in einem Berufsförderungswerk können im Rahmen von beruflicher Rehabilitation von der LVA, BfA, BG, der Bundesanstalt für Arbeit finanziert werden. Sie bieten an: ausbildungsbegleitende Rehabilitationsmaßnahmen, Berufsfindung/Arbeitserprobung vorbereitende und ergänzende Maßnahme zum Ausbildungsprogramm. Ausbildungen enden mit einer Abschlußprüfung.*

Fördernde und hemmende Faktoren im Rehabilitationsgeschehen

Der formale, nicht unkomplizierte Weg einer Rehabilitation ist nicht ohne Hindernisse. Die Internationale Vereinigung für Soziale Sicherheit (IVSS) stellte 1992 Faktoren zusammen; zu den hemmenden zählen:

1. „Fehlende oder nicht aufgenommene Informationen
2. In der Person liegende Gründe
3. Unzureichende sozialversicherungsrechtliche Absicherung
4. Zu komplizierte Regelungen
5. Ärztemangel

6. Unzureichende Abgrenzungen der Zuständigkeiten
7. Defizite an Personal, Diensten und Einrichtungen
8. Fehlende Zusammenarbeit der Leistungsträger
der Sozialen Sicherheit, Nichtineinandergreifen
von Rehabilitationsmaßnahmen.

Als fördernde Faktoren gelten:
1. Gesetzliche Verankerung des Rechtsanspruches
auf Rehabilitation
2. Rechtlich abgesicherte Chancengleichheit von
Behinderten und Nichtbehinderten
3. Information der Behinderten über ihre Rechte
4. Einrichtung von Auskunftsstellen und Informa-
tionsdiensten
5. Vorliegen von Rehabilitationsstandards
6. Qualifizierung des Rehabilitationspersonals
7. Beschäftigungspflicht der Arbeitgeber, bezogen
auf Behinderte. (...)"

Um Zeit zu sparen und Rückschläge zu verhindern,
müssen Irrwege vermieden werden. Deshalb ist es
notwendig, die hemmenden Faktoren genau zu
beachten: Ein Mangel an Beratungszeit verhindert
Hinweise auf Möglichkeiten und verzögert die
rechtzeitige Ausbildung, Umschulung oder Rehabilitation eines Klienten.
Bei lückenhaften Kenntnissen über die Vielfalt der
Angebote für berufliche Vorbereitung, Ausbildung, Fortbildung, Umschulung und Rehabilitation können Ärzte und Sozialarbeiter schon versäumen, die richtigen Anstöße zu geben.

Zusammenarbeit

Aus mangelnder Zusammenarbeit der Beratungsstellen mit dem behandelnden Arzt und umgekehrt
kann es zu einer falschen Berufswahl kommen. Die
Krankheit Epilepsie wird nicht ausreichend diffe-
renziert betrachtet.
Die Unübersichtlichkeit der Zuständigkeiten, Verfahren, Fristen usw. trägt nicht gerade zur Förderung und Umsetzung der gesetzlichen Vorgaben bei.
Mangelnde Berücksichtigung des vermuteten
Krankheitsverlaufs hat Auswirkungen auf Arbeit
und berufliche Entwicklung. Oft wäre schon durch
rechtzeitige Beratung und Behandlung die Rehabilitation gar nicht erforderlich geworden.

Eine unklare Behandlungssituation kann Beratung und optimale Förderung sehr erschweren, wenn nicht gar unmöglich machen. Daher müssen zum Beispiel Fragen geklärt werden wie: Innerliche Haltung von Patient und Angehörigen zur Krankheit Epilepsie? Werden Medikamente genommen? Wie weit ist der Patient zur Mitarbeit am Behandlungsprozeß in der Lage? Kann der Patient während der gesamten Dauer der Rehabilitation in der selben Behandlungseinrichtung, bei dem selben Arzt bleiben?
Eine kontinuierliche Begleitung durch Sozialarbeit könnte auftretende Unsicherheiten auffangen.
Medikamentenumstellungen im Ausbildungsprozeß können kurzfristige Komplikationen verursachen, die sich nachteilig für den Patienten im Ausbildungsprozeß auswirken. Sie müssen abgestimmt werden mit der gerade laufenden Maßnahme.
Mängel in der medizinischen Versorgung können sogar zum Abbruch der Ausbildung führen. Eine neue berufliche Orientierung muß dann eingeleitet werden und alles fängt von vorne an; mit entsprechendem Motivationsverlust.
Auslassen von zielgerichteten Fragen, die schulische, berufliche Voraussetzungen, das soziale Umfeld (Sozialanamnese) betreffen, können zu Fehleinschätzungen führen.
Auch fehlende Kenntnisse über die Arbeitsplätze, Arbeitsleistung und Berufsprobleme sowie über die Einsatzmöglichkeiten von Hilfen am Arbeitsplatz (Hauptfürsorgestelle, Schwerbehindertengesetz) können dazu führen, daß Berater eventuell falsche Weichen stellen.

Es kommt vor, daß Eltern aus einer überfürsorglichen Haltung heraus nicht zulassen, daß Tochter oder Sohn eine möglichst gute Ausbildung, berufliche Förderung oder einen Eingliederungsversuch mitmachen. Familiengeschichtliche Zusammenhänge wirken dann blockierend und bringen den Patienten um manche Chance. **Überfürsorge**

Ungenügende Aufklärung über die unterschiedlichen Formen von epileptischen Anfällen und Behandlung führen in den Betrieben, in denen Arbeitnehmer mit einer Epilepsie arbeiten sollen, zu Abwehrreaktionen. Die Mitarbeiter sperren sich gegen die zusätzliche „Belastung". Auch darauf **Vorurteile!**

muß der Rehabilitand vorbereitet sein und wissen, wie er sich und seine Krankheit vorstellt. Das ist überhaupt eine Schlüsselforderung, damit die vielen unsinnigen Vorbehalte abgebaut werden.

> *Die fördernden Faktoren im Rehabilitationsangebot müssen ausgeschöpft werden. Vorurteile gegenüber der Krankheit Epilepsie müssen abgebaut werden. Aufklärung über die unterschiedlichsten Anfallsformen muß durch Betroffene und Helfer gegeben werden.*

Werkstätten für Behinderte

Werkstatt für Behinderte

Der Begriff einer Werkstatt für Behinderte (WfB) wurde in § 54 des Schwerbehindertengesetzes (SchwbG) festgelegt: „Die Werkstatt für Behinderte ist eine Einrichtung zur Eingliederung Behinderter in das Arbeitsleben. Sie bietet denjenigen Behinderten, die wegen Art und Schwere der Behinderung nicht, noch nicht oder noch nicht wieder auf dem allgemeinen Arbeitsmarkt tätig sein können, einen Arbeitsplatz oder Gelegenheit zur Ausübung einer geeigneten Tätigkeit." – Diese Werkstätten

Wohnnähe

werden regional in Wohneinzugsgebieten angeboten. Für weiter entfernt Wohnende gibt es einen Fahrdienst. Aufgenommen wird, wer im Arbeitsalter steht. In der Dritten Verordnung wurde zur Durchführung des Schwerbehindertengesetzes die Werkstättenverordnung – Schwerbehindertengesetz (SchwbWV) geschaffen.

Werkstättenverordnung

In der SchwbWV wird Grundsätzliches geregelt: Es müssen beispielsweise Behinderte aufgenommen werden unabhängig von Ursache und Art der Behinderung, es sei denn, es handelt sich um Werkstätten für bestimmte Arten der Behinderung. Eine Rolle spielt die Schwere der Behinderung, die sich daraus ergebende Minderung der Leistungsfähigkeit und der dadurch besondere Bedarf an Förderung, begleitender Betreuung und Pflege. Außerdem muß ein Mindestmaß an Gemeinschaftsfähigkeit erkennbar sein. Ein außerordentliches Pflegebedürfnis steht einer Aufnahme entgegen.

Eine Werkstatt für Behinderte bietet auch für die Beschäftigten begleitende Dienste zur pädagogi-

schen, sozialen und psychologischen Betreuung an.
Es arbeiten dort Sozialpädagogen, Sozialarbeiter,
Psychologen sowie pflegerische und therapeutische
Fachkräfte mit. Auch die erforderliche ärztliche
Betreuung und Einschätzung von Belastbarkeit des
einzelnen ist sichergestellt. Der ärztliche Dienst
nimmt betriebsärztliche Funktionen wahr.

Für die Vermittlung eines nach diesen Voraussetzungen behinderten, meistens jungen Menschen ist
die Berufsberatung für Behinderte der Bundesanstalt für Arbeit zuständig. Sie klärt die Aufnah-
mebedingungen und Förderleistungen. Es kann
auch ein Rentenversicherungsträger Kostenträger **Kostenträger**
der Maßnahme sein, wenn die Erprobung von Lei-
stung und Belastbarkeit im Rahmen einer Rehabilitation oder einer Eingliederungshilfe der Sozialhilfeträger (überörtlicher Träger) erfolgt.

Normalerweise ist die erste Station nach Aufnahme
in eine Werkstatt für Behinderte der Arbeitstrainingsbereich. Er gilt als berufsfördernde Bildungsmaßnahme (Einzelmaßnahme und Lehrgänge) zur
Verbesserung der Eingliederungsmöglichkeiten in
das Arbeitsleben unter Einschluß angemessener
Maßnahmen zur Weiterentwicklung der Persön-
lichkeit des Behinderten. Die Teilnehmer am Arbeits- **Arbeitstraining**
training sind so zu fördern, daß sie spätestens bei
Abschluß der Maßnahme in der Lage sind, wenigstens ein Mindestmaß wirtschaftlich verwertbarer
Arbeitsleistung im Sinne des § 54 Abs. 3 des SchwbG
zu erbringen. „Das Angebot an berufsfördernden
Maßnahmen soll möglichst breit sein, um Art und
Schwere der Behinderung, der unterschiedlichen
Leistungsfähigkeit, Entwicklungsmöglichkeit sowie
Eignung und Neigung der Behinderten so weit wie
möglich Rechnung zu tragen." (SchwbWV § 4 Abs. 2)
Die Lehrgänge bestehen aus Grund- und Aufbau- **Grund- und Aufbaukurs**
kurs von in der Regel je zwölfmonatiger Dauer. Bis
zu zwei Jahre kann also diese Trainingsmaßnahme
dauern. „Im Grundkurs sollen Fertigkeiten und
Grundkenntnisse verschiedener Arbeitsabläufe vermittelt werden. (…) Im Aufbaukurs sollen Fertigkeiten mit höherem Schwierigkeitsgrad, insbesondere im Umgang mit Maschinen, und vertiefte
Kenntnis über Werkstoffe und Werkzeuge vermittelt sowie die Fähigkeit zu größerer Ausdauer und
Belastung und zur Umstellung auf unterschied-

liche Beschäftigungen im Arbeitsbereich geübt werden." (SchwbWV § 4 Abs. 4, 5)

Die Träger der Maßnahme werden über die Ergebnisse des Teilnehmers innerhalb einer gemeinsamen Sitzung durch den Fachausschuß verständigt. Dabei entscheidet er über weitere Schritte wie zum Beispiel seine Teilnahme an einer anderen oder weiterführenden berufsfördernden Bildungsmaßnahme, manchmal auch über eine Wiederholung der Bildungsmaßnahme oder eine Beschäftigung im Arbeitsbereich der Werkstatt für Behinderte oder auf dem allgemeinen Arbeitsmarkt.

Fachausschuß

Der Arbeitsbereich in der Werkstatt für Behinderte soll dem § 5 Abs. 1 des SchwbWV nach „über ein möglichst breites Angebot an Arbeitsplätzen zur Ausübung einer geeigneten Tätigkeit verfügen, um Art und Schwere der Behinderung, der unterschiedlichen Leistungsfähigkeit, Entwicklungsmöglichkeit sowie Eignung und Neigung der Behinderten soweit wie möglich Rechnung zu tragen."

Arbeitsbereich

Die Bundesrepublik bietet nach einer Erhebung von 1987 gegenüber anderen Ländern der EU bis auf die Niederlande die meisten Werkstattplätze an. Menschen mit einer Epilepsie beanspruchen davon etwa ein bis zwei Prozent. Darunter sind Menschen mit einer Mehrfachbehinderung, deren Epilepsie schwer zu behandeln ist und die unter Lernbehinderung, Verhaltensauffälligkeiten, Medikamentennebenwirkungen oder schwer zu beeinflussenden sozialen Problemen leiden. Bei manchen kann zusätzlich eine geistige Behinderung vorliegen.

In den WfB werden überwiegend Montage- und Verpackungsarbeiten ausgeführt, abhängig von den Zulieferbetrieben. Damit liegt schon ein vielseitiges Angebot vor. Die einzelnen WfB haben bestimmte Schwerpunkte. Dienstleistungen spielen eine untergeordnete Rolle. Ziel der Werkstätten ist, möglichst viele ihrer Mitarbeiter dem allgemeinen Arbeitsmarkt zu übergeben. Die aktuelle Arbeitsmarktsituation schränkt allerdings weiter den Übergang von Mitarbeitern aus WfB in Betriebe ein. Infolgedessen werden Projekte entwickelt, die eine Eingliederung in den allgemeinen Arbeitsmarkt erleichtern sollen. Vom Ansatz her ähneln sie sich. Sie setzen noch stärker auf Begleitungs-

Arbeitsangebote

dienste durch Helfer, die mit in den Betrieb gehen. Und sie pflegen noch intensiver den Kontakt zu möglichen Arbeitgebern. Nach derartigen Konzepten muß gefragt werden. Auch die Hauptfürsorgestellen haben den Vermittlungsauftrag, Beratung und Begleitdienst für schwerbehinderte Arbeitssuchende anzubieten. Zu manchen Werkstätten besteht ein enger Kontakt durch direkte Zusammenarbeit mit dem psychosozialen Dienst der Hauptfürsorgestelle.

Ein Teilnehmer im Arbeitstrainingsbereich erhält eine persönliche Barleistung. Das kann ein Ausbildungsgeld vom Arbeitsamt sein oder ein erworbenes Übergangsgeld von der LVA, BfA, auch vom Arbeitsamt, weil eine Werkstatt für Behinderte eine anerkannte Rehabilitationseinrichtung ist. Diese Träger zahlen auch die Tageskostenpauschale an die WfB.

Persönliche Barleistung

Im Arbeitsbereich wird ein Arbeitslohn je nach Arbeitsleistung gezahlt. Das Sozialamt leistet ergänzende Hilfe bis zu dem nachzuweisenden Anspruch. Der Sozialhilfeträger (Eingliederungshilfe, Sozialamt, überörtlicher Träger) kommt auch für die Tageskostenpauschale auf.

Lohn, Sozialhilfe

Der Teilnehmer im Trainingsbereich und Mitarbeiter im Arbeitsbereich ist sozialversichert. Er ist krankenversichert und hat Anspruch auf Zahlung von Krankengeld im Rahmen seines Verdienstes genau wie jeder andere Arbeitnehmer im versicherungspflichtigen Arbeitsverhältnis. Ein Anspruch besteht beim Rentenversicherungsträger (LVA) auf medizinische Rehabilitation (Heilverfahren, wenn zum Beispiel eine andere Krankheit und nicht die Epilepsie im Vordergrund steht). Ein

---

Vermittlung in eine Werkstatt für Behinderte geht nur über die Bundesanstalt für Arbeit: Beratungsstelle für Behinderte oder Rehabilitationsberatung. Kostenträger dieser Maßnahme kann sein: Die Bundesanstalt für Arbeit, ein Rehabilitationsträger (LVA, BfA, BG), Bundessozialhilfeträger.
Die Werkstätten bieten an: Arbeitstrainingsbereich, Arbeitsbereich, begleitende Dienste, Projekte.
Ziel soll sein: Vermittlung des Mitarbeiters auf einen Arbeitsplatz im allgemeinen Arbeitsmarkt. Weiterbeschäftigung in der Werkstatt für Behinderte.

Altersruhegeldanspruch besteht nach Vollendung des 60. Lebensjahres bei einer anerkannten Schwerbehinderung von 50 Grad der Behinderung und mehr.

Epilepsie – Schwerbehindertengesetz – Anerkennung und Ausweis

Eine Epilepsie ist eine Behinderung, in der Regel sogar eine Schwerbehinderung, die sich in den beruflichen, persönlichen und gesellschaftlichen Bereich hinein auswirken kann. Dieses Handikap, das die Behinderung oder die Schwerbehinderung im Sinne auch des Gesetzes bedeutet, ist für den Betreffenden allgegenwärtig. Die – auch in ihrer Art und Häufigkeit – nicht vorhersehbaren epileptischen Anfälle können die Vielfalt der angebotenen Berufe und Arbeitsmöglichkeiten einschränken, ebenso die persönlichen Aktivitäten in Freizeit und Sport.

Schwerbehinderten-
gesetz

Der Gesetzgeber bietet mit dem Schwerbehindertengesetz (SchwbG – Neufassung von 1986) für behinderte und schwerbehinderte Menschen Nachteilsausgleiche an: „§ 1 Schwerbehinderte im Sinne dieses Gesetzes sind Personen mit einem Grad der Behinderung von wenigstens 50, sofern sie ihren Wohnsitz, ihren gewöhnlichen Aufenthalt oder ihre Beschäftigung auf einem Arbeitsplatz im Sinne des § 7 Abs. 1 rechtmäßig im Geltungsbereich dieses Gesetzes haben." (Die frühere Bezeichnung „Minderung der Erwerbsfähigkeit" (MdE) führte zu falschen Folgerungen.)

§ 3 (1) „Behinderung im Sinne dieses Gesetzes ist die Auswirkung einer nicht nur vorübergehenden Funktionsbeeinträchtigung, die auf einem regelwidrigen, körperlichen, geistigen oder seelischen Zustand beruht. Regelwidrig ist der Zustand, der von dem für das Lebensalter typischen abweicht. Als nicht nur vorübergehend gilt ein Zeitraum von mehr als 6 Monaten. Bei mehreren sich gegenseitig beeinflussenden Funktionsbeeinträchtigungen ist deren Gesamtauswirkung maßgeblich.

**Gesetz zur Sicherung der Eingliederung
Schwerbehinderter in Arbeit, Beruf und Gesellschaft
(Schwerbehindertengesetz — SchwbG)**

vom 29. April 1974 (Bundesgesetzblatt I Seite 1005), in der Fassung der Bekanntmachung der Neufassung des Schwerbehindertengesetzes vom 26. August 1986 (Bundesgesetzblatt I Seite 1421)

Abb. 38. *Gut dieses Gesetz lesen – seine Vorteile nutzen (z. B. nachzulesen im Ratgeber für Behinderte, siehe Abb. 43).*

(2) Die Auswirkung der Funktionsbeeinträchtigung ist als Grad der Behinderung (GdB), nach Zehnergraden abgestuft von 20 bis 100 festzustellen.“

Die Anerkennung einer Behinderung (unter 50 GdB) oder Schwerbehinderung ab 50 GdB und mehr und die Ausstellung eines Schwerbehindertenausweises erfolgt nur auf Antrag durch den betreffenden Volljährigen oder erziehungsberechtigten Angehörigen. Der Antrag kann formlos gestellt werden, etwa wenn Eile geboten ist zur Einhaltung von Fristen bei drohender Kündigung. Sonst muß das dafür vorgesehene Formular benutzt werden. Man erhält es entweder u. a. über das Versorgungsamt, die Hauptfürsorgestelle, die Schwerbehinderten-Vertrauensstelle im Betrieb, über andere Beratungsstellen einer Sozialbehörde, Sozialstation oder über den Sozialdienst im Krankenhaus.

Formular

Der Antrag wird beim zuständigen Versorgungsamt persönlich abgegeben oder auf dem Postweg eingereicht. Auch kommunale Beratungsstellen nehmen den Antrag an. Das Annahmedatum ist verbindlich. Diese Stellen helfen auch bei strittigen Fragen und bei der Antragstellung selbst. Ein Arztbericht mit Diagnose-Differenzierung der epileptischen Anfälle kann das ohnedies langwierige Verfahren verkürzen. Weitere Krankheiten oder Behinderungen müssen angegeben werden, wenn sie berücksichtigt werden sollen. Mit dem Antrag wird auch das Einverständnis mit der Aufhebung der Schweigepflicht gegenüber behandelnden Ärzten, Krankenhäusern usw. erklärt.

Antrag

Zur Feststellung der gesundheitlichen Verfassung wird entweder eine ärztliche Untersuchung erforderlich, oder die Begutachtung wird anhand der vom Antragsteller eingereichten oder vom Versorgungsamt beigezogenen ärztlichen Unterlagen vorgenommen. Das Versorgungsamt verfügt dafür über einen ärztlichen Dienst, der externe Fachärzte (Gutachter) hinzuziehen kann. Manchmal erübrigt sich dadurch eine Untersuchung des Antragstellers.

Anfälle und GdB

Epileptische Anfälle werden je nach Art, Schwere, Häufigkeit und tageszeitlicher Verteilung im Grad der Behinderung (GdB) oder nach der Minderung der Erwerbsfähigkeit (MdE) festgesetzt. („Anhaltspunkte für die ärztliche Gutachtertätigkeit im sozialen Entschädigungsrecht und nach dem Schwerbehindertengesetz – Überarbeitung 1996 – Bundesministerium für Arbeit und Sozialordnung").

„sehr selten

(generalisierte – große – und komplex-fokale Anfälle mit Pausen von mehr als einem Jahr; kleine und einfach-fokale Anfälle mit Pausen von Monaten) ...
40 GdB/MdE

selten

(generalisierte – große – und komplex-fokale Anfälle mit Pausen von Monaten; kleine und einfach-fokale Anfälle mit Pausen von Wochen) ...
50–60 GdB/MdE

mittlere Häufigkeit

(generalisierte – große – und komplex-fokale Anfälle mit Pausen von Wochen; kleine und einfach-fokale Anfälle mit Pausen von Tagen) ...
60–80 GdB/MdE

häufig

(generalisierte – große – und komplex-fokale Anfälle wöchentlich oder Serien von generalisierten Krampfanfällen, von fokal betonten oder von multifokalen Anfällen; kleine und einfach-fokale Anfälle täglich) ...
90–100 GdB/MdE
nach drei Jahren Anfallsfreiheit bei weiterer Notwendigkeit antikonvulsiver Behandlung ...
30 GdB/MdE

Ein Anfallsleiden gilt als abgeklungen, wenn ohne Medikation drei Jahre Anfallsfreiheit besteht. Ohne nachgewiesenen Hirnschaden ist dann kein GdB/MdE-Grad mehr anzunehmen."

Bei 50 GdB tritt der besondere Kündigungsschutz am Arbeitsplatz (§§ 15 – 22 SchwbG)) ein. Droht schwerbehinderten Arbeitnehmern eine Kündigung, ist der Arbeitgeber verpflichtet, die Hauptfürsorgestelle einzuschalten. Das setzt natürlich voraus, daß der Arbeitgeber von einer durch das Versorgungsamt anerkannten Schwerbehinderung in Kenntnis gesetzt wurde. Zu verständigen ist er auch, wenn bisher Sonderrechte nicht in Anspruch genommen wurden, aber ein Schwerbehindertenausweis vorhanden ist. Bekanntgabe wird ebenso erforderlich, wenn ein Antrag gestellt, über ihn aber noch nicht entschieden wurde. Spätestens vier Wochen nach Antragstellung muß die Firma informiert werden. Über eine anerkannte Schwerbehinderung wird sie schon bei Einstellung unterrichtet. Eine Kopie des Ausweises wird häufig der Personalakte beigefügt. Es besteht keine Pflicht, den Anerkennungsbescheid wegen der eingetragenen Krankheiten vorzulegen.

Kündigungsschutz

Die Arbeitsplatzkündigung ist also ohne Zustimmung der Hauptfürsorgestelle unwirksam. Auch wenn der „Fall" für den Arbeitgeber eventuell wegen monatelanger Fehlzeiten oder aus Gründen der Arbeitsleistung nicht zumutbar scheint. Die Hauptfürsorgestelle muß immer erst die Interessen des schwerbehinderten Arbeitnehmers im Auge haben. Die Berater der Hauptfürsorgestelle sind gehalten, nach innerbetrieblichen Lösungen zu suchen. Sie können in Einzelfällen auch Hilfen anbieten, wenn es um besondere Schutzvorkehrungen an bisher für diesen Arbeitnehmer nicht ausreichend geschützten Maschinen geht oder wenn eine Sicherung aufgrund der speziellen Anfallsart erforderlich ist. Die Vertreter der Hauptfürsorgestellen verfolgen in Zusammenarbeit mit dem Betriebs- oder Personalrat oder dem Beauftragten für Schwerbehinderte sowie dem Arbeitsamt das Ziel, dem Betroffenen den Arbeitsplatz oder die Betriebszugehörigkeit möglichst zu erhalten.

Die Hauptfürsorgestellen kommen aber auch in die Lage, einem Kündigungsersuchen zuzustimmen,

Hauptfürsorgestelle

wenn es Gründe gibt, die nicht allein dem Arbeitgeber angelastet werden können.

Arbeitnehmervertretung

Vielfach werden im Vorfeld einer kritischen Arbeitsplatzsituation schon allein durch die Arbeitnehmer- und Schwerbehindertenvertretung, Personalstellen, durch den Arbeitgeber selbst oder mit Unterstützung der betrieblichen Sozialberatung (Großbetriebe) Probleme gelöst und ein Kündigungsverfahren abgefangen.

Die Rolle der Schwerbehindertenvertretung (Vertrauensfrau/-mann) ist ebenfalls im SchwbG geregelt. Bei fünf schwerbehinderten Arbeitnehmern ist eine Vertrauensperson zu wählen. In kleineren Betrieben muß der gewählte Betriebsrat die Belange der schwerbehinderten Kollegen vertreten. Ein Arbeitnehmer kann sich bei Arbeitsplatzproblemen, die im Zusammenhang mit seiner Beeinträchtigung stehen, auch direkt an die Hauptfürsorgestelle (s. Kapitel „Hauptfürsorgestelle") wenden. Ein Nachweis über eine festgestellte und anerkannte Schwerbehinderung braucht nicht vorzuliegen.

Zusatzurlaub

Ein anerkannt schwerbehinderter Arbeitnehmer hat Anspruch auf einen bezahlten Zusatzurlaub von fünf Tagen im Jahr; verteilt sich die regelmäßige Arbeitszeit von ihm auf mehr bzw. weniger als fünf Arbeitstage in der Kalenderwoche, erhöht bzw. vermindert sich der Zusatzurlaub entsprechend. § 47 SchwbG ergänzt noch: „Soweit tarifliche, betriebliche oder sonstige Urlaubsregelungen für Schwerbehinderte einen längeren Zusatzurlaub vorsehen, bleiben diese Regelungen unberührt."

Ausschlaggebend für die Berechnung der zusätzlichen Urlaubstage ist das Ausstellungsdatum auf der Rückseite des Schwerbehindertenausweises. Für das erste Jahr nach Ausstellung werden sie anteilig berechnet.

Gleichstellung

Einem Behinderten, dem das Versorgungsamt auf Antrag einen GdB von weniger als 50, jedoch nicht weniger als 30 zuerkannt hat, hat Anspruch auf Gleichstellung mit Schwerbehinderten nach § 2 des SchwbG. Ein entsprechender Antrag ist beim Arbeitsamt zu stellen. Die bestätigte Gleichstellung bewirkt Hilfe bei der Beschaffung eines Arbeitsplatzes und gewährt wie bei 50 GdB oder mehr

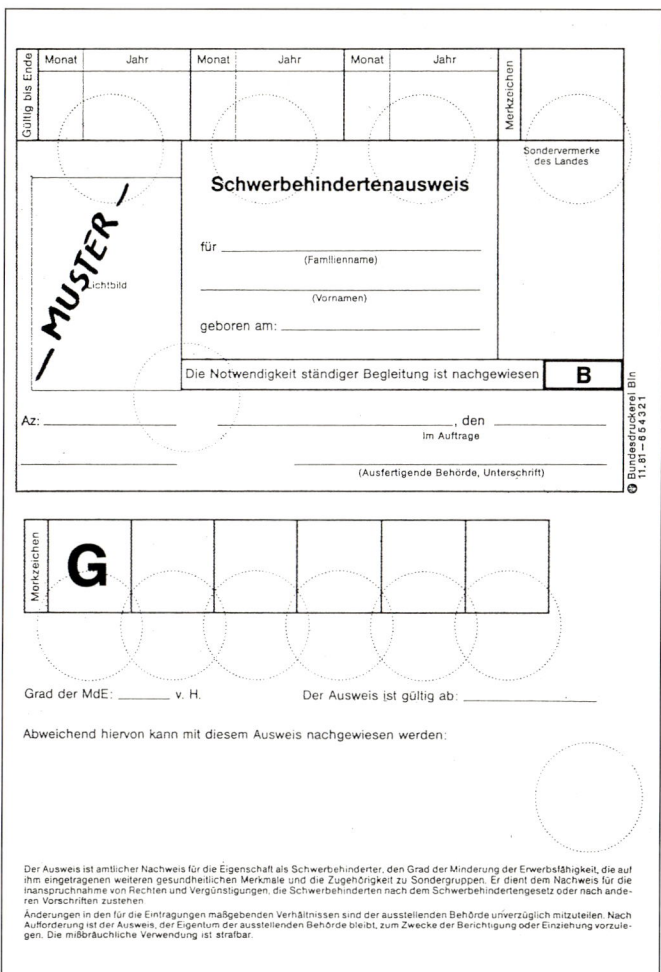

Abb. 39. *Vorder- und Rückseite des Schwerbehindertenausweises – Antrag ist beim Versorgungsamt zu stellen.*

Kündigungsschutz. Der Zusatzurlaub fällt dann allerdings weg.

Neben der Grundeinteilung, die eine Behinderung oder Schwerbehinderung in Graden ausdrückt und die je nach Höhe des GdB Nachteilsausgleiche bietet, gibt es weitere Vergünstigungen je nach Fall und Art der Behinderung. Soweit bestimmte Folgen einer Behinderung vorliegen, die für die Inanspruchnahme von Rechten und Nachteilsausgleichen bedeutsam werden, sind diese durch vorge-

Nachteilsausgleich

druckte oder eingetragene Merkzeichen im Schwerbehindertenausweis dargestellt:

Merkzeichen „B"

Im Ausweis mit orangenfarbenem Flächenaufdruck ist auf der Vorderseite das Merkzeichen „B" und der Satz „Die Notwendigkeit ständiger Begleitung ist nachgewiesen" vorgedruckt. Ist diese nicht nachgewiesen und festgestellt worden, ist die Eintragung gestrichen. Eine zuerkannte Begleitperson fährt fahrgeldfrei. Fahrten ohne Begleitperson sind dennoch möglich.

Im Ausweis werden auf der Rückseite die entsprechenden Merkzeichen in dafür vorgesehene Kästchen eingetragen:

Merkzeichen „G"

„G" wird einem Ausweisinhaber zuerkannt, der in seiner Bewegungsfreiheit im Straßenverkehr erheblich beeinträchtigt ist. Darunter können je nach Art, Schwere und Häufigkeit epileptische Anfälle mit oder ohne zusätzliche Beeinträchtigungen fallen. „G" wird zum Beispiel eingetragen, wenn Störungen der Orientierungsfähigkeit vorliegen und der Patient ohne Gefahren für sich oder andere auch kurze Wegstecken (2 km in einer halben Stunde) nicht zu Fuß gehen kann, sondern auf ein Verkehrsmittel angewiesen ist. Das Merkzeichen „G" gewährt daher als Hilfe unentgeltliche Beförderung im öffentlichen Personennahverkehr (gewöhnlich bis 50 km). Im SchwbG §§ 59, 60, 61 und 1 werden Voraussetzungen und Bedingungen

Freifahrt

näher beschrieben. Für die Freifahrtmarke, die das Versorgungsamt halbjährlich oder für ein Jahr ausgibt, muß ein Eigenanteil von 60 oder 120 DM gezahlt werden, wenn der Ausweisinhaber nicht von Sozial- oder Arbeitslosenhilfe lebt. Vor Ablauf der Gültigkeit schickt das Versorgungsamt ein Formblatt. Bei Bezug von Leistungen erfolgt dann vom Sozial- oder Arbeitsamt die Eintragung. Sonst muß der Betrag des Eigenanteils rechtzeitig überwiesen werden. Das „G" steht auch für Nachteilsausgleiche bei der Steuer.

Merkzeichen „aG"

„aG" bedeutet außergewöhnliche Behinderung beim Gehen, die die Fortbewegung auf das Schwerste einschränkt. Das kann eine schwere Epilepsie sein. Die Beantragung „Begleitperson" kann Einfluß auf die Erteilung dieses Merkzeichens haben. Als zusätzlicher Nachteilsausgleich sind Parkerleichterung und Steuervorteile zu nennen.

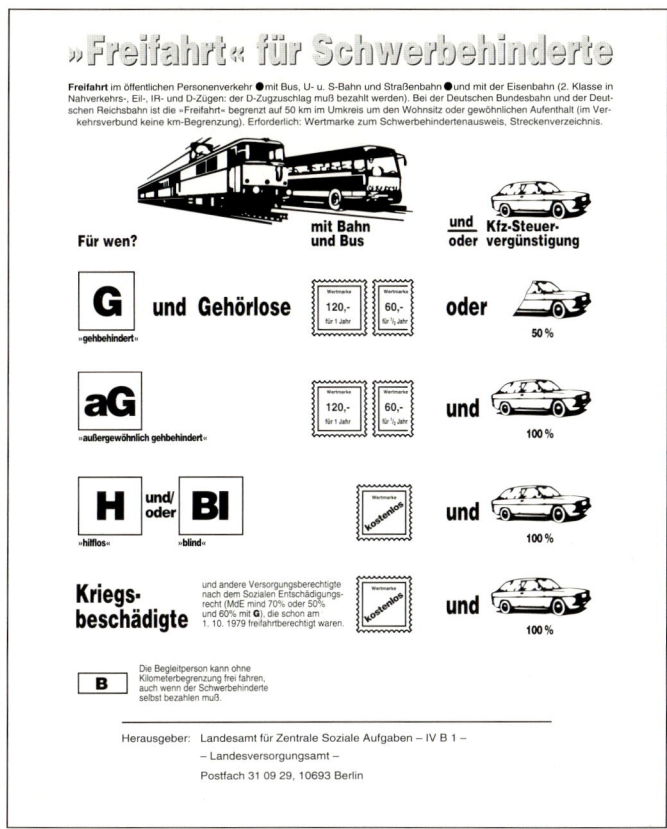

Abb. 40. *Wann berechtigt der Schwerbehindertenausweis zur Freifahrt?**

„BI" steht für Blindheit.

„H" steht für Hilflosigkeit. Das Zeichen hat insbesondere Bedeutung für die unentgeltliche Beförderung im öffentlichen Nahverkehr und für Nachteilsausgleiche bei der Steuer. Es kann Einfluß haben auf Gewährung von Pflegegeldern, die von anderen Trägern gezahlt werden. Hilflos sind Schwerbehinderte, die wegen der Behinderung nicht nur vorübergehend für die gewöhnlichen und regelmäßig wiederkehrenden alltäglichen Verrichtungen in erheblichem Umfang fremder Hilfe bedürfen. Das kann zum Beispiel bei einer Epilepsie mit 100 GdB oder bei epileptischen Anfällen mit zusätzlichen schweren körperlichen und geistigen Beeinträchtigungen der Fall sein.

Merkzeichen „H"

Merkzeichen „RF"

„RF" ist die Abkürzung für Rundfunk/Fernsehen. Dieses Merkzeichen erhalten in der Regel Schwerbehinderte mit 80 oder mehr GdB. Die Betreffenden können wegen ihres Leidens nicht an öffentlichen Veranstaltungen teilnehmen (weder im Freien noch in geschlossenen Räumen, auch nicht mit Hilfsmitteln oder Begleitperson). Sie erhalten Rundfunk- und Fernsehgebührenbefreiung und Gebührenermäßigung für den Fernsprechhauptanschluß. Entsprechende Anträge sind beim Sozialamt oder bei Post und Fernmeldeamt mit Vordruck zu stellen. Das Versorgungsamt weist darauf hin, daß dieser Antrag auf Gebührenbefreiung möglichst zeitgleich mit dem Antrag nach dem SchwbG gestellt werden sollte, damit die Gebührenbefreiung rechtzeitig eintritt.

Es gibt je nach Bundesland noch weitere Merkzeichen. „T" = Telebus zum Beispiel heißt für Schwerbehinderte mit dem Merkzeichen „aG" (Berlin), daß sie ein eigenes für sie eingerichtetes Beförderungssystem nutzen können: den sogenannten Von-Tür-zu-Tür-Verkehr. Personen mit schwerster körperlicher Behinderung wie Rollstuhlfahrer fallen in diese Sonderbegünstigung; teilweise auch Epilepsiekranke, die öffentliche Verkehrsmittel anfallsbedingt nicht erreichen und/oder nicht nutzen können. Diese Berechtigung kann auch wegen vorübergehender Gesundheitsstörungen (z.B. Operation, Beinbruch) vergeben werden. Für die ersten sechs Monate reicht eine ärztliche Bescheinigung aus, danach muß eine Notwendigkeit vom Versorgungsarzt bestätigt werden.

Bei anerkannt schwerbehinderten Erwerbstätigen werden steuerliche Begünstigungen prozentual nach einer Skala (Pauschbeträge) berücksichtigt, die abhängig sind vom Grad der Behinderung.

Von-Tür-zu-Tür-Verkehr

Pauschbeträge

Pauschbeträge (ohne Gewähr):

Grad der Behinderung	DM	Grad der Behinderung	DM
25 und 30	600	65 und 70	1740
35 und 40	840	75 und 80	2070
45 und 50	1110	85 und 90	2400
55 und 60	1410	95 und 100	2760

Der Pauschbetrag kann sich auf 7200 erhöhen für Blinde oder für Behinderte, die so hilflos sind, daß sie für gewöhnliche und regelmäßig wiederkehrende Verrichtungen im täglichen Ablauf in erheblichem Umfang fremder Hilfe dauernd bedürfen. Auch gibt es Sondervorschriften für Behinderte bei der Anwendung des Wohngeldgesetzes. Bei 80 GdB und mehr wird ein Freibetrag von 200 DM gewährt.

Berufstätige von 50 GdB an können spätestens mit Vollendung des 60. Lebensjahres vorgezogenes Altersruhegeld beanspruchen, wenn ein Rentenanspruch besteht und nicht andere Regelungen in Frage kommen. Genauere Informationen gibt die Beratungsstelle des Rentenversicherungsträgers. Was sonst noch an Hilfen zum Ausgleich von Behinderungen gewährt wird, geht aus den Informationsmaterialien der zuständigen Ämter und Stellen hervor.

Sieht sich ein Antragsteller im GdB zu niedrig eingestuft und liegen berechtigte Gründe für eine höhere Einstufung im Sinne des SchwbG vor, muß Widerspruch eingelegt und die Hinweise auf Rechtsmittel beachtet werden. Dem Widerspruchsantrag ist eine ausführliche Schilderung der Behinderung und eine ärztliche Begründung beizufügen. In strittigen Fällen bleibt eine Klage vor dem Sozialgericht.

Hat sich eine Epilepsie verschlechtert mit der Folge von größeren Beeinträchtigungen, muß ein Änderungsantrag ("Verschlimmerungsantrag") beim Versorgungsamt gestellt werden. Es tritt auch als ein Anliegen, „höher eingestuft zu werden", häufiger auf. Diese Voraussetzung sollte gründlich beachtet werden. Vor- und Nachteile sind miteinander abzuwägen. Auf der einen Seite könnte eine eventuelle Höhereinstufung dem Patienten eine seiner Behinderung entsprechende Vergünstigung bringen. Andererseits kann seine Eingliederungschance zum Beispiel bei der Arbeitsplatzvermittlung, beim Bewerbungsgespräch erschwert werden. Der Rat des behandelnden Arztes ist einzubeziehen. Er muß die ärztliche Begründung geben.

Änderungsantrag

Für behinderte und schwerbehinderte Menschen in den neuen Bundesländern und im Ostteil Berlins laufen die Sonderregelungen, die im Einigungsver-

Neue Bundesländer

Das Landesamt
für Zentrale Soziale Aufgaben
– Landesversorgungsamt –
informiert

BERLIN

Informationen
zum Schwerbehindertenrecht

(Stand: Februar 1993)

Abb. 41. *Diese Broschüre der Versorgungsämter enthält weitere Informationen zum Schwerbehindertenrecht.*

trag festgelegt wurden, mit dem 31. Dezember 1993 aus. Wer aus diesem Personenkreis noch keinen „neuen" Antrag gestellt hat, sollte es umgehend tun. Die Ämter haben bereits Antragsformulare an registrierte Behinderte und Schwerbehinderte geschickt. Vom 1. Januar 1994 an ist für alle Bundesländer das Schwerbehindertengesetz in der Fassung von 1986 verbindlich. Die Versorgungsämter, das Landesversorgungsamt sowie die Landesämter für Soziales und Versorgung geben laufend aktuelle Informationen zum Schwerbehindertengesetz heraus. Auch in den kommunalen Beratungsstellen, beim Sozialdienst im Krankenhaus usw. erhält man diese Informationshefte und eine entsprechende Beratung.

Der Antrag auf Anerkennung einer Behinderung/Schwerbehinderung ist mit Antragsformular beim Versorgungsamt zu stellen. Ein Anerkennungsbescheid und der Schwerbehindertenausweis werden ausgehändigt.
Nachteilsausgleiche werden nach dem SchwbG und abhängig von GdB und Merkzeichen angeboten.

Hauptfürsorgestelle

Auch für die Hauptfürsorgestelle (s. Adressenverzeichnis im Anhang) ist die gesetzliche Grundlage
das Schwerbehindertengesetz in der Fassung vom
26. August 1986 verbindlich; die Aufgaben sind
geregelt in § 31 Abs. 1 und 2.

„Der Hauptfürsorgestelle obliegt
1. die Erhebung und Verwendung der Ausgleichsabgabe,
2. der Kündigungsschutz,
3. die begleitende Hilfe im Arbeits- und Berufsleben und
4. die zeitweilige Entziehung des Schwerbehinder-
   tenschutzes (§ 39)."

„(2) Die begleitende Hilfe im Arbeits- und Berufsleben ist in enger Zusammenarbeit mit der Bundesanstalt für Arbeit und den übrigen Trägern der Rehabilitation durchzuführen. Sie soll dahin wirken, daß
die Schwerbehinderten in ihrer sozialen Stellung
nicht absinken, auf Arbeitsplätzen beschäftigt werden, auf denen sie ihre Fähigkeiten und Kenntnisse
voll verwerten und weiterentwickeln können sowie
durch Leistungen der Rehabilitationsträger und
Maßnahmen der Arbeitgeber befähigt werden, sich
am Arbeitsplatz und im Wettbewerb mit Nichtbehinderten zu behaupten. Die begleitende Hilfe im
Arbeits- und Berufsleben umfaßt auch die nach den
Umständen des Einzelfalles notwendige psychosoziale Betreuung Schwerbehinderter. Die Hauptfürsorgestelle kann bei der Durchführung dieser Aufgabe psychosoziale Dienste freier gemeinnütziger
Einrichtungen und Organisationen beteiligen. Die
Hauptfürsorgestelle soll außerdem darauf Einfluß
nehmen, daß Schwierigkeiten bei der Beschäftigung
verhindert oder beseitigt werden; sie hat hierzu auch
Schulungs- und Bildungsmaßnahmen für Ver-
trauensmänner, Vertrauensfrauen, Beauftragte der
Arbeitgeber, Betriebs-, Personal-, Richter-, Staatsan-
walts- und Präsidialräte durchzuführen."
§ 31 Abs. 3 des SchwbG sieht ferner vor, daß aus
den für die Hauptfürsorgestellen zustehenden Mitteln insbesondere an Schwerbehinderte auch Geldleistungen gewährt werden können: Für technische
Hilfen, zum Erreichen des Arbeitsplatzes, zur wirt-

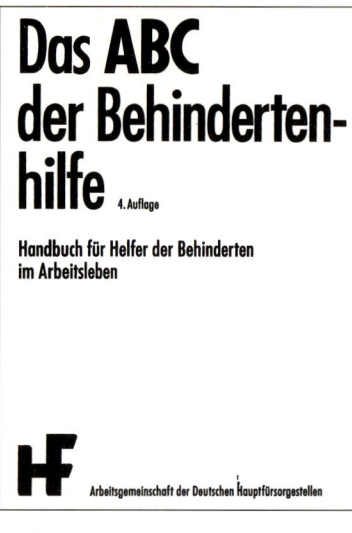

Das ABC der Behinderten-hilfe 4. Auflage

Handbuch für Helfer der Behinderten im Arbeitsleben

hf Arbeitsgemeinschaft der Deutschen Hauptfürsorgestellen

Abb. 42. Praxisnahe Informationen für Helfer – zusammengestellt von der Arbeitsgemeinschaft der Deutschen Hauptfürsorge-stellen.*

schaftlichen Selbständigkeit, zur Beschaffung, Ausstattung und Erhaltung einer Wohnung, die den besonderen Bedürfnissen des Schwerbehinderten entspricht. Es können auch Geldleistungen gezahlt werden zur Erhaltung der Arbeitskraft, zur Teilnahme an Maßnahmen zur Erhaltung und Erweiterung beruflicher Kenntnisse und Fertigkeiten und in besonderen behinderungsbedingten Lebenslagen.

Leistungen

Auch Arbeitgeber können finanzielle Hilfe bekommen zur behinderungsgerechten Einrichtung von Arbeitsplätzen für Schwerbehinderte, auch für außergewöhnliche Belastungen, die eventuell mit der Beschäftigung des schwerbehinderten Arbeitnehmers verbunden sein können. Für diese Leistungen werden auch andere Rehabilitationsträger herangezogen, so daß dann die Leistung der Hauptfürsorgestelle nachrangig einsetzt. Jedenfalls ist auch bei der Beschäftigung von Arbeitnehmern mit einer Epilepsie auf diese Möglichkeiten hinzuweisen.

Die begleitende Hilfe im Arbeits- und Berufsleben umfaßt auch Maßnahmen und Leistungen zur Eingliederung Schwerbehinderter in Arbeit und Beruf sowie zur Sicherung dieser Eingliederung. Vom Einzelfall abhängig wird dem schwerbehinderten **Psychosozialer Dienst** Arbeitnehmer auch psychosoziale Betreuung und Beratung zuteil. Also müssen Hauptfürsorgestelle und die psychosozialen Dienste, deren Aufgaben

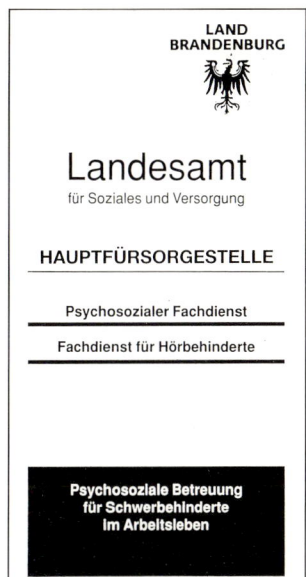

Abb. 43. *Wo ist der psychosoziale Fachdienst? – Die Hauptfürsorgestelle gibt Auskunft.* *

auch von anderen Trägern wahrgenommen werden, eng zusammenarbeiten. Die anderen Träger
von psychosozialen Diensten können Wohlfahrts-
verbände sein, zum Beispiel Arbeiterwohlfahrt,
Caritas, Diakonisches Werk usw.; aber auch Einrichtungen, die schon langjährige Erfahrungen mit
der Beschäftigung und teilweise auch mit der
beruflichen Förderung schwerbehinderter Menschen haben, etwa anerkannte Werkstätten für
Behinderte. Die Organisationsformen sind in den
Bundesländern unterschiedlich. Berlin zum Beispiel hat eine bezirkliche Aufteilung und daher verschiedene Träger von psychosozialen Diensten im
Sinne des SchwbG. In jedem Fall kann die zentrale
Hauptfürsorgestelle, die einer Landesbehörde
(Versorgungsamt) angegliedert ist, Adressen dieser
psychosozialen Diensten geben.
Das Angebot dieser Dienste richtet sich an Menschen, die im Erwerbsleben stehen oder die sich auf
den (Wieder-)Einstieg ins Arbeitsleben vorbereiten.
Bei ihnen können seelische Leiden, epilepsiebe-
dingte und/oder soziale/finanzielle Probleme vorliegen, die unter Umständen das bestehende oder
angestrebte Arbeitsverhältnis gefährden. Durch
unterstützende Hilfen kann hier und da wieder stabilisiert werden. Auch bei schwieriger Arbeitsplatz-

suche wird versucht, zu helfen oder in kurzfristige Arbeitsprogramme (ABM) zu vermitteln.

Die psychosozialen Dienste werden ebenso tätig, wenn die Betreffenden keine anerkannte Schwerbehinderung nachweisen können, es muß aber eine entsprechende Schwerbehinderteneigenschaft vorhanden sein. Das trifft bei manchen Menschen mit epileptischen Anfällen zu, wenn dieses Anerkennungsverfahren aus unterschiedlichen Gründen nicht eingeleitet wurde.

Menschen mit Alkohol- und Drogenproblemen sollten sich auch angesprochen fühlen, weil epileptische Anfälle manchmal auch durch Suchtmittel ausgelöst werden können. Probleme am Arbeitsplatz könnten entstehen. Meistens werden Mitarbeiter der psychosozialen Dienste mit speziellen Fachberatungen oder therapeutischen Einrichtungen zusammenarbeiten und einen Weg zu einer Entwöhnungsbehandlung weisen.

Entwöhnungs-
behandlung

Ziel und Inhalt der Arbeit der Helfer der psychosozialen Dienste (Sozialarbeiter/Sozialpädagogen, Psychologen) ist die Stabilisierung von Arbeitsverhältnissen Schwerbehinderter. Ihnen geht es um (Wieder-)Eingliederung von Menschen, die infolge von Krankheit Schwierigkeiten haben, am Arbeitsleben teilzunehmen. Zur Klientel gehören damit auch Teilnehmer an Rehabilitationsmaßnahmen und behinderte Menschen in den entsprechenden Werkstätten. Bei der Vielfalt von epileptischen Anfällen und Krankheitsverläufen einer Epilepsie kommt es immer wieder zu Situationen, in denen Hilfe und Beratung dringend gebraucht werden. Hilfen sind leichter zu leisten, wenn der Epilepsiepatient seine Anfallsart kennt, nennt und offen über sie sprechen kann. Wenn zudem die Schweigepflicht des behandelnden Arztes durch ihn aufgehoben wird, können Absprachen zwischen Beratern und Ärzten getroffen werden.

Das Hauptaugenmerk der psychosozialen Dienste ist also auf den Erhalt des Arbeitsplatzes gerichtet; aber auch auf Probleme in anderen Lebensbereichen, die möglicherweise die Arbeitsfähigkeit einschränken, wird eingegangen. Kontakte zu Arbeitgebern und betrieblichen Helfern werden hergestellt, im Bedarfsfall auch zum Mitarbeiterumfeld des Ratsuchenden. Gespräche können Vorurteile abbauen helfen und falsche Vorstellungen über Epilepsie ausräumen, so daß der betroffene Kollege mehr Verständnis findet.

In das soziale Umfeld der Betroffenen gehören Angehörige, die am Beratungsprozeß teilnehmen und gemeinsam nach Lösungen suchen. Beratungen führen die psychosozialen Dienste in ihren Diensträumen, am Arbeitsplatz oder in der Privatwohnung des Patienten durch.

> *Die Hauptfürsorgestelle arbeitet auf der Grundlage des SchwbG. Sie ist im Rahmen des Kündigungsschutzes für Schwerbehinderte oder Gleichgestellte zuständig. Eine weitere Aufgabe ist die begleitende Hilfe im Arbeits- und Berufsleben, die von psychosozialen Diensten wahrgenommen wird. Ein Beratungsteam versucht, in kritischen Problemsituationen eines Arbeitnehmers zu helfen. Hilfe auch bei schwieriger Arbeitseingliederung kann gegeben werden. Außerdem stehen für Schwerbehinderte im Arbeitsprozeß finanzielle Mittel zur Verfügung. Informationen sind über die Hauptfürsorgestellen einzuholen.*

Das Schwerbehindertengesetz in der Anwendung

Der Gesetzgeber regelt im Schwerbehindertengesetz (SchwbG) Nachteilsausgleiche und Sonderrechte für den Personenkreis, der im Sinne des Gesetzes als behindert oder schwerbehindert gilt. Er bietet hiermit diesen Mitbürgerinnen und Mitbürgern Hilfen bei der Arbeitsplatzsuche, Schutz am Arbeitsplatz und Beratung bei Problemen.

Bei Menschen mit – eventuell auch nur vereinzelt auftretenden – epileptischen Anfällen stellt sich häufig die Frage: Kann nicht ein Schwerbehindertenausweis auch Nachteile bei der Arbeitsplatzsuche bringen? Der Arbeitgeber könnte ja danach fragen und Begründungen verlangen. Dadurch kommt erst das Gespräch auf die Epilepsie. Nun wird befürchtet, daß sich der Chef oder die Personalabteilung daran stört und die Bewerbung ablehnt. Eine Hauptfürsorgestelle faßte auf diese Frage die Antwort wie folgt zusammen:

„Wird ein Schwerbehinderter nach der Schwerbehinderteneigenschaft gefragt, muß er diese Frage

Offenbarung

beantworten. Die Frage ist nach geltender Rechtsprechung zulässig und muß wahrheitsgemäß beantwortet werden. Grund hierfür sind die besonderen gesetzlichen Verpflichtungen, die für den Arbeitgeber durch die Beschäftigung Schwerbehinderter entstehen sowie die Anrechnung an die Pflichtquote."

(Arbeitgeber sind verpflichtet, nach dem SchwbG prozentual schwerbehinderte Arbeitnehmer einzustellen, sonst muß eine Ausgleichsabgabe gezahlt werden.)

Das trifft also nur auf Personen zu, die die Schwerbehinderteneigenschaft laut Feststellungsbescheid von 50 GdB anerkannt bekamen. Das Gesetz findet keine Anwendung, wenn der Grad der Behinderung unter 50 liegt. Weder Rechte noch Pflichten sind dann daraus abzuleiten.

„Die Frage nach der Art der Behinderung ist nur insoweit zulässig, als sie auf eine durch die Körperbehinderung mögliche Beeinträchtigung der zu verrichtenden Arbeit gerichtet ist.

Wird ein Schwerbehinderter nicht nach einer eventuellen Schwerbehinderteneigenschaft befragt, muß er sich nicht offenbaren und demnach auch nicht mit arbeitsrechtlichen Konsequenzen rechnen. Die unwahre Beantwortung der zulässigen Frage nach der Schwerbehinderteneigenschaft kann im Einzelfall eine Anfechtung des Arbeitsvertrages wegen arglistiger Täuschung rechtfertigen.

Personal- und Betriebsärzte unterliegen gemäß § 8 Abs. 1 Arbeitssicherungsgesetz der ärztlichen Schweigepflicht und sind weisungsfrei. Angaben persönlicher Art dürfen dem Arbeitgeber somit ohne Zustimmung des Schwerbehinderten nicht offenbart werden."

SchwbG und Arbeitsamt

Der § 33 des SchwbG nennt als Aufgaben der Bundesanstalt für Arbeit für schwerbehinderte Arbeitslose folgende Angebote:

Arbeitsvermittlung für Schwerbehinderte

So gibt es im Bereich der Arbeitsvermittlung die Arbeitsberatung und Arbeitsvermittlung für Schwerbehinderte, die Berufsberatung mit der Vermittlung Schwerbehinderter in berufliche Ausbildungsstätten und die besondere Förderung der Einstellung und Beschäftigung Schwerbehinderter nach § 7 Abs. 1 (normaler Arbeitsplatz). Ihre Maßnahmen nach § 3 Abs. 2 Nr. 5 Arbeitsförderungs-

Berufsberatung für Behinderte

gesetz umfassen die besondere Förderung von Arbeitsplätzen für Schwerbehinderte. Das SchwbG sieht noch ein weiteres Programm für diesen Personenkreis vor. In der Schwerbehinderten-Ausgleichsabgabeverordnung (SchwbAV) vom 28. März 1988 ist in § 16 geregelt, daß die Hauptfürsorgestelle aus dem Fonds der Ausgleichsabgaben (Beträge, die die Arbeitgeber zahlen müssen, wenn sie nicht die Pflichtquote von schwerbehinderten Arbeitnehmern erfüllen) auch Mittel zur Durchführung befristeter regionaler Sonderprogramme gemäß § 33 Abs. 3 des SchwbG an die Bundesanstalt für Arbeit überweisen können. Dieses Sonderprogramm soll zum Abbau der Arbeitslosigkeit Schwerbehinderter dienen. Mittel können aber auch eingesetzt werden zur Förderung des Ausbildungsplatzangebots.

Ausgleichsabgabe

Die Bundesanstalt für Arbeit ist zuständig für das Gleichstellungsverfahren sowie für Widerruf und Rücknahme (Behinderte mit anerkanntem GdB unter 50, ab 30). Sie überwacht die Erfüllung der Beschäftigungspflicht von Schwerbehinderten und die Zulassung der Anrechnung auf Mehrfachanrechnung (§ 9 Abs. 2, § 10 Abs. 1,2 SchwbG) von Pflichtarbeitsplätzen für schwerbehinderte Arbeitnehmer. Der Bundesanstalt für Arbeit obliegt auch die Erfassung der Werkstätten für Behinderte, ihre Anerkennung und ihre Aufhebung.

Gleichstellungsverfahren

> Das SchwbG sieht im Rahmen des Gesetzes bei der Bundesanstalt für Arbeit besondere Beratungsstellen für Schwerbehinderte vor. Es stehen Sondermittel zur Arbeitsplatzbeschaffung zur Verfügung.

Epilepsie – Arbeitswelt

Zur Eingliederung in ein Arbeitsverhältnis nach Erstausbildung oder Wiedereingliederung nach beruflicher Rehabilitation entstehen zum Beispiel folgende Fragen für den Einzelnen: Wie kann die berufliche Ausbildung oder die neu erworbene Qualifikation genutzt werden? Steht ein Arbeitsplatz zur Verfügung oder droht Arbeitslosigkeit? – Spezialstellen für schwerbehinderte Arbeitslose

Arbeitsmarkt

sichert ja das SchwbG ab. Die Praxis sieht jedoch anders aus. Der heutige Arbeitsmarkt verlangt stärker denn je berufliche Qualifikation, Weiterbildung und Flexibilität. In diesen Anspruchssog werden auch Menschen mit einem Handikap gezogen. Immer muß von der ganz persönlichen Situation des Arbeitssuchenden ausgegangen werden, ganz besonders bei Menschen mit einer Epilepsie oder gar noch weiteren Beeinträchtigungen. Entsprechend unterschiedlich sollten die Hilfsangebote sein, denn auch dieser Personenkreis muß sich den Forderungen des Arbeitsmarktes stellen.

Klappt eine Arbeitsaufnahme – ob auf eigene Initiative oder vermittelt vom Arbeitsamt – nicht auf Anhieb, sollte man dennoch unbeirrt „am Ball bleiben". Das bedeutet: Immer wieder nachfragen und auch den Bildschirm im Arbeitsamt nutzen, der freie Arbeitsplätze benennt. Bleibt die Arbeitsvermittlung dennoch ergebnislos, muß das Gespräch

Arbeitsberatung

mit der Arbeitsberatung gesucht werden. Manchmal kann mit kurzfristigen Arbeitsangeboten (ABM) überbrückt werden. Die Hauptfürsorgestelle ist auch anzusprechen. Es gibt im alternativen Angebot in Zusammenarbeit mit dem Arbeitsamt besondere Beratungsstellen, die versuchen, Lang-

Langzeitarbeitsloser

zeitarbeitslosen weiterzuhelfen. Sie verfügen auch über Kontakte zu Betrieben, helfen bei Bewerbungsschreiben und üben im Rollenspiel ein Vorstellungsgespräch. Gerade die Bewerbungssituation ist bei vielen angstbesetzt und sollte vorbereitet werden. Das Simulieren des Gesprächs und der Bewerbungssituation baut Furcht ab und bereitet auch inhaltlich

Bewerbung

vor. Bei einem solchen Bewerbungsgespräch sollte statt langer Krankheitsschilderung, die oft auf wenig Verständnis stößt, vor allem herausgestellt werden, was der Bewerber alles kann.

Bei einem Menschen mit epileptischen Anfällen kommt die zentrale Frage hinzu: Muß ich meine Krankheit angeben – offenbaren? Wann ja? Wann nicht unbedingt? – Leider herrschen über Epilepsie höchst ungenaue Vorstellungen. Spontane Abwehr aus Angst vor Anfällen führt daher oft zu voreiliger Ablehnung eines Bewerbers. Konflikte mit Mitarbeitern sollen vermieden werden, die in einer Anfallssituation auftreten könnten. Wichtig ist daher erst einmal, daß die Bewerber genau über die eigenen epileptischen Anfälle Bescheid wissen und sie sicher beschreiben können. Was sind es für Anfälle; wird bei einem Anfall Hilfe notwendig; wenn ja, welche; wie können sich Mitarbeiter während eines Anfalls verhalten? Treten die Anfälle tageszeitlich gebunden auf oder nur nachts im Schlaf oder nach dem Wachwerden? Wie lange dauert es nach dem Anfall bis zur vollständigen Orientierung? Besteht möglicherweise ein Ruhebedürfnis danach? Soll der Mitarbeiter nach einem Anfall immer nach Hause geschickt werden? (Wird der Betreffende zu schnell und vor allem allein nach Hause geschickt, könnte das sogar eine Gefahr bedeuten, wenn er noch nicht wieder vollständig orientiert ist.) Geht Arbeitszeit verloren (Fehlzeiten)? Das ist in größerem Umfang nur selten der Fall. Eine Verständigung mit dem betriebsärztlichen Dienst und der Vertrauensstelle für Schwerbehinderte oder des Personal- bzw. Betriebsrates ist dann immer der richtige Weg. Manchmal kann auch eine Kontaktaufnahme mit diesen Stellen vor dem Vorstellungsgespräch nützlich sein, das aber hängt ganz vom Einzelfall ab.

(Randnotiz: Anfallsbeschreibung)

Wann muß ein Arbeitsuchender mit einer Epilepsie seine Krankheit angeben, schon im Bewerbungsschreiben oder erst beim Vorstellungsgespräch? Muß er Auskunft geben, wenn der Arbeitgeber nach einer Krankheit fragt? Wie muß ein Fragebogen ausgefüllt werden, der auch medizinische Fragen enthält? Wenn es knifflig wird, Beratungshilfe in Anspruch nehmen! Der Ratgeber „Rechtsfragen bei Epilepsie" (Stiftung Michael) sieht noch keine Auskunftspflicht vor, wenn nur ein erster und einzelner Anfall aufgetreten ist. Medizinisch ist dann ja keineswegs ausgemacht, daß hinter diesem Anfall eine Erkrankung an Epilepsie steht. Bei langjähriger Anfallsfreiheit, wenn also nach ärztlichem Urteil mit einer sehr hohen Wahrscheinlichkeit Anfälle nicht wieder auftreten, besteht ebenfalls keine Mitteilungspflicht.

(Randnotiz: „Rechtsfragen bei Epilepsien")

Eine Epilepsie liegt vor, wenn sich epileptische Anfälle spontan wiederholen – also weiter auftreten. Dann hängt die Verpflichtung zur Mitteilung von der Situation ab. Fragt der Arbeitgeber ausdrücklich danach oder wird gar im Einstellungsformular über Krankheiten und Medikamentenein-

(Randnotiz: Fragerecht)

nahme eine Antwort verlangt, empfiehlt sich eine wahrheitsgemäße Angabe; selbst dann, wenn die Pflicht dazu möglicherweise nicht gegeben ist. Läßt sich das Thema hingegen vermeiden, ist dennoch wenigstens zu einem Gespräch mit dem Betriebsarzt zu raten. Er ist zum Schweigen verpflichtet, kann aber wertvolle Hinweise geben und auf Gefahren aufmerksam machen, etwa ob es sich um einen riskanten Arbeitsplatz handelt.

Epilepsie mittteilen?

Auch wenn der Arbeitgeber nicht ausdrücklich nach einer Epilepsie gefragt hat, verbietet es sich natürlich für Arbeitnehmer mit epileptischen Anfällen, als Dachdecker, Gerüstbauer, Lkw-Fahrer, Berufsfahrer usw. zu arbeiten. Auch von Arbeiten mit Nachtschichten ist abzuraten. Dennoch ist zu beachten, daß keine Pauschalempfehlungen bezüglich der Berufswahl gegeben werden können, sondern immer individuell anhand der Art der Anfälle entschieden werden muß.

Meist wird der Epilepsiekranke ohnehin schon vor der Erstausbildung oder der neuen beruflichen Orientierung (Rehabilitation) zusammen mit Fachberatern eine Berufsentscheidung getroffen haben, die mit der Art seiner epileptischen Anfälle in Einklang zu bringen ist. Doch zeigt sich in der Praxis, daß in andere Arbeitsbereiche ausgewichen wird, wenn nach Ausbildungsabschluß kein Arbeitsplatz zu finden ist. Das sind dann oft auch ungelernte Tätigkeiten, die sich nicht unbedingt mit der Art der Epilepsie vertragen. Unfallgefährdete Arbeitsplätze scheiden auf jeden Fall aus. Daher ist auch bei Bewerbung und Vorstellung verantwortungsbewußtes Handeln von Bewerbern mit einer Epilepsie zu fordern. Die Grenzen sind freilich fließend, und die begleitenden Berater müssen die Gesamtsituation sorgfältig mit dem Arbeitssuchenden abwägen.

Bestimmungen zu Fragen der Tauglichkeit und Tauglichkeitsfeststellung zur Berufsausübung sind in den Unfallverhütungsvorschriften der Berufsgenossenschaften (eingeteilt nach Fachberufen) mit ihren Anweisungen enthalten. Sie sind auf dem neuesten Stand. Berufsgenossenschaften sind auch Träger der gesetzlichen Unfallversicherung. Sie gewähren Leistungen bei Arbeitsunfall oder Berufskrankheit. Dazu gehört auch medizinische oder berufliche Rehabilitation, auch Rentenzah-

Berufsgenossenschaft

lung. Die Berufsgenossenschaften sind zudem verpflichtet, die Sicherheit am Arbeitsplatz zu überwachen. Sie geben außerdem Rat für die notwendigen Sicherheitsvorkehrungen eines Arbeitnehmers mit epileptischen Anfällen. Ihre Unfallverhütungsvorschriften müssen vom Arbeitnehmer wie Arbeitgeber eingehalten werden. Die Verletzung der Vorschriften kann mit Geldbußen geahndet werden.

Epileptische Anfälle bei der Arbeit und damit einhergehende Verletzungen gelten in der Regel nicht als Arbeitsunfälle. Für die dadurch evtl. entstehenden Heilbehandlungskosten tritt die Krankenkasse ein. „Ein epileptischer Anfall während der Arbeitszeit stellt keinen Arbeitsunfall dar. Derartige Anfälle bzw. ihre Folgen stehen als sogenannte Unfälle aus innerer Ursache nicht unter dem Schutz der gesetzlichen Unfallversicherung. Nur wenn betriebliche Umstände wesentlich zur Entstehung oder zur Schwere des Unfalls beigetragen haben, liegt ein Arbeitsunfall vor (z. B. Sturz infolge eines epileptischen Anfalls in eine laufende Maschine)" (Emmerich 1994). In diesem Fall tritt die gesetzliche Unfallversicherung (Berufsgenossenschaft) für die Folgen ein. (S. Thorbecke et al., 1995 „Arbeit und berufliche Rehabilitation bei Epilepsie")

Auch in diesem Zusammenhang soll nochmals auf die „Empfehlungen zur Beurteilung beruflicher Möglichkeiten von Personen mit Epilepsie" und die „Skala zur Beurteilung der beruflichen Möglichkeiten" des Arbeitskreises zur Verbesserung der Eingliederungschancen für Menschen mit Epilepsie hingewiesen werden. Sie stehen in neuer Fassung von Januar 1994 an zur Verfügung. Anzufordern sind sie über die Stiftung Michael in Hamburg sowie über das Informationszentrum Epilepsie in Bielefeld (s. Adressenverzeichnis im Anhang).

Unfallverhütungsvorschriften

Bei Arbeitslosigkeit Arbeitsvermittlungsstellen im Arbeitsamt ansprechen sowie Beratungsstellen für Arbeitslose.
Offenbarung der Epilepsie – im Einzelfall entscheiden.
„Rechtsfragen bei Epilepsie" nachlesen, Berater ansprechen. Unfallverhütungsvorschrift – Berufsgenossenschaften – Sicherheit am Arbeitsplatz.

6. Mobilität

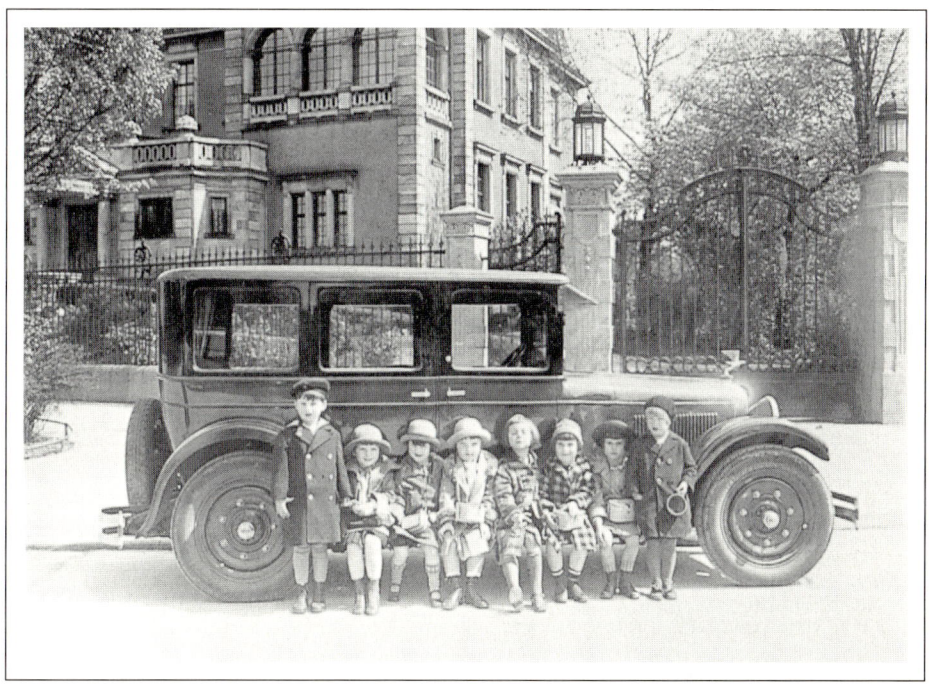

Abb. 44. Eine „kleine" Reisegesellschaft 1926.*

Epilepsie – Führerschein

Epilepsie und Führerschein – ein Thema, das Menschen mit epileptischen Anfällen besonders beschäftigt. Bei dem hohen Stellenwert, den der Führerschein und das Fahren eines Pkw im heutigen Leben hat, belastet das Fehlen der Fahrerlaubnis sehr. Daher beschäftigen sich Experten immer wieder – auch auf internationaler Ebene – mit diesem Thema und kommen nicht immer zu denselben Ergebnissen. Abweichungen gibt es in den verschiedenen Ländern. Alle aber müssen als Tatsache sehen, daß der Führerschein für Menschen mit erreichter Anfallsfreiheit ein Stück Selbstwertgefühl bedeutet, Anschluß an die Mobilität der anderen.

Fahrerlaubnis

Das Verständnis ist da, daß Personen, die an epileptischen Anfällen leiden, die jederzeit auftreten können, zum Führen eines Kraftfahrzeugs nicht geeignet sind. In der Broschüre „Rechtsfragen bei Epilepsie" wird auch dieses Thema behandelt. Ein Auszug: „Das Straßenverkehrsgesetz besagt daher in den §§ 2 Abs. 1 und 4 Abs. 1, daß eine Fahrerlaubnis nicht erteilt werden darf, wenn Tatsachen vorliegen, die die Annahme rechtfertigen, daß der um den Führerschein Nachsuchende zum Führen von Kraftfahrzeugen ungeeignet ist. Aus dem gleichen Grund ist auch eine bereits erhaltene Fahrerlaubnis wieder zu entziehen (§ 4 Abs. 1 Straßenverkehrsgesetz). Die Ungeeignetheit kann sich aus körperlichen, geistigen oder charakterlichen Mängeln ergeben. Eine ausdrückliche, die Fahrtauglichkeit von Anfallkranken betreffende Vorschrift existiert allerdings nicht."

Risiko

„Rechtsfragen bei Epilepsien'

Die Entscheidungen über Fahrtauglichkeit von Menschen mit epileptischen Anfällen müssen die zuständigen Straßenverkehrsbehörden treffen, die zur Begutachtung Fachärzte und medizinisch-psychologische Untersuchungsstellen des Technischen Überwachungs-Vereins (TÜV) heranziehen. Die notwendigen Kriterien für eine Kraftfahrtauglichkeit für Fahrerlaubnisbewerber mit einer Epilepsie sind in einem Gutachten „Krankheit und Kraftverkehr" zusammengefaßt. Es wurde erarbeitet (im Einklang mit der „Liga gegen Epilepsie") durch den „Gemeinsamen Beirat für Verkehrsmedizin" beim Bundesminister für Verkehr und

TÜV

beim Bundesminister für Gesundheit und erschien in überarbeiteter Fassung im November 1992.

„Krankheit
und Kraftverkehr"

Zitat aus dem Gutachten:
„1.1. Anfallsleiden: Leitsätze:
Wer unter epileptischen Anfällen oder anderen anfallsartig auftretenden Bewußtseinsstörungen leidet, ist zum Führen von Kraftfahrzeugen aller Klassen ungeeignet. Tageszeitliche Bindungen und regelmäßige Prodrome rechtfertigen keine Ausnahmeregelung, ebensowenig das seltene Auftreten der Anfälle. Einfache partielle (fokale) Anfälle, die keine

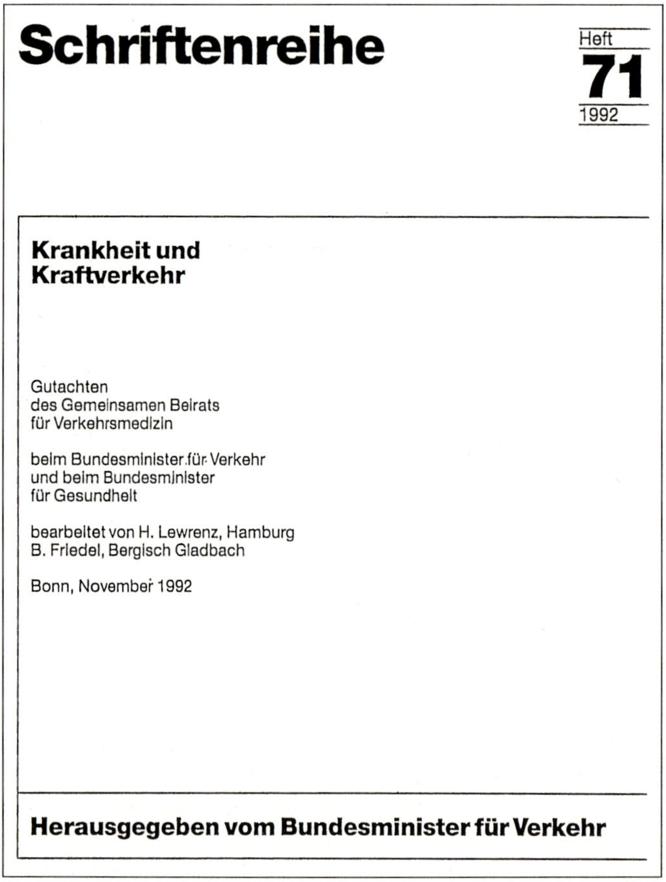

Schriftenreihe

Heft
71
1992

**Krankheit und
Kraftverkehr**

Gutachten
des Gemeinsamen Beirats
für Verkehrsmedizin

beim Bundesminister für Verkehr
und beim Bundesminister
für Gesundheit

bearbeitet von H. Lewrenz, Hamburg
B. Friedel, Bergisch Gladbach

Bonn, November 1992

Herausgegeben vom Bundesminister für Verkehr

Abb. 45. *Gutachten „Krankheit und Kraftverkehr", zu beziehen über Firma Köllen Druck und Verlag GmbH, Postfach 410354, 53025 Bonn*

Bewußtseinsstörung und keine motorische, sensorische oder kognitive Behinderung für das Führen des Fahrzeuges zur Folge haben, schließen die Kraftfahreignung im allgemeinen nicht aus. Weiter ist die Eignung nicht gegeben bei nicht epileptischen Anfällen mit akuter Beeinträchtigung des Bewußtseins oder der Motorik wie narkoleptische Reaktion, affektiver Tonusverlust, zerviko-zephales Syndrom, kardiovaskuläre Synkopen u. a. Nach einem einmaligen Anfall kann die Eignung zum Führen von Kraftfahrzeugen nur dann angenommen werden, wenn kein erkennbares Risiko weiterer Anfälle besteht. In Fällen, bei denen der Verdacht bestand, daß Anfälle an bestimmte Bedingungen geknüpft waren (Gelegenheitsanfälle), muß ferner der Nachweis erbracht werden, daß jene Bedingungen nicht mehr gegeben sind oder daß geeignete Provokationsmethoden weder zu klinischen Manifestationen noch zu epileptischen EEG-Phänomenen führten. Dies gilt zum Beispiel für Anfälle, die nachweislich nur im Zusammenhang mit fieberhaften Erkrankungen, akuten Erkrankungen des Gehirns oder Vergiftungen aufgetreten waren.

Die Eignung zum Führen von Kraftfahrzeugen der Klasse 2 und zum Führen von Fahrzeugen, die der Fahrgastbeförderung gemäß § 15 d StVZO dienen, bleibt nach mehreren epileptischen Anfällen stets ausgeschlossen." (Darunter fallen das Fahren von Lastkraftwagen, die nur für die Klasse 2 zugelassen sind, Personenbeförderung mit Autobussen und Taxen.)

Berufsfahrer

„Im übrigen ist (für die Klassen 1, 3, 4 und 5) die Wiederannahme der Eignung an ein positives nervenärztliches/neurologisches Gutachten – gegebenenfalls unter Hinzuziehung eines medizinisch-psychologischen Gutachtens – gebunden. Das Gutachten muß eindeutige Ausführungen dazu enthalten, warum im Einzelfall die Gefährdung wahrscheinlich oder sicher nicht mehr gegeben ist.

Grundsätzlich sollte bei Personen mit epileptischen Anfällen eine solche Beurteilung nur unter den folgenden Voraussetzungen erwogen werden:

Der Fahrerlaubnisinhaber und Fahrerlaubnisbewerber muß in der Regel zwei Jahre frei von epileptischen Reaktionen gewesen sein.

Fahrtauglichkeit

Das EEG muß in nachweisbaren größeren Abständen frei sein von den für Epilepsie typischen Wellenformen (z. B. spikes, spikes und waves, sharp waves u. a.). Ausnahmen von der Regel bedürfen der eingehenden gutachterlichen Begründung.

Bei Fahrerlaubnisinhabern oder Fahrerlaubnisbewerbern, die dauernd mit Arzneimitteln behandelt werden müssen, dürfen keine Intoxikationen oder andere unerwünschte zentralnervöse Nebenwirkungen erkennbar sein. Es dürfen keine die Eignung ausschließenden hirnorganischen Veränderungen vorliegen.

Bei Fahrerlaubnisinhabern sind Kontrolluntersuchungen in Abständen von ein, zwei und vier Jahren erforderlich.

Wichtig! Hirnelektrische Befunde von epileptischem Aspekt ohne klinische Manifestation von Anfällen – also Zufallsbefunde – schränken die Kraftfahreignung nicht ohne weiteres ein.

Begründung:

Wenn ein Kraftfahrer jederzeit unvorhersehbar und plötzlich in einen bewußtseinsveränderten Zustand geraten kann und dadurch die Situationsübersicht verliert, so ist die von ihm ausgehende Gefahr bei der Dichte des modernen Massenverkehrs so groß, daß er von der Teilnahme am motorisierten Straßenverkehr ausgeschlossen werden muß. Diese vom Bundesverwaltungsgericht ausgesprochene Überzeugung kann von den ärztlichen Sachverständigen nur geteilt werden. (...)"

Aus diesem Gutachten sollte noch erwähnt werden:

„Zu beachten ist, daß es zum Beispiel postoperative und posttraumatische Anfälle gibt, die schon nach kürzerer Zeit wieder verschwinden, so daß ein anfallsfreies Intervall von mindestens zwei Jahren nicht unbedingt abgewartet zu werden braucht. Das gleiche gilt für operativ behandelte Epilepsiekranke, die nach der Operation mindestens ein Jahr anfallsfrei geblieben sind. Im Falle eines Anfallsrezidivs genügt in der Regel eine Fahrunterbrechung von sechs Monaten, wenn vorher die vorgeschriebene anfallsfreie Frist eingehalten wurde. Der Nachweis einer zerebralen Läsion als wahrscheinlicher Ursache persistierender epileptischer EEG-Entladungen mahnt jedoch zu besonderer Vorsicht bzw. führt zu negativer Beurteilung.

Bedingungen

Besondere Vorsicht ist beim Absetzen der Antiepileptika geboten, sehr häufig kommt es nämlich zum Rezidiv.

Jede Beurteilung muß den besonderen, hier keineswegs vollständig aufgezählten Umständen angepaßt bleiben. Dem Betroffenen muß eine gewisse Beweislast für den günstigen Verlauf im Einzelfall zugemutet werden. Aus diesem Grunde kann aus ärztlicher Sicht das Kriterium der Eignung nicht allein die vom Erkrankten selbst behauptete zweijährige Anfallsfreiheit sein. Die Angabe muß vielmehr durch den Nachweis einer regelmäßigen ärztlichen Überwachung und durch Fremdanamnese gesichert werden. Außerdem sind eine entsprechende Zuverlässigkeit und Selbstverantwortung für die Annahme der Fahrtauglichkeit eine wichtige persönliche Voraussetzung. (...)"

Die ausführlichen Auszüge aus diesem Gutachten „Krankheit und Kraftverkehr" sollen belegen, wie komplex das Problem Fahrtauglichkeit ist. Vor allem setzt es Offenheit, Vertrauen und engen partnerschaftlichen Kontakt zum behandelnden Arzt voraus.

Arzt

Die Diagnose Epilepsie trifft einen Menschen schwer, besonders, wenn er von einem Kraftfahrzeug abhängig ist – beruflich oder privat. Er verliert ja einen wichtigen Anteil an Selbständigkeit und Anerkennung. Daher werden sich die Betreffenden häufig gegen das ausgesprochene Fahrverbot wehren. Ein Berufsfahrer muß den Arbeitgeber verständigen. Ausführliche Gespräche mit dem Patienten, die das Risiko aufzeigen und in denen nach Alternativen gesucht wird, werden dann notwendig.

Beschäfti-
gungs-
therapie

Rehabili-
tation

Kranken-
pflege

Kollegen

Familie

Ausbil-
dung

Arbeit

Freunde

Patient

Partner

Sport

Behör-
den

Arzt

Schule

Neuro-

Kinder-
garten

Sozial-
arbeit

psycho-
logie

*Verstehen – mithelfen – zusammenarbeiten –
gemeinsam eine Epilepsie bewältigen.*

Anhang

Glossar

Absence

Ein generalisierter epileptischer Anfall mit meist kurzer Bewußtseinsstörung (5–20 s), manchmal einhergehend mit leichten Kloni (vornehmlich im Gesicht und an den Augenlidern), Automatismen, Ziehen des Kopfes nach hinten, Aufwärtsrollen der Augäpfel und/oder Loslassen eines in der Hand gehaltenen Gegenstandes.

Absence-Status

Langandauernder epileptischer Zustand, hervorgerufen entweder durch eine ungewöhnlich lange dauernde Absence oder durch gehäuft sich wiederholende Absencen mit sehr kurzen anfallsfreien Phasen, während denen der Patient sich nicht vollständig erholt.

Add-on-Gabe

Zusätzliche Gabe eines Medikaments zu einer vorbestehenden Medikation.

Allergie

Überempfindlichkeitsreaktion auf Medikamente oder andere Substanzen.

Alpha-Rhythmus

Vorherrschender Rhythmus (Wellenmuster) des EEG im entspannten Wachzustand (8–12 Hz).

Amnesie

Zeitlich begrenzte Erinnerungslücke.

Anämie

„Blutarmut“; Verminderung der Anzahl und/oder des Blutfarbstoffgehalts der roten Blutkörperchen (Erythrozyten) unter den Normwert.

Anamnese

Krankengeschichte.

Angiographie

Bildgebende Darstellung der Blutgefäße, zum Beispiel Hirngefäße (zerebrale Angiographie), durch Röntgenaufnahmen nach vorheriger Verabreichung eines Röntgenkontrastmittels in die Blutbahn; bei verschiedenen Fragestellungen notwendige ergänzende Untersuchung zur Computer- und Kernspintomographie.

Anschlußheilbehandlung

Innerhalb von spätestens fünf Wochen nach Entlassung aus der akut stationären Behandlung sich anschließende Behandlung in einer Rehabilitationsklinik.

Antiepileptika

Medikamente zur Behandlung epileptischer Anfälle.

Antikonzeption

Empfängnisverhütung.

Aspartat

Erregender chemischer Überträgerstoff (Neurotransmitter) im Gehirn.

Ätiologie

Ursache einer Erkrankung.

Atonischer Anfall

Anfall mit plötzlichem Verlust der Muskelspannung. Der Patient fällt zu Boden.

Aura

Der vom Patient bewußt erlebte Beginn eines komplexen fokalen Anfalls. Die Aura entspricht somit einem einfachen fokalen Anfall. Manche Anfälle bestehen nur aus einer Aura, man spricht dann von einer isolierten Aura.

Automatismus
Nicht willentlich beeinflußbare (unbewußt ablaufende) motorische Aktivität während einer Bewußtseinsstörung. Meist sind es einfache oder komplizierte Bewegungen (zum Beispiel Kau-, Schluck- und Schmatzbewegungen) oder Handlungen (zum Beispiel Nesteln).

Axon
Nervenzellfortsatz.

Berufliche Habilitation
Berufliche Ersteingliederung.

Berufsbildungswerke (BBW)
Einrichtungen der beruflichen und gesellschaftlichen Rehabilitation (Erstausbildung).

Berufsförderungswerke (BFW)
Einrichtungen der überbetrieblichen Rehabilitation für behinderte Erwachsene, die schon einmal im Arbeitsleben standen.

BfA
Bundesversicherungsanstalt für Angestellte; Rentenversicherungsträger.

BG
Berufsgenossenschaft.

Biofeedback
Therapie unter Nutzung von sichtbaren oder hörbaren „Feedback-Effekten" (Rückkopplungseffekten), die dem Patienten das Ergebnis willentlich gesteuerter Aktionen zum Beispiel auf seine EEG-Kurve sichtbar machen und ihm damit eine Eigenkontrolle und die Bestätigung der eigenen Beeinflussungsmöglichkeiten einräumen.

Blickrichtungsnystagmus
Beim Blick nach der Seite bzw. nach unten/oben regelmäßig auftretende „Augenzittern" mit langsamer Bewegung in der einen und schneller nachfolgender in der entgegengesetzten Richtung. Bei vielen Antiepileptika ein frühes Zeichen für das Auftreten dosisabhängiger Nebenwirkungen.

Blutspiegelbestimmung
Messung der Konzentration der Antiepileptika im Blut. Notwendige Untersuchungsmethode bei der Einstellung auf Antiepileptika, der Umstellung von Antiepileptika und der Überwachung der antiepileptischen Therapie.

BNS-Krämpfe
Abkürzung für
Blitz-Nick-Salaam-Krämpfe.

Compliance
Bereitschaft des Patienten bei diagnostischen und therapeutischen Maßnahmen (zum Beispiel Tabletteneinnahme) zuverlässig mitzuwirken.

Computertomographie
Spezielle Röntgenuntersuchungsmethode, bei der computerunterstützt mehrere Aufnahmen eines Organs, zum Beispiel des Gehirns, zu einem Gesamtbild zusammengesetzt werden. Mit Hilfe einer computertomographischen Untersuchung des Gehirns (zerebrale Computertomographie) können Tumoren, Blutungen, Fehlbildungen oder sonstige Veränderungen der Hirnsubstanz erkannt werden.

Dendrit
Nervenzellenausläufer.

Disposition
Veranlagung; Krankheitsbereitschaft; angeborene oder erworbene erhöhte Bereitschaft des Körpers zu einer Erkrankung.

Drop attack
Kommt aus dem Englischen und heißt soviel wie Fall-Attacke, plötzliches anfallsweises Umfallen bei erhaltenem Bewußtsein.

Einfacher fokaler Anfall
Fokaler Anfall ohne Bewußtseinsstörung, wird somit vom Patienten voll erlebt.

Elektroenzephalogramm (EEG)
Aufzeichnung der elektr. Aktivität des Gehirns (Kurve der Hirnströme) mit Hilfe von auf die Kopfhaut aufgesetzten Elektroden.

Enzephalitis
Entzündung von Gehirngewebe, meist durch eine Virusinfektion verursacht, seltener durch Bakterien.

Enzym
Substanz (Eiweißkörper), die chemische Abläufe wie Abbau und Umbau von Medikamentenwirkstoffen beschleunigt.

Epigastrische Aura
Ein schwer zu beschreibendes, vom Bauch und Brustraum, vereinzelt auch von den Genitalien oder den Beinen zum Kopf hin sich ausbreitendes Gefühl.

Ergotherapie
Aktivierungs- und Beschäftigungstherapie.

Fieberkrämpfe
Häufigste Art von Gelegenheitsanfällen des Säuglings- und Kleinkindesalters; durch Fieber ausgelöste epileptische Anfälle (meist zu Beginn eines fieberhaften Infekts).

Fokale Anfälle
Epileptische Anfälle, die von einem umschriebenen Herd im Gehirn ausgehen. Entweder bleiben die Entladungen auf einem bestimmten Gebiet der Hirnrinde lokalisiert, oder sie breiten sich von dort weiter aus, bis hin zu einem großen Anfall, der dann als sekundär generalisierter tonisch-klonischer Anfall bezeichnet wird.

Fokale Epilepsie
Epilepsie mit fokalen Anfällen (einfache fokale Anfälle, komplexe fokale Anfälle, sekundär generalisierte Anfälle).

Fokus
Herd.

Frontallappen
Stirnlappen des Gehirns.

Frontallappenepilepsie
Fokale Epilepsie mit fokalen Anfällen, die durch abnorme Entladungen im Stirnlappen des Gehirns verursacht werden.

Gammaaminobuttersäure (GABA)
Wichtigster hemmender chemischer Überträgerstoff (Neurotransmitter) im Gehirn.

GdB
Grad der Behinderung; Feststellung einer Behinderung im Rahmen des Schwerbehindertengesetzes.

Gelegenheitsanfälle
Nur im Zusammenhang mit besonderen Gelegenheiten (Fieber, Alkoholentzug, Schlafentzug, akute Stoffwechselstörungen etc.) auftretende epileptische Anfälle.

Gen
Erbeinheit; Erbfaktor.

Generalisierte Anfälle
Anfälle, bei denen die abnormen elektrischen Entladungen von Beginn an gleichmäßig auf das gesamte Gehirn ausgebreitet sind.

Generalisierte Epilepsie
Epilepsie mit generalisierten Anfällen.

Genetisch
Erblich bedingt.

Glutamat
Erregender chemischer Überträgerstoff (Neurotransmitter) im Gehirn, Salz der Glutaminsäure.

Grand mal
Kommt aus dem Französischen und heißt soviel wie großes Übel. Großer epileptischer Anfall; generalisierter tonisch-klonischer Anfall.

Grand mal-Status
Langanhaltender epileptischer Zustand, hervorgerufen entweder durch einen ungewöhnlich langen einzelnen Grand mal oder häufig sich wiederholende Grand mal-Anfälle, zwischen denen der Patient das Bewußtsein nicht wiedererlangt.

Halbwertzeit
Die Zeit, nach der die Serumkonzentration eines Medikaments auf die Hälfte des ursprünglichen Wertes abgesunken ist.

Hyperventilation
Überventilation; Provokationsmethode während der EEG-Ableitung: Der Patient wird aufgefordert, für wenige Minuten lang ganz tief zu atmen.

Hypsarrhythmie
Typische EEG-Veränderungen beim West-Syndrom.

Idiopathisch
Eigenständig; nicht Folge einer anderen Krankheit, d.h. ohne erkennbare Ursache entstanden.

Idiopathische Epilepsie
Bei diesen Epilepsien läßt sich kein pathologischer neurologischer Befund erheben und in der Bildgebung keine morphologische Läsion nachweisen, d. h. diese Epilepsie ist ohne erkennbare Ursache entstanden; meist liegt jedoch eine Altersbindung und/oder eine angeborene Bereitschaft vor.

Iktales Elektroenzephalogramm (EEG)
Ein während eines epileptischen Anfalls abgeleitetes Elektroenzephalogramm.

Iktus
Kommt aus dem Lateinischen und heißt soviel wie „Stoß, Schlag". Plötzlich auftretendes Symptom, zum Beispiel ein epileptischer Anfall.

Impulsiv-Petit-mal
Auch Stoßanfall genannt; gehört zu den myoklonischen Anfällen; schnelle Myoklonien, die einzeln oder in kurzen Serien auftreten, bilateral, meist symmetrisch, überwiegend Schultergürtel und Arme betreffen, sehr viel seltener Beine und Kopf.

Indikation
Anzeige; Grund, Umstand oder Notwendigkeit, eine bestimmte ärztliche Maßnahme durchzuführen.

Interaktion
Wechselwirkung, zum Beispiel zwischen Medikamenten (Medikamenteninteraktion).

Interiktales Elektroenzephalogramm (EEG)
Ein zwischen epileptischen Anfällen abgeleitetes Elektroenzephalogramm.

Intrakranielle Elektrode
EEG-Elektrode, die in die Schädelhöhle eingeführt wird; spezielle EEG-Ableitung im Rahmen der prächirurgischen Diagnostik.

Intramuskulär (i. m.)
In einem oder in einen Muskel.

Intravenös (i. v.)
In einer oder in eine Vene.

Invasiv
Eindringend.

Invasive Diagnostik
Diagnostik unter Verletzung der körperlichen Unversehrtheit, zum Beispiel EEG-Ableitetechniken mit intrakraniellen Elektroden im Rahmen der prächirurgischen Epilepsiediagnostik.

Jackson-Anfall
Einfach fokal motorischer Anfall mit einem „march", d. h. mit einer Ausbreitung klonischer, seltener tonischer Bewegungen von einer umschriebenen Region aus auf benachbarte Regionen der gleichen Körperhälfte.

Kausal
Ursächlich.

Kausale Therapie
Behandlung der Ursache einer Krankheit im Gegensatz zur symptomatischen Therapie.

Kernspintomographie (MRT, Magnetresonanztomographie)
Computerunterstützte radiologische Untersuchungsmethode von Organen, so zum Beispiel auch vom Gehirn (zerebrale Kernspintomographie), mittels Radiowellen in einem Magnetfeld.

Klassifikation
Einteilungsschema.

Kleine Anfälle
Sammelbegriff für alle epileptischen Anfälle außer dem Grand mal (großer Anfall).

Kleinhirnatrophie
Atrophie (Gewebsschwund) von Kleinhirnstrukturen.

Kloni
Meist rhythmische Muskelzukkungen durch rasch aufeinanderfolgende, gleichförmig ablaufende Muskelkontraktionen.

Klonische Anfälle
Anfälle mit zuckenden Muskelbewegungen.

Klonische Phase
Phase eines epileptischen Anfalls, die mit meist rhythmischen Muskelzuckungen einhergeht.

Kombinationstherapie
Gleichzeitige Einnahme von zwei oder mehreren Medikamenten.

Komplexer fokaler Anfall
Fokaler Anfall, der mit einer Bewußtseinsstörung einhergeht, die entweder vom Beginn des Anfalls an besteht oder im Anfallsverlauf eintritt.

Kontraindikation
Gegenanzeige; Umstände (zum Beispiel Lebensalter, Schwangerschaft, bestimmte Erkrankungen etc.), die eine – an sich angezeigte – Maßnahme verbieten.

Kortex
Großhirnrinde.

Kryptogene Epilepsie
Epilepsie, für die man eine Ursache annimmt, die bislang jedoch noch unbekannt ist.

Leukopenie
Verminderung der weißen Blutkörperchen (Leukozyten) im Blut.

Liquor cerebrospinalis
Gehirn-Rückenmark-Flüssigkeit (Nervenwasser); Nervenflüssigkeit, die Gehirn und Rückenmark umspült und sich in den Hirnkammern befindet.

Liquorpunktion
Auf Höhe der unteren Lendenwirbelsäule werden mit einer feinen Hohlnadel wenige ml Nervenwasser aus dem mit Nervenwasser gefüllten Raum unterhalb des Rückenmarks entnommen.

LVA
Landesversicherungsanstalt; Rentenversicherungsträger.

Meningitis
Entzündung der Hirnhäute, meist durch Infektion mit Viren oder Bakterien hervorgerufen.

Metabolisierung
Verstoffwechselung, zum Beispiel von Arzneimitteln.

Metabolit
Im Stoffwechsel auftretendes Abbau- und/oder Umbauprodukt einer Substanz.

Migräne
Anfallsweise, sich häufig periodisch wiederholende, meist halbseitige Kopfschmerzen, die häufig mit Übelkeit und Lärm- und Lichtempfindlichkeit einhergehen.

Monotherapie
Einnahme von nur einem Medikament.

Muskeltonus
Der normale Spannungszustand eines Muskels.

Myoklonie
Kurze, unwillkürliche, blitzartige Zuckungen von Armen und/oder Beinen; können isoliert oder in Serien auftreten.

Nachtschlaf-EEG
EEG-Ableitung während des Nachtschlafs.

Narkolepsie
Eine meist in der Kindheit oder Pubertät beginnende neurologische Krankheit mit anfallsweisem, unüberwindlichem Schlafzwang am Tage (Schlafattacken), Tagesschläfrigkeit, Kataplexie (plötzlicher Abfall der Muskelspannung, meist durch eine plötzliche Gefühlsäußerung ausgelöst), Schlaflähmungen und hypnagogen Halluzinationen (ungewöhnliche, traumartige, meist angstauslösende Erlebnisse beim Einschlafen).

Neuron
Nervenzelle.

Neuropsychologie
Teilgebiet der Neurologie, das sich mit den funktionellen Zusammenhängen zwischen bestimmten Hirnarealen und bestimmten Verhaltensweisen beschäftigt.

Neurotransmitter
Chemischer Überträgerstoff im Gehirn, der die Impulse von einer Nervenzelle zur anderen überträgt und in den Nervenzellen produziert wird.

Okzipitallappen
Hinterhauptlappen des Gehirns.

Okzipitallappenepilepsie
Fokale Epilepsie mit fokalen Anfällen, die durch abnorme Entladungen im Hinterhauptlappen des Gehirns verursacht werden.

Palliativ
Krankheitsmildernd (ohne zu heilen).

Parietallappen
Scheitellappen des Gehirns.

Parietallappenepilepsie
Fokale Epilepsie mit fokalen Anfällen, die durch abnorme Entladungen im Scheitellappen des Gehirns verursacht werden.

Partielle Kallosotomie
Krankheitsmildernde operative Maßnahme in Form einer Teildurchtrennung des Balkens (der Anteil des Gehirns, der zwischen den beiden Großhirnhälften liegt) bei pharmakoresistenten Sturzanfällen.

Pathologisch
Krankhaft.

Petit mal
Kommt aus dem Französischen und heißt soviel wie kleines Übel. Es ist ein anderes Wort für Absence.

Pharmakoresistenz
Trotz angemessener medikamentöser Behandlung mit mindestens drei ausdosierten Antiepileptika der ersten und/oder zweiten Wahl in Monotherapie und in einer Kombinationstherapie kann keine Anfallsfreiheit erreicht werden.

Photostimulation
Provokationsmethode während der EEG-Ableitung: Der Patient muß für wenige Minuten in ein blitzendes Licht (meist mit geschlossenen Lidern) schauen.

Postiktal
Unmittelbar nach einem epileptischen Anfall.

Prächirurgische Diagnostik
Vor einem epilepsiechirurgischen Eingriff notwendige Untersuchungen (EEG mit Spezialelektroden, radiologische Untersuchungen, neuropsychologische Untersuchungen).

Prognose
Auf ärztliche Erfahrung und wissenschaftliche Kriterien gestützte Vorhersage über den wahrscheinlichen Verlauf und Ausgang einer Krankheit.

Psyche
Seele, Gemüt.

Psychogener Anfall
Durch seelische Ursachen ausgelöster nichtepileptischer Anfall.

Psychologie
„Seelenkunde", die Lehre von psychischen Vorgängen.

Psychomotorischer Anfall
Frühere Bezeichnung für einen komplexen fokalen Anfall (vorwiegend vom Temporallappen ausgehend) mit Bewußtseinsstörung und Automatismen; häufig durch eine Aura eingeleitet.

Psychose
Psychiatrische Erkrankung mit Beeinträchtigung psychischer Funktionen mit vor allem gestörtem Realitätsbezug, schweren Stimmungsstörungen, formalen Denkstörungen und Wahnvorstellungen.

Psychotherapie
Behandlung psychischer, seelischer oder emotionaler Störungen mit psychologischen Methoden. In Gesprächen zwischen Patient und Therapeut wird versucht, Zusammenhänge aufzudecken und Hilfen zur Problembewältigung zu geben.

Pyknolepsie
Andere Bezeichnung für Absencen-Epilepsie des Kindesalters. Eine idiopathische generalisierte Epilepsie, bei der gehäuft Absencen auftreten.

Reflexepilepsie
Regelmäßiges Auslösen epileptischer Anfälle durch bestimmte Sinnesreize wie zum Beispiel Lichtreize, akustische Reize.

Rehabilitation
Wiedereingliederung von Menschen nach Krankheit und/oder Behinderung in das Berufs-/Privatleben.

Resorption
Aufnahme von gelösten Stoffen durch lebende Zellen; im allgemeinen als aktiver Transportprozeß in Richtung Blut, Lymphe, zum Beispiel Aufnahme von einem Medikament aus dem Darmtrakt durch die Darmschleimhaut in das Blut.

Retardpräparat
Auch Depotpräparat genannt; ein Arzneimittel mit gezielt verlängerter Wirkweise. Durch die Depotwirkung kann auf die Einnahme mehrerer kleiner Einzeldosen verzichtet werden, es genügt eine Einmal- oder Zweimalgabe am Tag.

Rezidivanfall
Erneuter Anfall nach längerer Anfallsfreiheit.

Röntgenkontrastmittel
Eine verflüssigte Substanz, zum Beispiel Barium-Sulfat als Bariumbrei, von der Röntgenstrahlen stärker aufgenommen werden als von den benachbarten Körpergeweben, zum Beispiel Gehirngewebe, dadurch lassen sich Körperstrukturen (zum Beispiel Gehirnstrukturen) röntgenologisch besser darstellen.

Schlafentzugs-EEG
Ableitung eines Elektroenzephalogramms (EEG) nach durchwachter Nacht.

SchwbG
Schwerbehindertengesetz.

SchwbWV
Werkstättenverordnung im Schwerbehindertengesetz.

Sedierung
Dämpfung, Beruhigung.

Sekundär generalisierte Anfälle
Fokale Anfälle, die sich durch Ausbreitung der abnormen Entladungen im Gehirn sekundär zu generalisierten Anfällen entwickeln.

Serumkonzentration
Die Menge eines Medikamentes im Blut.

Sharp wave
Scharfes Potential; scharfe und steile Welle von 80-250 ms Dauer; charakteristisches EEG-Merkmal bei bestimmten Epilepsieformen.

Sharp-and-slow-waves
Folge von Einheiten aus sharp waves und langsamen Wellen; charakteristisches EEG-Merkmal bei bestimmten Epilepsien.

Soma
Zellkörper.

Spike
Spitze; scharfe und steile Welle unter 80 ms Dauer; charakteristisches EEG-Merkmal bei bestimmten Epilepsien.

Spike-and-wave
Einheit aus einem spike und einer langsamen Welle; charakteristisches EEG-Merkmal bei bestimmten Epilepsien.

Status epilepticus
Langandauernder epileptischer Zustand, hervorgerufen entweder durch einen ungewöhnlich langen epileptischen Anfall oder durch gehäuft sich wiederholende epileptische Anfälle mit sehr kurzen anfallsfreien Phasen, während denen der Patient sich nicht vollständig erholt. Es gibt genauso viele verschiedene Statusformen, wie es unterschiedliche epileptische Anfälle gibt.

Steady state
Die Zeit, die benötigt wird, bis sich nach Dosiserhöhung eines Medikaments seine Serumkonzentration wieder im Gleichgewicht befindet.

Symptom
Krankheitszeichen.

Symptomatische Behandlung
Behandlung einer Krankheit nach den einzelnen Krankheitszeichen, nicht nach den Ursachen.

Symptomatische Epilepsie
Epilepsie mit bekannter Ursache.

Syndrom
Eine Gruppe von gleichzeitig auftretenden Krankheitszeichen.

Tagesdispenser
Dosierungsschachtel für einen Tag, Hilfe zur regelmäßigen Tabletteneinnahme.

Temporallappen
Schläfenlappen des Gehirns.

Temporallappenepilepsie
Fokale Epilepsie mit fokalen Anfällen, die durch abnorme Entladungen im Schläfenlappen des Gehirns verursacht werden.

Teratogen
Mißbildungen bei den Nachkommen erzeugend.

Therapeutischer Bereich
Richtwert für die Serumkonzentration eines Medikaments, der angibt, von welcher Höhe an mit dem Rückgang der Anfallsaktivität (unterer Wert) und von welcher mit dem Auftreten von Nebenwirkungen (oberer Wert) zu rechnen ist.

Thrombozytopenie
Verminderung der Blutplättchen (Thrombozyten) im Blut.

Toddsche Lähmung
Flüchtige, meist Halbseitenlähmung unmittelbar nach einem epileptischen Anfall.

Tonisch
Zustand einer erhöhten Muskelspannung.

Tonische Anfälle
Anfälle mit Starrheit der Muskulatur.

Tonisch-klonischer Anfall
Anfall, bei dem es zunächst zu einer Muskelstarre kommt mit anschließenden Muskelzuckungen.

Tonische Phase
Phase eines epileptischen Anfalls, die mit Muskelstarre in Folge einer anhaltenden Muskelanspannung einhergeht.

Video-EEG
Simultane Doppelbildaufzeichnung, d.h. gleichzeitige Ableitung von EEG und Videoaufzeichnung des Patienten; dient der Anfallsaufzeichnung.

WfB
Werkstatt für Behinderte.

Wochendispenser
Dosierungsschachtel für eine Woche, Hilfe zur regelmäßigen Tabletteneinnahme.

Zerebral
Das Gehirn betreffend.

ZNS
Zentrales Nervensystem.

Gewußt, wo und wann – Tips in Notlagen

Ergänzende Sozialhilfe
Arbeitslosenhilfe oder Rente, Kranken- oder Arbeitslosengeld können in Einzelfällen unter dem Regelsatz der Sozialhilfe liegen. Dann besteht die Möglichkeit, ergänzende Sozialhilfe zu beantragen. Wie, darüber berät das Sozialamt.

Mietzuschüsse
Die Mieten steigen, manchmal übersteigen sie schließlich die finanzielle Leistungsfähigkeit. Hier hilft das Sozialamt durch Mieterberatung. Es gibt auch den gesetzlichen Wohngeldanspruch. Gerät jemand gar mit Mietzahlungen in Rückstand, droht ihm die Räumungsklage, bietet die „Soziale Wohnhilfe" des Sozialamtes Beratung und Hilfe an.

Krankengeld, Arbeitslosengeld, Rente
Krankenkasse und Arbeitsamt sind wichtige Adressen für Patienten, die arbeitsunfähig sind. Bei diesen Stellen finden Sie Antwort auf rechtzeitig gestellte Fragen wie: Was geschieht, wenn die Zahlung von Krankengeld endet? Unter welchen Voraussetzungen/Bedingungen kann erneut Krankengeldzahlung einsetzen, wenn eine Arbeitsaufnahme noch nicht möglich ist? Wie lange bleibt der Krankenversicherungsschutz erhalten? Kann man schon Arbeitslosengeld beantragen, obwohl man noch einen Arbeitsplatz hat? Muß ein Rentenantrag wegen vorübergehender Erwerbsunfähigkeit bei der LVA oder BfA gestellt werden? Auskünfte und Informationen sind frühzeitig einzuholen, um nicht in einen finanziellen Notstand zu geraten.

Überbrückungshilfen
Wenn eigene Mittel und Zahlungen enden oder Ansprüche auf Leistungen noch bearbeitet werden, besteht nach dem Bundessozialhilfegesetz ein Anspruch auf Überbrückungshilfen. Ein Antrag muß beim Sozialamt gestellt werden. Das Arbeitsamt kann bei besonderen Voraussetzungen auch Vorschußzahlungen leisten.

Pflegeversicherung
Wenn häusliche Pflege/Betreuung für Angehörige erforderlich wird, sind Jugend- und Sozialämter sowie die gesetzlichen Krankenkassen die richtigen Ansprechpartner. Wenn der Nachweis über die Notwendigkeit ständiger Betreuung und Pflege vorliegt, können Pflegeleistungen (Sachleistung oder Pflegegeld nach drei Stufen) unabhängig vom Alter des Patienten beantragt werden. Die Pflegeversicherung setzt einen Beitragsnachweis (Vorversicherungszeit) bei der zuständigen Krankenkasse voraus. Hilfe zur Pflege nach dem Bundessozialhilfegesetz (BSHG) ist allerdings einkommensabhängig.

Kuren für Mütter, Zuschüsse für Heilmittel

Das Müttergenesungswerk bietet in Verbindung mit den freien Wohlfahrtsverbänden Kuren für erholungsbedürftige Mütter an. Die regionalen Geschäftsstellen der Arbeiterwohlfahrt, der Caritas, des Diakonischen Werks oder des Deutschen Roten Kreuzes beraten und helfen weiter. Im Rahmen der Bedingungen einer ambulanten Kur beteiligen sich auch Krankenkassen an Heilmitteln innerhalb einer Müttergenesungskur. Sollte ein Antrag für eine Müttererholung bei einer Mutter mit noch gelegentlich auftretenden epileptischen Anfällen abgelehnt werden, ist die Deutsche Epilepsievereinigung (DE) anzusprechen. Geschäftsstelle in Berlin (s. Adresse im Anhang).

Grundsätzlich gilt:

Anträge, insbesondere solche auf Sozialhilfe, schon dann stellen, wenn eine entsprechende Notlage absehbar ist, denn finanzielle Hilfen und Sachleistungen setzen immer erst nach Antragstellung ein. Rückwirkende Leistungen gibt es gewöhnlich nicht.

Zahlungen des Arbeitsamtes müssen sofort nach Arbeitsaufgabe oder nach Ende einer Krankschreibung bei Arbeitslosigkeit per Formular beantragt werden. Dabei sollten unbedingt Fristen beachtet werden; bei Verzögerungen verliert man womöglich Geld oder büßt den Krankenversicherungsschutz ein.

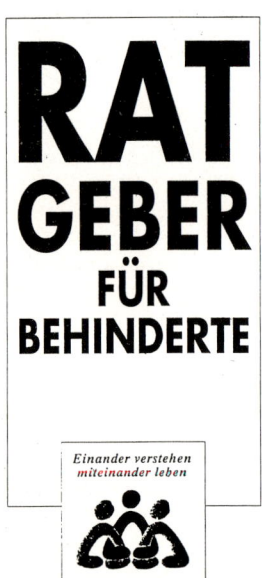

Abb. 46. *Ein Handbuch, das auf die Sozialgesetzgebung eingeht und Fragen der Rehabilitation beantwortet.* *

Adressenlisten

1. Epilepsieorganisationen

Hier können Informationen und Informationsmaterial angefordert werden:

Deutsche Epilepsievereinigung e. V. (DE)
(Dachverband der deutschen Selbsthilfe, Öffentlichkeitsarbeit, Herausgeber der Informationsschriftenreihe für Betroffene „Aspekte", Zusammenarbeit mit der Zeitschrift „einfälle".)
Geschäftsstelle: Robert Bauer
                       Zillestraße 102
                       10585 Berlin
                       Tel.: 0 30/3 42 44 14, Fax: 0 30/3 42 44 66

einfälle – Redaktion
(Zeitschrift der Epilepsie-Selbsthilfe, erscheint viermal im Jahr, informiert aktuell, Redaktion beantwortet Fragen, veröffentlicht Meinungen, Erfahrungen von Betroffenen und Stellungnahmen von Fachexperten.)
Geschäftsstelle: Renate Schultner
                       Zillestraße 102
                       10585 Berlin
                       Tel.: 0 30/3 41 42 52

Deutsche Sektion der Internationalen Liga gegen Epilepsie
(Ärztliche Vereinigung, Herausgeber der Epilepsie-Blätter, organisiert wissenschaftliche Kongresse.)
Geschäftsstelle: Petra Gehle
                       Herforder Straße 5–7
                       33602 Bielefeld
                       Tel.: 05 21/12 41 92 (täglich 10–12 Uhr)

Informationszentrum Epilepsie (IZE)
(Entwickelt und verbreitet Informationen zur Epilepsie, themenbezogene Literatur, „Lexikon der Epilepsie", Videothek mit Filmen zum Thema Epilepsie, Adressenverzeichnisse.)
Geschäftsstelle: Prof. Dr. H.-J. Schwager (Prof. für Pädagogik)
                       Herforder Straße 5–7
                       33602 Bielefeld
                       Tel.: 05 21/12 41 17 (täglich 9–12 Uhr)

Stiftung Michael – eine Stiftung für Epilepsie
(Unterstützung der Selbsthilfegruppen, Öffentlichkeitsarbeit, themenbe-
zogene Literatur, Förderung der Epilepsieambulanzen und der Sozial-
arbeit, Spezialanfragen, Verzeichnis der Selbsthilfegruppen, Epilep-
sieambulanzen und -zentren, Vergabe von Ausbildungsstipendien und
Internationaler Michael-Preis.).)
Geschäftsstelle: Dr. Helmut Reith
Münzkamp 5
22339 Hamburg
Tel.: 0 40/5 38 85 40, Fax: 0 40/5 38 15 59

Landesverband der Epilepsie-Selbsthilfegruppen Baden-Württemberg e.V.
Geschäftsstelle: Ursula Schuster
Rümelinstraße 2
72070 Tübingen
Tel.: 0 70 71/4 50 35 oder 8 29 84, Fax: 0 70 71/4 90 21

Landesverband der Epilepsie-Selbsthilfegruppen Bayern e.V.
Geschäftsstelle: Barbara Lillge
Steiermarkstraße 30
81241 München
Tel.: 0 89/56 99 07, Fax: 0 89/5 80 72 52

Interessengemeinschaft Epilepsie Niedersachsen gem. e.V.
Geschäftsstelle: Helga Renneberg
Bünne 21
37081 Göttingen
Tel.: 05 51/9 16 09

Interessengemeinschaft Epilepsie/Frankfurt e.V.
Geschäftsstelle: Wolfgang Walther
Schützenhausstraße 14
65510 Idstein/Taunus
Tel.: 0 61 26/98 91 73, Fax: 0 61 26/98 91 74

Landesverband für Epilepsie-Selbsthilfe Nordrhein-Westfalen e.V.
Geschäftsstelle: Thomas Roth (Vorstand: Torsten Aue, Bonn)
Westhoffstraße 8–12 (9–17 Uhr)
44145 Dortmund
Tel./Fax: 02 31/83 12 47

2. Selbsthilfegruppen (SHG) für Anfallkranke in der Bundesrepublik Deutschland

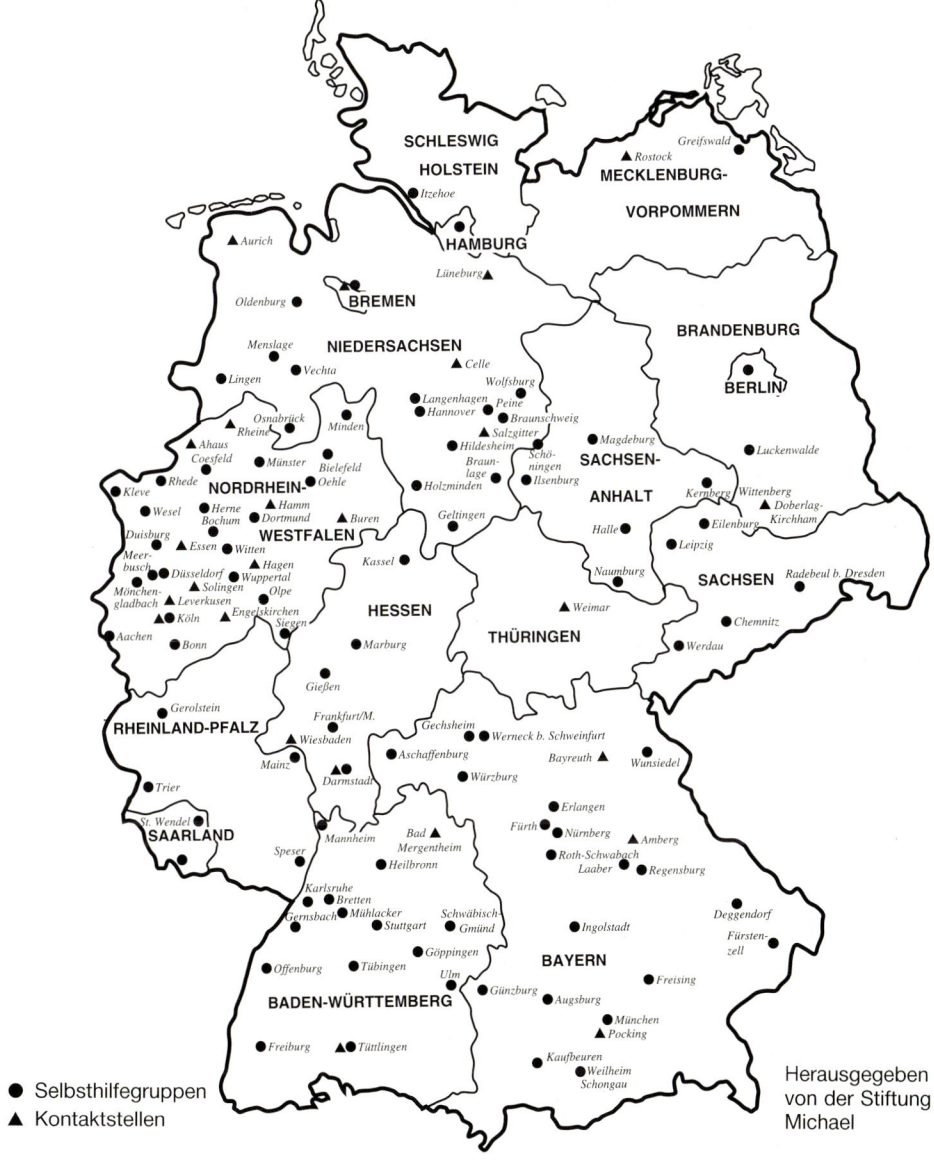

● Selbsthilfegruppen
▲ Kontaktstellen

Herausgegeben
von der Stiftung
Michael

Mittlerweile gibt es über 200 SHG, nicht alle sind auf der Karte abgebildet.

Aktuelle Adressen können über folgende Institutionen angefordert werden: Stiftung Michael, Deutsche Epilepsievereinigung, Deutsche Sektion der Internationalen Liga gegen Epilepsie, Informationszentrum Epilepsie sowie die Landesverbände der Epilepsieselbsthilfegruppen.

3. Epilepsieambulanzen

a) Ambulanzen für Kinder und Jugendliche

Augsburg

I. Kinderklinik des KZV Augsburg
EEG-Abteilung
Stenglinstraße 2
86156 Augsburg
Tel.: 0821/4003424

Bad Kreuznach

Diakonie-Anstalten Bad Kreuznach
Sozialpädiatrisches Zentrum
Ambulanz für entwicklungsgefährdete
und behinderte Kinder Neuropädiatrie
Ringstraße 58–60
55543 Bad Kreuznach
Tel.: 0671/6052365

Berlin

Epileptologische Fachambulanz
Institutsambulanz im Ev. Krankenhaus
Königin Elisabeth-Herzberge
Herzbergstraße 79
10365 Berlin
Tel.: 030/54723031

Neuropädiatrische Abteilung
Virchow-Klinikum
Medizinische Fakultät der Humboldt-
Universität
Augustenburger Platz 1
13353 Berlin
Tel.: 030/45066625

Klinik für Kinder- und Jugendmedizin
DRK-Kliniken Westend
Pulsstraße 4
14059 Berlin
Tel.: 030/30351 und
030/303540 68/40 69

Bielefeld

Ambulanz für anfallkranke
Kinder und Jugendliche
Epilepsie-Zentrum Bethel
Klinik Mara I

Maraweg 21
33617 Bielefeld
Tel.: 0521/1443154

Bochum

St. Josef-Hospital Bochum
Universitäts-Kinderklinik
Abteilung für Neuropädiatrie
Alexandrinenstraße 5
44791 Bochum
Tel.: 0234/5092631

Bonn

Ambulanz für anfallkranke
Kinder und Jugendliche
Universitätskinderklinik und Poliklinik
Venusberg
Siegmund-Freud-Straße 25
53105 Bonn
Tel.: 0228/2875712

Kinderneurologisches Zentrum
Rheinische Landesklinik Bonn
Gustav Heinemann-Haus
Waldenburger Ring 46
53119 Bonn
Tel.: 0228/6683131

Bremerhaven

EEG-Ambulanz
Krankenhaus am Bürgerpark
Schiffdorfer Chaussee 29
27574 Bremerhaven
Tel.: 0471/182245

Cottbus

Carl-Thiem-Klinikum
Sozialpädiatrisches Zentrum
Kinderneurologie
Thiemstraße 111
03048 Cottbus
Tel.: 0355/462445

Darmstadt

Neuropädiatrische Ambulanz
Eleonoren-Kinderklinik
Stiftstraße 2–4
64287 Darmstadt
Tel.: 061 51/40 22 83

Datteln/Westfalen

Epilepsie-Ambulanz der Abteilung
für Neuropädiatrie
Vestische Kinderklinik Datteln
Lloydstraße 5
45711 Datteln/Westfalen
Tel.: 0 23 63/97 52 33

Dresden

Epilepsieambulanz
Klinik für Kinderheilkunde der
Medizinischen Akademie Dresden
Fetscherstraße 74
01307 Dresden
Tel.: 03 51/4 58 20 82

Düsseldorf

Kinderneurologisches Zentrum
Kliniken der Landeshauptstadt
Gräulingerstraße 120
40625 Düsseldorf
Tel.: 02 11/2 80 05 55 oder 2 80 05 23

Kinderneurologie
Ambulanz für Sozialpädiatrie
Ev. Krankenhaus Düsseldorf
Fürstenwall 91
40217 Düsseldorf
Tel.: 0211/9 19 37 21

Erfurt

Sondersprechstunde für Anfallkranke
Kinderklinik der Medizinischen
Akademie Erfurt
Am Schwemmbach 32a
99099 Erfurt
Tel.: 03 61/3 91 31

Erlangen

Universitäts-Kinderklinik
EEG-Abteilung
Loschgestraße 15
91054 Erlangen
Tel.: 0 91 31/85 31 36

Essen

Universitätsklinikum Essen
Klinik und Poliklinik für
Kinder- und Jugendmedizin
Zentrum für Kinderheilkunde
Hufelandstraße 66
45147 Essen
Tel.: 02 01/7 23 24 08

Esslingen

Städtische Klinik für
Kinder und Jugendliche
Neuropädiatrische Abteilung
Hirschlandstraße 97
73730 Esslingen
Tel.: 07 11/31 03 36 51

Frankfurt/Main

„Anfallssprechstunde"
Abteilung für Pädiatrische Neurologie
Zentrum für Kinderheilkunde
Theodor-Stern-Kai 7
60596 Frankfurt/Main
Tel.: 0 69/63 01 50 25

Freiburg

Epilepsie-Ambulanz der
Universitäts-Kinderklinik
Mathildenstraße 1
79106 Freiburg
Tel.: 07 61/2 70 43 52 oder 2 70 43 01

Friedrichshafen

Neuropädiatrische Ambulanz der Kinderklinik
Städtisches Krankenhaus Friedrichshafen
Röntgenstraße 2
88048 Friedrichshafen
Tel.: 0 75 41/96 14 50 oder 96 14 51

Gelsenkirchen-Buer

Neuropädiatrisches Zentrum
der Städtischen Kinderklinik
Gelsenkirchen-Buer
Westerholter Straße 142
45892 Gelsenkirchen-Buer
Tel.: 02 09/36 92 85 oder 36 93 17

Gießen-Lahn

Abteilung Neuropädiatrie und Sozial-
pädiatrie
am Zentrum für Kinderheilkunde
Klinikum der Justus-Liebig-Universität
Gießen
Feulgenstraße 12
35392 Gießen-Lahn
Tel.: 06 41/7 02 44 60

Göttingen

Kinderklinik der Universität Göttingen
Abteilung Pädiatrie/Neuropädiatrie
Robert-Koch-Straße 40
37075 Göttingen
Tel.: 05 51/39 62 10 oder 39 80 35

Greifswald

Ambulanz für anfallkranke Kinder
Abteilung Neuropädiatrie
Universitäts-Klinik für Kinder- und
Jugendmedizin
Soldtmannstraße 15
17489 Greifswald
Tel.: 0 38 34/7 52 69

Gummersbach

Kreiskrankenhaus Gummersbach GmbH
Kinderambulanz der Kinderklinik
Wilhelm-Breckow-Allee 20
51643 Gummersbach
Tel.: 0 22 61/17 15 72

Hagen

Allgemeines Krankenhaus der Stadt
Hagen
Kinderklinik Neuropädiatrische Abt.
Buscheystraße 15a
58089 Hagen
Tel.: 0 23 31/2 01 24 35

Halle

Universitäts-Kinderklinik Halle
S. Klinikum Kröllwitz, Ambulanz
Ernst-Grube-Straße 40
06120 Halle
Tel.: 03 45/67 20 53

Hamburg

Anfallsambulanz am Altonaer
Kinderkrankenhaus
Neuropädiatrische Abteilung
Bleickenallee 38
22763 Hamburg
Tel.: 0 40/8 83 32 40

Werner-Otto-Institut
der Ev. Stiftung Alsterdorf
Neuropädiatrie und Sozialpädiatrie
mit Ambulanz und Klinik
Bodelschwinghstraße 23
22337 Hamburg
Tel.: 0 40/50 77 31 10

Hamm

Marienhospital Hamm
Kinderklinik St. Elisabeth
Neuropädiatrie/Epileptologie
Nordenwall 22
59065 Hamm
Tel.: 0 23 81/18 13 85

Hannover

Epilepsie-Ambulanz
Kinderkrankenhaus auf der Bult
Pädiatrie II
Janusz-Korczak-Allee 12
30173 Hannover
Tel.: 05 11/8 11 53 30

Heide

Kinderklinik Heide
EEG-Abteilung
Esmarchstraße 50
25746 Heide
Tel.: 04 81/79 44 21

Heidelberg

Abteilung für Pädiatrische Neurologie
Sozialpädiatrisches Zentrum
Universitäts-Kinderklinik
Epilepsie-Ambulanz
Im Neuenheimer Feld 150
69120 Heidelberg
Tel.: 0 62 21/56 23 27

Heilbronn

Epilepsie-Ambulanz
Kinderklinik der Städtischen
Krankenanstalten
Am Gesundbrunnen 20
74078 Heilbronn
Tel.: 0 71 31/49 37 49

Homburg/Saar

Universitätsklinik für
Kinder- und Jugendmedizin
Neuropädiatrische Ambulanz
Oscar-Orth-Straße
Gebäude 9
66424 Homburg/Saar
Tel.: 0 68 41/16 40 43

Jena

Universitäts-Kinderklinik
„Jussuf Ibrahim"
Neuropädiatrie Sondersprechstunde
Kochstraße 2
07745 Jena
Tel.: 0 36 41/63 84 20

Kehl-Kork

Anfallsambulanz für Kinder und
Jugendliche
Epilepsiezentrum Kork
Landstraße 1
77694 Kehl-Kork
Tel.: 0 78 51/84-0 oder 8 42 31 oder 8 42 30

Kiel

Anfallsambulanz
Christian-Albrechts-Universität
Klinik für Neuropädiatrie
Schwanenweg 20
24105 Kiel
Tel.: 04 31/5 97 17 68

Klingenmünster

Epilepsie-Ambulanz für Kinder und Jugendliche
Pfalzinstitut für Kinder- und Jugendpsychiatrie
Weinstraße 100
76889 Klingenmünster
Tel.: 0 63 49/79 27 01 oder 79 27 61

Köln

Ambulanz für Anfallsleiden
Universitäts-Kinderklinik Köln
Joseph-Stelzmann-Straße 9
50931 Köln
Tel.: 02 21/4 78 43 87

Kinderkrankenhaus
Abteilung Neuropädiatrie
und Sozialpädiatrisches Zentrum
Amsterdamer Straße 59
50735 Köln
Tel.: 02 21/7 77 42 07

Königstein i.Ts.

Taunusklinik Falkenstein
Neuropädiatrie
Debusweg 4
61462 Königstein i.Ts.
Tel.: 0 61 74/20 12 21

Konstanz

Kinderklinik Konstanz
Funktionsbereich Neuropädiatrie
und Sozialpädiatrisches Zentrum
Luisenstraße 7
78464 Konstanz
Tel.: 0 75 31/8 01 16 51

Krefeld

Kinderklinik der Städtischen
Krankenanstalten Krefeld
EEG-Abteilung
Lutherplatz 40
47805 Krefeld
Tel.: 0 21 51/32 23 63 oder
32 23 64

Landshut

Anfallsambulanz
Kinderkrankenhaus St. Marien
EEG-Abteilung
Grillparzer Straße 9
84036 Landshut
Tel.: 08 71/85 22 55

Leipzig

Epilepsie-Spezialsprechstunde
im Rahmen der Ambulanz
der Neuropsychiatrischen Klinik
für Kinder und Jugendliche
Riemannstraße 34
04107 Leipzig
Tel.: 03 41/9 72 41 05

Liegau-Augustusbad

Epilepsieambulanz des
Epilepsiezentrums Kleinwachau e. V.
Wachauer Straße 30
01465 Liegau-Augustusbad
Tel.: 0 35 28/43 10

Ludwigsburg

Krankenanstalten des
Landkreises Ludwigsburg
Kinderklinik
Erlachhofstraße 1
71640 Ludwigsburg
Tel.: 0 71 41/9 95 51

Magdeburg

Epilepsieambulanz für
Kinder und Jugendliche
in der Ambulanz der Klinik
für Neurologie und Psychiatrie
Leipziger Straße 44
39120 Magdeburg
Tel.: 03 91/67 33 00

Mainz

Neuropädiatrische Ambulanz
Universitäts-Kinderklinik
Langenbeckstraße 1
55131 Mainz
Tel.: 0 61 31/17 21 04

Mannheim

Universitäts-Kinderklinik Mannheim
Sektion Neuropädiatrie
und Epilepsieambulanz
Grenadierstraße 1
68167 Mannheim
Tel.: 06 21/3 83 28 91 oder 3 83 22 43

Maulbronn

Klinik für Kinderneurologie
und Sozialpädiatrie
Kinderzentrum Maulbronn GmbH
Knittlinger Steige 21
75433 Maulbronn
Tel: 0 70 43/1 60 oder 1 61 71

Memmingen

Anfallsambulanz
Kinderklinik
Buxacherstraße 16
87700 Memmingen
Tel.: 0 83 31/60 73 24 oder 70 22 91

Mönchengladbach

Kinderklinik im
Elisabethkrankenhaus Rheydt
Epilepsie-Ambulanz
Hubertusstraße 100
41239 Mönchengladbach
Tel.: 0 21 66/3 94 22 90

München

Epilepsieambulanz des
Kinderzentrums München
Heiglhofstraße 63
81377 München
Tel.: 0 89/71 00 90

Dr. v. Haunersches Kinderspital
der Universität München
Lindwurmstraße 4
80337 München
Tel.: 0 89/51 60 31 63

Kinderklinik und Poliklinik
der Technischen Universität München
Epilepsie-Ambulanz
Kölner Platz 1
80804 München
Tel.: 0 89/3 06 85 91 oder 3 06 86 32

Münster

Universitäts-Kinderklinik Münster
Neuropädiatrische Abteilung
Albert-Schweitzer-Straße 44
48149 Münster
Tel.: 02 51/83 77 74 oder 83 77 61

Neckargemünd

Anfallsambulanz im Rehabilitations-
zentrum
für Kinder und Jugendliche
Neuropädiatrie
Im Spitzerfeld 25
69151 Neckargemünd
Tel.: 0 62 23/89 22 78

Neunkirchen-Kohlhof

Kinderklinik
Sozialpädiatrisches Zentrum
Klinikweg 1–4
66539 Neunkirchen-Kohlhof
Tel.: 0 68 41/36 32 00

Oldenburg

Städtische Kinderklinik
Abteilung Neuropädiatrie
Elisabeth-Kinderkrankenhaus
Cloppenburger Straße 363
26133 Oldenburg
Tel.: 04 41/4 03 20 17

Osnabrück

Neuropädiatrische Ambulanz
Kinderhospital Osnabrück
Abteilung für Neuropädiatrie
Iburger Straße 187
49082 Osnabrück
Tel.: 05 41/5 60 20 oder 5 60 21 44

Passau

Kinderklinik Dritter Orden
mit Sozialpädiatrischem Zentrum
Bischof-Altmann-Straße 9
94032 Passau
Tel.: 08 51/7 20 51 51 oder 7 20 51 64

Raisdorf

Norddeutsches Epilepsiezentrum
DRK Landesverband Schleswig-
Holstein
Klinik für anfallkranke Kinder
Henry-Dunant-Straße
24223 Raisdorf
Tel.: 0 43 07/9 09 02

Ravensburg

Kinderkrankenhaus St. Nikolaus
Neuropädiatrische Abteilung
Nikolausstraße 10
88212 Ravensburg
Tel.: 07 51/87 32 78

Regensburg

Kinderzentrum St. Martin
Boessnerstraße 42
93049 Regensburg
Tel.: 09 41/46 50 20

Pädiatrische Abteilung
der Klinik St. Hedwig
Steinmetzstraße 1–3
93049 Regensburg
Tel.: 09 41/2 08 04 00

Rostock

Poliklinik für Psychiatrie und
Neurologie des Kindes- und
Jugendalters
Universitäts-Nervenklinik Rostock
Gehlsheimer Straße 20
18147 Rostock
Tel.: 03 81/4 94 52 76

Neuropädiatrische Sprechstunde
Universitäts-Kinderklinik Rostock
Rembrandtstraße 16/17
18057 Rostock
Tel.: 03 81/4 94 70 11

Schleswig

Fachklinik für Kinder- und
Jugendpsychiatrie
Epilepsieambulanz
Friedrich-Ebert-Straße 5
24837 Schleswig
Tel.: 0 46 21/8 36 11

Schwäbisch Hall

Diakonie-Krankenhaus Schwäbisch Hall
Neuropädiatrische Ambulanz
der Neuropädiatrischen Abteilung
74523 Schwäbisch Hall
Tel.: 07 91/75 38 96 oder 75 38 95

Siegen

DRK Kinderklinik
Abteilung Neuropädiatrie
Wellersbergstraße 60
57072 Siegen
Tel.: 02 71/59 52 27

Stuttgart

Kinderneurologische Sprechstunde
Kinderklinik des Olgahospitals
Pädiatrisches Zentrum
Bismarckstraße 8
70176 Stuttgart
Tel.: 07 11/9 92 35 40 oder 9 92 35 41

Epilepsieambulanz der Abteilung
für Entwicklungsstörungen
am Pädiatrischen Zentrum Stuttgart
Olgahospital
Bismarckstraße 8
70176 Stuttgart
Tel.: 07 11/9 92 27 60

Trier

Neuropädiatrische Abteilung des
Krankenhaus
des Mutterhauses der Borromäerinnen
Feldstraße 16
54290 Trier
Tel.: 06 51/9 47 26 89

Tübingen

Neuropädiatrische und Anfalls-
ambulanz
Universitäts-Kinderklinik Tübingen
Abt. für Allgemeine Pädiatrie
Rümelinstraße 23
72070 Tübingen
Tel.: 0 70 71/29 38 05 oder 29 38 06

Unna

Kinderklinik Königsborn
Klinik für Kinderneurologie
und Sozialpädiatrie
Zimmerplatz 1
59425 Unna
Tel.: 0 23 03/9 67 00

Vogtareuth

Neuropädiatrische Abteilung
Ambulanz
Behandlungszentrum Vogtareuth
Abteilung für Neuropädiatrie
83569 Vogtareuth
Tel.: 0 80 38/9 00

Würzburg

Epilepsie-Ambulanz
Klinik und Poliklinik für Kinder-
und Jugendpsychiatrie
der Universität Würzburg
Füchsleinstraße 15
97080 Würzburg
Tel.: 09 31/20 33 09 oder 20 33 10

Wuppertal

Anfallsambulanz für Kinder
Kinderklinik
Heusnerstraße 40
42283 Wuppertal
Tel.: 02 02/8 96 24 56

b) Ambulanzen für Jugendliche und Erwachsene

Bayreuth

Nervenkrankenhaus Bayreuth
Neurologische Klinik
Cottenbacherstraße 23
59445 Bayreuth
Tel.: 09 21/28 35 75 oder 28 35 44

Berlin

Neurologische Klinik und Poliklinik
der Med. Fakultät der
Humboldt-Universität Charité
Schumannstraße 20/21
10117 Berlin
Tel.: 0 30/28 02 32 80

Anfallsambulanz im Virchow-Klinikum
Neurologische Poliklinik
Medizinische Fakultät der Humboldt-
Universität
Augustenburger Platz 1
Zentralbau Erdgeschoß
13353 Berlin
Tel.: 0 30/4 50 50 (Zentrale) oder
45 06 00 38

Bielefeld

Ambulanz für Anfallkranke
Epilepsie-Zentrum Bethel
Klinik Mara I
Maraweg 21
33617 Bielefeld
Tel.: 05 21/1 44 36 86 oder 1 44 31 54

Bonn

Epilepsieambulanz
Universitäts-Nervenklinik und Poliklinik
Sigmund-Freud-Straße 25
53127 Bonn
Tel.: 02 28/28 73 19 50 oder 2 87 39 64

Brandenburg

Epilepsieabteilung der
Landesklinik Brandenburg
Anton-Saefkow-Allee 2
14772 Brandenburg
Tel.: 0 33 81/7 80 oder 78 25 36

Breckerfeld/Zurstraße

Epilepsieambulanz im
Sonderkrankenhaus für Anfallkranke
58339 Breckerfeld/Zurstraße
Tel.: 0 23 38/8 92 14

Cottbus

Institutsambulanz der Nervenklinik
des Carl-Thiem-Klinikums Cottbus
Thiemstraße 111
03048 Cottbus
Tel.: 03 55/46 24 71

Dresden

Anfallsambulanz Haus 11
Neurologische Klinik und Poliklinik
Medizinische Akademie Dresden
Fetscherstraße 74
01307 Dresden
Tel.: 03 51/4 58 31 13

Duisburg

Epilepsiesprechstunde der
Neurologischen Klinik der
Ev. Johannes Krankenanstalten
Duisburg-Nord/Oberhausen
Fahrner Straße 135
47169 Duisburg
Tel.: 02 03/5 08 12 61

Eberswalde-Finow

Epilepsieambulanz der
Landesklinik Eberswalde
Oderberger Straße 8
16225 Eberswalde-Finow
Tel.: 0 33 34/5 30

Erlangen

Neurologische Klinik der
Universität Erlangen-Nürnberg
Schwabachanlage 6
91054 Erlangen
Tel.: 0 91 31/85 30 01 oder 85 91 22

Essen

Epilepsieambulanz
Neurologische Universitäts-
und Poliklinik der GHS Essen
Hufelandstraße 55
45147 Essen
Tel.: 02 01/7 23 23 68

Frankfurt/Main

Zentrum Psychiatrie, Poliklinik
– Anfallsambulanz –
Heinrich-Hoffmann-Straße 10
60528 Frankfurt/Main
Tel.: 0 69/63 01 50 79 oder 63 01 53 45

Göttingen

Anfallssprechstunde der
Neurologischen Universitätsklinik
Robert-Koch-Straße 40
37075 Göttingen
Tel.: 05 51/39 66 50

Greifswald

Spezialambulanz für Anfallkrankheiten
Universitäts-Nervenklinik
Ellernholzstraße 1/2
17489 Greifswald
Tel.: 0 38 34/7 52 69

Günzburg

Ambulante Sprechstunde der
Neurologischen Klinik des
Bezirkskrankenhauses in Günzburg
Ludwig-Heilmeyer-Straße 2
89312 Günzburg
Tel.: 0 82 21/96 22 25

Hamburg

Epilepsie-Ambulanz für
behinderte Erwachsene
Neurologisch-Psychiatrische Abteilung
des Ev. Krankenhauses Alsterdorf
Alsterdorfer Straße 440
22297 Hamburg
Tel.: 0 40/50 77 34 75 oder 50 77 34 74

Hannover

Medizinische Hochschule Hannover
Neurologische Klinik mit
klinischer Neurophysiologie
Konstanty-Gutschow-Straße 8
30625 Hannover
Tel.: 05 11/5 32 31 22 oder 5 32 31 10

Herdecke-Westende

Gemeinnütziges Gemeinschaftskran-
kenhaus
Abteilung Neurologie
Beckweg 4
58313 Herdecke-Westende
Tel.: 0 23 30/62 35 01

Jena

Neurologische Poliklinik mit
Anfallssprechstunde
Klinik für Psychiatrie und Neurologie
„Hans Berger"
Friedrich-Schiller-Universität
Philosophenweg 3
07743 Jena
Tel.: 0 36 41/63 53 19

Kehl-Kork

Ambulanzen für Erwachsene
Epilepsiezentrum Kork
Landstraße 1
77694 Kehl-Kork
Tel.: 0 78 51/8 42 50 oder 84 25 11

Köln

Epilepsie-Spezialsprechstunde
Poliklinik für Neurologie und
Psychiatrie der Universität Köln
Joseph-Stelzmann-Straße 9
50931 Köln
Tel.: 02 21/4 78 40 15

Leipzig

Klinik und Poliklinik für
Neurochirurgie der Universität Leipzig
Johannisallee 34
04103 Leipzig
Tel.: 03 41/9 71 20 10

Lemgo

Kreiskrankenhaus Lemgo
Neurologische Klinik
Rintelner Straße 85
32657 Lemgo
Tel.: 0 52 61/26 41 76

Liegau-Augustusbad

Epilepsieambulanz des Epilepsie-
zentrums
Kleinwachau e. V.
Wachauer Straße 30
01465 Liegau-Augustusbad
Tel.: 0 35 28/43 10

Lobetal bei Bernau

Fachkrankenhaus für Epileptologie,
Psychiatrie und Neurologie
Institutsambulanz
16321 Lobetal bei Bernau
Tel.: 0 33 38/6 62 56

Mainz

Universitätskliniken Mainz
Neurologische Klinik Anfallsambulanz
Langenbeckstraße 1
55131 Mainz
Tel.: 0 61 31/17 22 26 oder 17 71 94
oder 17 31 10

Mannheim

Klinikum der Stadt Mannheim
Neurologische Klinik
Anfallsambulanz
Theodor-Kutzer-Ufer
68167 Mannheim
Tel.: 06 21/3 83 24 42

Mönchengladbach

Neurologische Klinik
Krankenhaus Maria Hilf
Südwall 27
41179 Mönchengladbach
Tel.: 0 21 61/58 70 oder 58 71 57

Moers

St. Josef-Krankenhaus
Abteilung für Neurologie
Asberger Straße 4
47441 Moers
Tel.: 0 28 41/1 07 24 60 oder 1 07 24 62

München

Epilepsieambulanz an der
Psychiatrischen Universitäts-Klinik
Nussbaumstraße 7
80336 München
Tel.: 0 89/51 60 33 21 oder 51 60 34 09

Quakenbrück

Christliches Krankenhaus Quaken-
brück
Neurologische Abteilung
Anfallsambulanz
Goethestraße 10
49610 Quakenbrück
Tel.: 0 54 31/15 17 21

Ravensburg-Weissenau

Ambulanz der neurologischen
Abteilung des Psychiatrischen
Landeskrankenhauses Weissenau
Abteilung für Neurologie
88214 Ravensburg-Weissenau
Tel.: 07 51/7 60 10 oder 7 60 13 90

Schwalmstadt-Treysa

Anfallsambulanz für
Erwachsene und Jugendliche
Hephata-Klinik
Heinrich-Wiegand-Straße 57
34613 Schwalmstadt-Treysa
Tel.: 0 66 91/1 82 60

Schwarzenbruck

Neurologische Abteilung am
Krankenhaus Rummelsberg
90592 Schwarzenbruck
Tel.: 0 91 28/50 34 37

Seesen

Ambulanz, Neurologie und
Neuropsychiatrie
Klinik Schildautal
Karl-Herold-Straße 1
38723 Seesen
Tel.: 0 53 81/7 40 oder 7 43 50

Ulm

Anfallssprechstunde
Neurologische Ambulanz der
Universität Ulm
Steinhövelstraße 9
89075 Ulm
Tel. 07 31/5 02 79 77

Waldbreitbach

Westerwaldklinik Waldbreitbach
Schwerpunktklinik
Neurologie/Psychosomatik
56588 Waldbreitbach
Tel.: 0 26 38/89 83 00

4. Epilepsiezentren

Epilepsie-Zentrum Bethel

Klinik Mara I
Maraweg 21
33617 Bielefeld
Tel.: 05 21/1 44 31 54

**Epilepsie-Zentrum Hoffnungstaler
Anstalten**

Fachkrankenhaus für Epileptologie,
Neurologie und Psychiatrie
16321 Lobetal bei Bernau
Tel.: 0 33 38/6 62 56

Epilepsie-Zentrum Kleinwachau e. V.

Wachauer Straße 30
01465 Liegau-Augustusbad
Tel.: 02 91/73 13 oder 73 35
oder 0 35 28/43 10

Epilepsie-Zentrum Kork

Landstraße 1
77694 Kehl-Kork
Tel.: 0 78 51/8 42 50

Norddeutsches Epilepsiezentrum

DRK-Landesverband Schleswig-
Holstein
Klinik für anfallkranke Kinder
Henry Dunant-Straße
24223 Raisdorf
Tel.: 0 43 07/9 09 02

5. Träger der gesetzlichen Rentenversicherung

LVA Baden
Gartenstraße 105
76135 Karlsruhe
Tel.: 07 21/82 50

LVA Berlin
Knobelsdorffstraße 92
14059 Berlin
Tel.: 0 30/3 00 20

LVA Brandenburg
Heinrich-Hildebrand-
Straße 20b
15232 Frankfurt/Oder
Tel.: 03 35/55 10

LVA Braunschweig
Kurt-Schumacher-Str. 20
38102 Braunschweig
Tel.: 05 31/7 00 60

LVA Freie und Hanse-
stadt Hamburg
Überseering 10
22297 Hamburg
Tel.: 0 40/6 38 10

LVA Hannover
Lange Weihe 2
30880 Laatzen
Tel.: 05 11/82 90

LVA Hessen
Städelstraße 28
60596 Frankfurt/Main
Tel.: 0 69/6 05 20

LVA Mecklenburg-
Vorpommern
Neustrelitzer Straße 120
17033 Neubrandenburg
Tel.: 03 95/37 00

LVA Niederbayern-
Oberpfalz
Am Alten Viehmarkt 2
84028 Landshut
Tel.: 08 71/8 10

LVA Oberbayern
Thomas-Dehler-Straße 3
81737 München
Tel.: 0 89/6 78 10

LVA Oberfranken und
Mittelfranken
Wittelsbacherring 11
95444 Bayreuth
Tel.: 09 21/60 70

LVA Oldenburg-
Bremen
Huntestraße 11
26135 Oldenburg
Tel.: 04 41/92 70

LVA Rheinland-Pfalz
Eichendorffstraße 4–6
67346 Speyer
Tel.: 0 62 32/1 70

LVA Rheinprovinz
Königsallee 71
40215 Düsseldorf
Tel.: 02 11/93 70

LVA für das Saarland
Martin-Luther-Straße 2–4
66108 Saarbrücken
Tel.: 06 81/3 09 30

LVA Sachsen
Georg-Schumann-
Straße 146
04155 Leipzig
Tel.: 03 41/5 50 55

LVA Sachsen-Anhalt
Paracelsusstraße 21
06114 Halle (Saale)
Tel.: 03 45/21 30

LVA Schleswig-Holstein
Kronsforder Allee 2–6
23560 Lübeck
Tel.: 04 51/48 50

LVA Schwaben
An der Blauen Kappe 18
86152 Augsburg
Tel.: 08 21/50 00

LVA Thüringen
Kranichfelder Straße 3
99097 Erfurt
Tel.: 03 61/48 20

LVA Unterfranken
Friedenstraße 14
97072 Würzburg
Tel.: 09 31/80 20

LVA Westfalen
Gartenstraße 194
48147 Münster
Tel.: 02 51/23 80

LVA Württemberg
Adalbert-Stifter-
Straße 105
70437 Stuttgart
Tel.: 07 11/84 81

BfA
Ruhrstraße 4
10704 Berlin
Tel.: 0 30/86 51

Bahnversicherungs-
anstalt
Karlstraße 4–6
60329 Frankfurt/Main
Tel.: 0 69/26 50

Bundesknappschaft
Pieperstraße 14-28
44789 Bochum
Tel.: 02 34/30 40

Seekasse
Reimerstwiete 2
20457 Hamburg
Tel.: 0 40/36 13 70

6. Versorgungsämter

Aachen

Versorgungsamt Aachen
Schenkendorfstraße 2–6
52066 Aachen

Augsburg

Amt für Versorgung
und
Familienförderung
Augsburg
Morellstraße 30
86159 Augsburg

Bayreuth

Amt für Versorgung
und
Familienförderung
Bayreuth
Hegelstraße 2
95447 Bayreuth

Berlin

Versorgungsamt I
Sächsische Straße 30
10707 Berlin

Versorgungsamt II
Albrecht-Achilles-
Straße 62
10709 Berlin

Versorgungsamt
Alt-Friedrichsfelde 60
10315 Berlin

Stellen für
Schwerbehinderten-
angelegenheiten
Albrecht-Achilles-
Straße 62
10709 Berlin

Bielefeld

Versorgungsamt
Bielefeld
Stapenhorststraße 62
33615 Bielefeld

Braunschweig

Versorgungsamt Braun-
schweig
Schillstraße 1
38102 Braunschweig

Bremen

Versorgungsamt
Bremen
Friedrich-Rauers-
Straße 26
28195 Bremen

Chemnitz

Sächsisches Landesamt
für
Familie und Soziales
Altchemnitzer Straße 40
09120 Chemnitz

Amt für Familie und
Soziales
Brückenstraße 10
09111 Chemnitz

Cottbus

Landesversorgungsamt
Brandenburg
Weinbergstraße 10
03050 Cottbus

Amt für Soziales und
Versorgung
Straße der Jugend 33
03046 Cottbus

Darmstadt

Versorgungsamt
Darmstadt
Bartingstraße 53
64289 Darmstadt

Dortmund

Versorgungsamt
Dortmund
Lindemannstraße 78
44137 Dortmund

Dresden

Amt für Familie und
Soziales Dresden
Zellescher Weg 20
01217 Dresden

Düsseldorf

Versorgungsamt
Düsseldorf
Roßstraße 92
40476 Düsseldorf

Duisburg

Versorgungsamt
Duisburg
Ludgeristraße 12
47057 Duisburg

Erfurt

Amt für Soziales und
Familie
Versorgungsamt Erfurt
Blumenthalkaserne
Jenaer Straße 37
99099 Erfurt

Essen

Versorgungsamt Essen
Kurfürstenstraße 33
48138 Essen

Frankfurt/Main

Landesversorgungsamt
Hessen
Adickesallee 36B
60322 Frankfurt/Main

Versorgungsamt
Frankfurt
Eckenheimer Land-
straße 303
60320 Frankfurt/Main

Frankfurt/Oder

Amt für Soziales und
Versorgung
Robert-Havemann-
Straße 4
15236 Frankfurt/Oder

Freiburg

Versorgungsamt
Freiburg
Sautierstraße 30
79104 Freiburg

Fulda

Versorgungsamt Fulda
Marquardtstraße 23–29
36039 Fulda

Gelsenkirchen

Versorgungsamt Gelsen-
kirchen
Vattmannstraße 2–8
45879 Gelsenkirchen

Gera

Amt für Soziales und
Familie
Versorgungsamt Gera
Puschkinplatz 7
07545 Gera

Gießen

Versorgungsamt Gießen
Südanlage 14A
35390 Gießen

Halle/Saale

Amt für Versorgung
und Soziales
Maxim-Gorki-Straße 4–7
06114 Halle/Saale

Landesamt für Versor-
gung und Soziales
Neustädter Passage 9
06122 Halle/Saale

Hamburg

Versorgungsamt
Hamburg
Paul-Nevermann-Platz 5
22765 Hamburg

Hannover

Landesversorgungsamt
Niedersachsen
Gustav-Bratke-Allee 2
30169 Hannover

Versorgungsamt
Hannover
Gustav-Bratke-Allee 2
30169 Hannover

Heide/Holstein

Versorgungsamt Heide
Neue Anlage 9
25746 Heide/Holstein

Heidelberg

Versorgungsamt
Heidelberg
Maaßstraße 32
69123 Heidelberg

Heilbronn

Versorgungsamt
Heilbronn
Bahnhofstraße 35–37
74072 Heilbronn

Hildesheim

Versorgungsamt
Hildesheim
Goslarsche Straße 3
31134 Hildesheim

Karlsruhe

Versorgungsamt
Karlsruhe
Kriegsstraße 103
76135 Karlsruhe

Kassel

Versorgungsamt Kassel
Frankfurter Straße 84A
34121 Kassel

Kiel

Versorgungsamt Kiel
Gartenstraße 7
24103 Kiel

Koblenz

Landesversorgungsamt
Rheinland-Pfalz
Rizzastraße 34
56073 Koblenz

Versorgungsamt
Koblenz
Baedekerstraße 12–20
56093 Koblenz

Köln

Versorgungsamt Köln
Boltensternstraße 10
50735 Köln

Landau/Pfalz

Versorgungsamt Landau
Reiterstraße 16
76829 Landau/Pfalz

Landshut

Amt für Versorgung
und
Familienförderung
Landshut
Friedhofstraße 7 a
84028 Landshut

Leipzig

Amt für Familie und
Soziales
Richard-Wagner-Str. 10
04109 Leipzig

Lübeck

Versorgungsamt Lübeck
Große Burgstraße 4
23552 Lübeck

Magdeburg

Amt für Versorgung
und Soziales Magdeburg
Editharing 31
39108 Magdeburg

Mainz

Versorgungsamt Mainz
Rheinstraße 4
55116 Mainz

München

Bayerisches Landesamt
für
Versorgung und
Familienförderung
Schellingstraße 155
80797 München

Amt für Versorgung
und
Familienförderung
München I
Richelstraße 17
80634 München

Münster

Landesversorgungsamt
Nordrhein-Westfalen
Von-Vincke-Straße 23–25
48143 Münster

Versorgungsamt
Münster
Von-Steuben-Straße 10
48143 Münster

Neubrandenburg

Versorgungsamt
Neubrandenburg
Neustrelitzer Straße 120
17033 Neubrandenburg

Neumünster

Landesversorgungsamt
Schleswig-Holstein
Steinmetzstraße 1–11
24534 Neumünster

Versorgungsamt
Neumünster
Steinmetzstraße 1–11
24534 Neumünster

Neunkirchen

Versorgungsamt
Neunkirchen
Lindenallee
66538 Neunkirchen

Nürnberg

Amt für Versorgung u.
Familienförderung
Nürnberg
Bärenschanzstraße 8a
90429 Nürnberg

Oldenburg

Versorgungsamt
Oldenburg
Moslestraße 1
26122 Oldenburg

Osnabrück

Versorgungsamt
Osnabrück
Iburger Straße 30
49082 Osnabrück

Potsdam

Amt für Soziales und
Versorgung
Henning-von-Treskow-
Straße 2–8
14467 Potsdam

Radolfzell am Bodensee

Versorgungsamt
Radolfzell
Scheffelstraße 15
78315 Radolfzell
am Bodensee

Regensburg

Amt für Versorgung
und
Familienförderung
Regensburg
Landshuter Straße 55
93053 Regensburg

Rostock

Landesversorgungsamt
Mecklenburg-Vor-
pommern
Erich-Schlesinger-Str. 37
18059 Rostock

Versorgungsamt Rostock
Ziolkowskistraße 10
18059 Rostock

Rottweil

Versorgungsamt
Rottweil
Johanniterstraße 16
78628 Rottweil

Saarbrücken

Versorgungsamt
Saarland
Hochstraße 67
66115 Saarbrücken

Schleswig

Versorgungsamt
Schleswig
Seminarweg
Moltkekaserne
24837 Schleswig

Schwerin

Versorgungsamt
Schwerin
Friesenstraße 29b
19059 Schwerin

Soest

Versorgungsamt Soest
Heinsbergplatz 13
59494 Soest

Stralsund

Versorgungsamt
Stralsund
Dänholm
Gebäude 7
18439 Stralsund

Stuttgart

Landesversorgungsamt
Baden-Württemberg
Rosenbergstraße 122
70193 Stuttgart

Versorgungsamt
Stuttgart
Fritz-Elsas-Straße 30
70174 Stuttgart

Suhl

Landesamt für Soziales
und Familie
Karl-Liebknecht-Str. 4
98527 Suhl

Amt für Soziales
und Familie
Versorgungsamt Suhl
Karl-Liebknecht-
Straße 4
98527 Suhl

Trier

Versorgungsamt Trier
Moltkestraße 19
54292 Trier

Ulm

Versorgungsamt Ulm
Zeughausgasse 14
89073 Ulm

Verden

Versorgungsamt Verden
Marienstraße 8
27283 Verden

Weingarten

Versorgungsamt
Ravensburg
Lazarettstraße 1-5
88250 Weingarten

Wiesbaden

Versorgungsamt
Wiesbaden
John-F.-Kennedy-
Straße 4
65189 Wiesbaden

Würzburg

Amt für Versorgung
und
Familienförderung
Würzburg
Georg-Eydel-Straße 13
97082 Würzburg

Wuppertal

Versorgungsamt
Wuppertal
Friedrich-Engels-
Allee 76
42285 Wuppertal

7. Hauptfürsorgestellen

Arbeitsgemeinschaft der
Deutschen Hauptfürsorgestellen
Ernst-Frey-Straße 9
76135 Karlsruhe
Tel.: 07 21/8 10 72 19 und 8 10 71

Ansbach

Regierung von Mittelfranken
– Hauptfürsorgestelle –
Bischof-Meiser-Straße 2
91522 Ansbach
Tel.: 09 81/5 30

Augsburg

Regierung von Schwaben
– Hauptfürsorgestelle –
Fronhof 10
86152 Augsburg
Tel.: 08 21/3 27 01

Bayreuth

Regierung von Oberfranken
– Hauptfürsorgestelle –
Ludwigstraße 20
95444 Bayreuth
Tel.: 09 21/60 40

Berlin

Hauptfürsorgestelle Berlin
Albrecht-Achilles-Straße 62
10709 Berlin
Tel.: 0 30/86 71

Bremen

Der Senator für Arbeit und Frauen
– Hauptfürsorgestelle für
Kriegsopfer und Schwerbehinderte –
Doventorscontrescarpe 172
Block D
28195 Bremen
Tel.: 04 21/36 10

Chemnitz

Landesamt für Familie und
Soziales im Freistaat Sachsen
– Hauptfürsorgestelle –
Altchemnitzer Straße 40
09120 Chemnitz
Tel.: 03 71/57 70

Amt für Familie und Soziales
– Hauptfürsorgestelle –
– Zweigstelle –
Brückenstraße 10
09111 Chemnitz
Tel.: 03 71/45 70

Cottbus

Landesamt für Soziales u. Versorgung
– Hauptfürsorgestelle –
Weinbergstraße 10
03050 Cottbus
Tel.: 03 55/4 76 50

Amt für Soziales und Versorgung
– Hauptfürsorgestelle –
– Zweigstelle –
Straße der Jugend 33
03050 Cottbus
Tel.: 03 55/4 76 50

Darmstadt

Zweigverwaltung Darmstadt
Landeswohlfahrtsverband Hessen
– Referat Hauptfürsorgestelle –

Steubenplatz 16
64293 Darmstadt
Tel.: 0 61 51/80 11

Dresden

Amt für Familie und Soziales
– Hauptfürsorgestelle –
– Zweigstelle –
Gutzkowstraße 10
01069 Dresden
Tel.: 03 51/4 65 50

Erfurt

Landesamt für Soziales
und Familie Thüringen
– Hauptfürsorgestelle –
Außenstelle Erfurt
Marktstraße 54
99084 Erfurt
Tel.: 03 61/66 46 60

Frankfurt/Oder

Amt für Soziales und Versorgung
– Hauptfürsorgestelle –
– Zweigstelle –
Robert-Havemann-Straße 4
15336 Frankfurt/Oder
Tel. 03 35/37 70

Freiburg im Breisgau

Landeswohlfahrtsverband Baden
– Hauptfürsorgestelle –
– Zweigstelle Freiburg –
Kaiser-Joseph-Straße 170
79098 Freiburg im Breisgau
Tel.: 07 61/2 71 90

Gera

Landesamt für Soziales und
Familie Thüringen
– Hauptfürsorgestelle –
Außenstelle Gera
Puschkinplatz 7
07545 Gera
Tel.: 03 65/8 22 35 10

Halle/Saale

Landesamt für Versorgung
und Soziales Sachsen-Anhalt
– Hauptfürsorgestelle –
Herweghstraße 96
06114 Halle/Saale
Tel.: 03 45/88 30

Hamburg

Behörde für Arbeit,
Gesundheit und Soziales
– Hauptfürsorgestelle –
Hamburger Straße 47
22083 Hamburg
Tel.: 0 40/29 18 81

Hildesheim

Landessozialamt Niedersachsen
– Hauptfürsorgestelle –
Domhof 1
31134 Hildesheim
Tel.: 0 51 21/30 41

Karlsruhe

Landeswohlfahrtsverband Baden
– Hauptfürsorgestelle –
Ernst-Frey-Straße 9
76135 Karlsruhe
Tel.: 07 21/8 10 71

Kassel

Landeswohlfahrtsverband Hessen
– Hauptfürsorgestelle –
Kölnische Straße 30
34117 Kassel
Tel.: 05 61/1 00 40

Kiel

Die Ministerin für Soziales,
Gesundheit und Energie des
Landes Schleswig-Holstein
Amt für Wohlfahrt und Sozialhilfe
– Hauptfürsorgestelle –
Adolf-Westphal-Straße 4
24143 Kiel
Tel.: 04 31/98 80

Koblenz

Landesamt für Jugend und
Soziales Rheinland-Pfalz
– Hauptfürsorgestelle –
– Außenstelle –
Schloßstraße 37
56068 Koblenz
Tel.: 02 61/1 21 61

Köln

Landschaftsverband Rheinland
– Hauptfürsorgestelle –
Kennedy-Ufer 2
50679 Köln
Tel.: 02 21/80 90

Landshut

Regierung von Niederbayern
– Hauptfürsorgestelle –
Regierungsplatz 540
84028 Landshut
Tel.: 08 71/8 08 01

Leipzig

Amt für Familie und Soziales
– Zweigstelle der Hauptfürsorgestelle –
Richard-Wagner-Straße 10
04109 Leipzig
Tel.: 03 41/1 26 90

Magdeburg

Amt für Versorgung und Soziales
– Zweigstelle der Hauptfürsorgestelle –
Humboldtstraße 1
39112 Magdeburg
Tel.: 03 91/4 24 61 bis 4 24 64

Mainz

Landesamt für Jugend und
Soziales Rheinland-Pfalz
– Hauptfürsorgestelle –
Rheinallee 97–101
55118 Mainz
Tel.: 0 61 31/96 70

München

Bayerisches Staatsministerium für
Arbeit, Familie und Sozialordnung
– Landeshauptfürsorgestelle –
Winzererstraße 9
80797 München
Tel.: 0 89/12 61 01

Regierung von Oberbayern
– Hauptfürsorgestelle –
Elsenheimer Straße 41–43
80627 München
Tel.: 0 89/57 93 80

Münster

Landschaftsverband Westfalen-Lippe
– Hauptfürsorgestelle –
Warendorfer Straße 26
48145 Münster
Tel.: 02 51/5 91 01

Neubrandenburg

Hauptfürsorgestelle
Mecklenburg-Vorpommern
Neustrelitzer Straße 120
17033 Neubrandenburg
Tel.: 03 95/3 80 25 73

Neustadt an der Weinstraße

Landesamt für Jugend und
Soziales Rheinland-Pfalz
– Hauptfürsorgestelle –
– Außenstelle –
Schütt 2
67433 Neustadt an der Weinstraße
Tel.: 0 63 21/73 48

Potsdam

Amt für Soziales und Versorgung
Potsdam
– Hauptfürsorgestelle –
– Zweigstelle –
Ruinenbergkaserne
Einsiedelei 6
14469 Potsdam
Tel.: 03 31/2 76 10

Regensburg

Regierung der Oberpfalz
– Hauptfürsorgestelle –
Emmeramsplatz 8
93047 Regensburg
Tel.: 09 41/5 68 00

Rostock

Hauptfürsorgestelle
Mecklenburg-Vorpommern
– Zweigstelle –
Stephanstraße 18
18055 Rostock
Tel.: 03 81/49 54 90

Saarbrücken

Ministerium für Frauen, Arbeit,
Gesundheit und Soziales
– Hauptfürsorgestelle –
Hochstraße 67
66115 Saarbrücken
Tel.: 06 81/9 97 80

Schwerin

Hauptfürsorgestelle
Mecklenburg-Vorpommern
– Zweigstelle –
Friedrich-Engels-Straße 47
19061 Schwerin
Tel.: 03 85/3 84 00

Stuttgart

Landeswohlfahrtsverband
Württemberg-Hohenzollern
– Hauptfürsorgestelle –
Lindenspürstraße 39
70176 Stuttgart
Tel.: 07 11/6 37 50

Suhl

Landesamt für Soziales
und Familie Thüringen
– Hauptfürsorgestelle –
Karl-Liebknecht-Straße 4
98527 Suhl
Tel.: 0 36 81/53 33 97
Zweigstelle Suhl:
Tel.: 0 36 81/53 33 96

Tübingen

Landeswohlfahrtsverband
Württemberg-Hohenzollern
– Hauptfürsorgestelle –
– Zweigstelle Tübingen –
Konrad-Adenauer-Straße 42
72072 Tübingen
Tel.: 0 70 71/7 50 90

Wiesbaden

Zweigverwaltung Wiesbaden
Landeswohlfahrtsverband
Hessen
– Referat Hauptfürsorgestelle –
Frankfurter Straße 44
65189 Wiesbaden
Tel.: 06 11/15 61

Würzburg

Regierung von Unterfranken
– Hauptfürsorgestelle –
Peterplatz 9
97070 Würzburg
Tel.: 09 31/38 01

8. Berufsbildungswerke

Abensberg

Berufsbildungswerk
Regensburger Straße 60
93326 Abensberg
Tel.: 0 94 43/70 90

Arolsen

Berufsbildungswerk Nordhessen
Mengeringhäuser Straße 3
34454 Arolsen
Tel.: 0 56 91/80 40

Aschau am Inn

Berufsbildungswerk Waldwinkel
Waldwinkler Straße 1
84544 Aschau am Inn
Tel.: 0 86 38/6 40

Augsburg

Berufsbildungswerk
Fritz-Wendel-Straße 4
86159 Augsburg
Tel.: 08 21/5 97 90

Berlin

Annedore-Leber-Berufsbildungswerk
Berlin
Paster-Behrens-Straße 88
12359 Berlin
Tel.: 0 30/6 00 61 oder 6 00 62 12

Rotkreuz-Institut
Dr. Dietrich Blos
Berufsbildungswerk
Krampnitzer Weg 83–87
14089 Berlin
Tel.: 0 30/36 50 20

Bielefeld

Berufsbildungswerk Bethel
An der Rehwiese 63
33617 Bielefeld
Tel.: 05 21/1 44 41 60 oder 1 44 41 82

Brakel

Kolping-Berufsbildungswerk
Bohenkamp 18–20
33034 Brakel
Tel.: 0 52 72/60 40

Bremen

Reichsbund Berufsbildungswerk
GmbH Bremen
Kitzbühler Straße 1
28359 Bremen
Tel.: 04 21/2 38 30

Chemnitz

Berufsbildungswerk für Blinde und
Sehbehinderte Chemnitz GmbH
Flemmingstraße 8
09116 Chemnitz
Tel.: 03 71/35 30

Dortmund

Jugenddorf Dortmund
Berufsbildungswerk
Am Oespeler Dorney 41–65
44149 Dortmund
Tel.: 02 31/9 69 10

Dresden

Berufsbildungswerk Sachsen
Weinbergstraße 52–54
01129 Dresden
Tel.: 03 51/84 37 50

Dürrlauingen

Berufsbildungswerk
St.-Nikolaus-Straße 6
89350 Dürrlauingen
Tel.: 08 22/99 80

Essen

Kolping-Berufsbildungswerk
Am Zehnthof 100
45307 Essen
Tel.: 02 01/8 98 30

Frechen

Jugenddorf Frechen
Berufsbildungswerk
Clarenbergweg 81
50226 Frechen
Tel.: 0 22 34/51 60

Gera

Jugenddorf Gera –
Berufsbildungswerk
gemeinnützige GmbH
Am Ferberturm 72
07546 Gera-Lusan
Tel.: 03 65/8 33 55 00

Greifswald

Berufsbildungswerk
Pappelallee 2
17489 Greifswald
Tel.: 0 38 34/87 30

Hamburg

Berufsbildungswerk Hamburg
Reichsbahnstraße 53–55
22525 Hamburg
Tel.: 0 40/5 72 30

Hannover

Berufsbildungswerk im Annastift e. V.
Wülfeler Straße 60
30539 Hannover
Tel.: 05 11/8 60 30

Hettstedt

Kolping-Berufsbildungswerk
Johannisstraße 31
06333 Hettstedt
Tel.: 0 34 76/81 21 60

Hof/Saale

Berufsbildungswerk
Südring 96
95032 Hof/Saale
Tel.: 0 92 81/75 90

Homburg/Saar

Jugenddorf Homburg/Saar
Berufsbildungswerk
gemeinnützige GmbH
Einöder Straße 80
66424 Homburg/Saar
Tel.: 0 68 41/69 10

Husum

Theodor-Schäfer-Berufsbildungswerk
Theodor-Schäfer-Straße 14–26
25813 Husum
Tel.: 0 48 41/8 99 20

Karben

Berufsbildungswerk Südhessen
Am Heroldsrain 16
61184 Karben
Tel.: 0 60 39/48 20

Kirchseeon

Stiftung St. Zeno
Am Hirtenfeld 11
85614 Kirchseeon
Tel.: 0 80 91/55 30

Leipzig

Berufsbildungswerk Leipzig für
Hör- und Sprachgeschädigte GmbH
Schulgasse 2
04317 Leipzig
Tel.: 03 41/2 67 70

Lingen

Berufsbildungswerk
Auguststraße 5–7
49809 Lingen
Tel.: 05 91/9 14 20

Moers

Jugenddorf Niederrhein
– Berufsbildungswerk –
Pestalozzistraße 1
47445 Moers
Tel.: 0 28 41/1 40 90

Mosbach/Baden

Berufsbildungswerk
Neckarburkener Straße 2
74821 Mosbach/Baden
Tel.: 0 62 61/8 81

Neckargemünd

Berufsbildungswerk Neckargemünd
Im Spitzerfeld 25
69151 Neckargemünd
Tel.: 0 62 23/8 90

Neumünster

Außenstelle der
Berufsbildungswerke in Husum
und Timmendorfer Strand
Am Hohrkamp 54
24537 Neumünster
Tel.: 0 43 21/9 02 30

Neuwied

Berufsbildungswerk Heinrich-Haus
Stiftsstraße 1
56566 Neuwied
Tel.: 0 26 22/88 81

Nürnberg

Berufsbildungswerk Nürnberg
für Hör- und Sprachgeschädigte mit
Berufsschule
Pommernstraße 25
90451 Nürnberg
Tel.: 09 11/6 41 40

Offenburg

Jugenddorf Offenburg –
Berufsbildungswerk
Zähringer Straße 42–59 (Südring)
77652 Offenburg
Tel.: 07 81/7 90 80

Olsberg

Berufsbildungswerk Josefsheim Bigge
Pappelallee 3
59939 Olsberg
Tel.: 0 29 62/8 00 03

Potsdam

Berufsbildungswerk im Oberlinhaus
Karl-Gruhl-Straße 45–47
14482 Potsdam-Babelsberg
Tel.: 03 31/7 07 06 79 oder 74 82 08 01

Ravensburg

Berufsbildungswerk Adolf Aich
Schwanenstraße 92
88214 Ravensburg
Tel.: 07 51/80 90

Reken
Berufsbildungswerk
Benediktushof Maria Veen
Meisenweg 15
48734 Reken
Tel.: 0 28 64/88 90

Schwarzenbruck
Berufsbildungswerk
Wichernhaus Rummelsberg
Rummelsberg 74
90592 Schwarzenbruck
Tel.: 0 91 28/50 37 00

Soest
Berufsbildungswerk für
Blinde und Sehbehinderte
Hattroper Weg 57
59494 Soest
Tel.: 0 29 21/68 42 20

Stendal
Reichsbund Berufsbildungswerk
Stendal GmbH
Werner-Seelenbinder-Ring 3
39576 Stendal
Tel.: 0 39 31/41 20 12

Stuttgart
Berufsbildungswerk Nikolauspflege
Am Kräherwald 271
70193 Stuttgart
Tel.: 07 11/6 56 40

Timmendorfer Strand
Bugenhagen Berufsbildungswerk
Strandallee 2
23669 Timmendorfer Strand
Tel.: 0 45 03/60 40

Waiblingen
Berufsbildungswerk
Steinbeisstraße 16
71332 Waiblingen
Tel.: 0 71 51/5 00 40

Wetter
Berufsbildungswerk Volmarstein
Am Grünewald 10–12
58300 Wetter
Tel.: 0 23 35/63 90

Winnenden
Berufsbildungswerk für Gehörlose,
Schwerhörige und Sprachbehinderte
Paulinenpflege
Forststraße 4–18
71364 Winnenden
Tel.: 0 71 95/69 52 02

Worms
DRK-Berufsbildungswerk
Eckenbertstraße 60
67549 Worms
Tel.: 0 62 41/95 30

Würzburg
Berufsbildungswerk Caritas –
Don Bosco-Werk GmbH
Schottenanger 15
97082 Würzburg
Tel.: 09 31/4 19 20

Weitere Ausbildungseinrichtungen, die
auch junge Menschen oder Rehabilitanden mit epileptischen Anfällen den
Anforderungen entsprechend berücksichtigen:

**Christliches Jugenddorfwerk
Deutschlands**
Gemeinnütziger Verband e. V.
– Zentrale –
Teckstraße 23
73061 Ebersbach
Tel.: 0 71 63/93 00
(Freies Bildungs- und Ausbildungs-
werk; es bietet unter anderem berufs-
vorbereitende Lehrgänge an, die in
Ausbildung, in Berufsbildungs- oder
Berufsförderungswerke führen.)

Internationaler Bund (IB)
Zentrale Geschäftsführung
Burgstraße 106
60389 Frankfurt/Main
Tel.: 0 69/94 54 50

Landesgeschäftsstelle Region
Berlin-Brandenburg, Sachsen-Anhalt
Keithstraße 16
10787 Berlin
Tel.: 0 30/2 14 09 60
(Bietet unter anderem an: Berufsbil-
dungsstätten und -zentren, ausbildungsbegleitende Hilfen, Übungswerk-
stätten usw.)

**Stephanuswerk Isny für
berufliche Rehabilitation**
Ev. Heimstiftung e. V.
Maierhöfener Straße 56
88316 Isny/Allgäu
Tel.: 0 75 62/74-0
(Bietet an: Arbeitsfindung/Arbeitser-
porbung, Förderlehrgänge und Ar-
beitsvorbereitung, Berufsausbildungen
im technischen und Bürobereich usw.;
Internat)

9. Berufsförderungswerke

Bad Pyrmont

Berufsförderungswerk
Winzenbergstraße 43
31812 Bad Pyrmont
Tel.: 0 52 81/60 10

Bad Vilbel

Berufsförderungswerk Frankfurt/Main
Huizener Straße 60
61118 Bad Vilbel
Tel.: 0 61 01/40 00

Bad Wildbad

Berufsförderungswerk Bad Wildbad
Paulinenstraße 132
75323 Bad Wildbad
Tel: 0 70 81/17 50

Berlin

Berufsförderungswerk
Epiphanienweg 1
14059 Berlin
Tel.: 0 30/30 39 90

Birkenfeld/Nahe

Berufsförderungswerk
Triererstraße 16
55765 Birkenfeld/Nahe
Tel.: 0 67 82/1 80

Brandenburg

Berufsförderungswerk Brandenburg
Kastanienallee 25
16567 Mühlenbeck
Tel.: 03 30 56/8 60

Dortmund

Berufsförderungswerk
Hacheneyer Straße 180
44265 Dortmund
Tel.: 02 31/7 10 90

Düren

Berufsförderungswerk Düren
Karl-Arnold-Straße 132–134
52349 Düren
Tel.: 0 24 21/59 80

Ganderkesee

Berufsförderungswerk Weser-Ems
Apfelallee 1
27777 Ganderkesee
Tel.: 0 42 23/7 20

Goslar

Berufsförderungswerk
Schützenallee 6–9
33644 Goslar
Tel.: 0 53 21/70 20

Halle/Saale

Berufsförderungswerk Halle/Saale
Bugenhagenstraße 30
06110 Halle/Saale
Tel.: 03 45/4 72 27

Hamburg

Berufsförderungswerk
August-Krogmann-Straße 52
22159 Hamburg
Tel.: 0 40/64 58 10

Hamm

Berufsförderungswerk
Caldenhofer Weg 225
59063 Hamm
Tel.: 0 23 81/58 70

Heidelberg

Berufsförderungswerk Heidelberg
Bonhoefferstraße
69123 Heidelberg
Tel.: 0 62 21/8 80

Kurt-Lindemann-Haus
Heidelberg-Schlierbach
Schlierbacher Landstraße 200a
69118 Heidelberg
Tel.: 0 62 21/96 77 01

Kirchseeon

Berufsförderungswerk München
Moosacher Straße 31
85614 Kirchseeon
Tel.: 0 80 91/5 10

Köln

Berufsförderungswerk Michaelshoven
Sürther Straße 171
50999 Köln
Tel.: 02 21/3 59 70

Leipzig

Berufsförderungswerk
Georg-Schumann-Straße 146
04159 Leipzig
Tel.: 03 41/9 17 50

Mainz

Berufsförderungswerk
Lortzingstraße 4
55127 Mainz-Lerchenberg
Tel.: 0 61 31/78 40

Nürnberg

Berufsförderungswerk
Schleswigerstraße 101
90427 Nürnberg
Tel.: 09 11/93 86

Oberhausen

Berufsförderungswerk
Bebelstraße 56
46049 Oberhausen
Tel.: 02 08/8 58 80

Radebeul

Berufsförderungswerk Dresden GmbH
Meißner Straße 48a
01445 Radebeul
Tel.: 03 51/8 34 16 98
ab Ende 1997/Anfang 1998:
Hellerhofstraße 35, 01129 Dresden

Schömberg

Berufsförderungswerk
Bühlhof 6
72355 Schömberg
Tel.: 0 70 84/93 30

Seelingstädt

Berufsförderungswerk Thüringen
Am Rathausplatz 2
07580 Seelingstädt
Tel.: 03 66 08/70

Staßfurt

Berufsförderungswerk Sachsen-Anhalt
Straße der Völkerfreundschaft 60
39418 Staßfurt
Tel.: 0 39 25/2 20

Stralsund

Berufsförderungswerk
Große Parower Straße 133
18435 Stralsund
Tel.: 0 38 31/2 30

Vallendar

Berufsförderungswerk
Sebastian-Kneipp-Straße 10
56179 Vallendar
Tel.: 02 61/6 40 60

Veitshöchheim

Berufsförderungswerk
Helen-Keller-Straße 5
97209 Veitshöchheim
Tel.: 09 31/9 00 10

10. Beauftragte für Behinderte

Bonn

Beauftragter der Bundesregierung
für die Belange Behinderter
Lengsdorfer Straße 72
53127 Bonn

Landesbeauftragte für Behinderte:

Berlin

Landesbeauftragte für Behinderte
Senatsverwaltung für Soziales
An der Urania 14
10787 Berlin
Tel.: 0 30/2 12 20 oder 21 22 29 17

Hamburg

Landesbeauftragter für Behinderte
Senatskanzlei
Poststraße 11
20354 Hamburg

Hannover

Landesbeauftragter für Behinderte
in Niedersachsen
Sozialministerium
Hinrich-Wilhelm-Kopf Platz 2
30159 Hannover

Kiel

Landesbeauftragter zugleich
Bürgerbeauftragter in
Schleswig-Holstein
Adolfstraße 48
24105 Kiel

Magdeburg

Beauftragter für Behinderte
in Sachsen-Anhalt
Ministerium für Arbeit und Soziales
Schellingstraße 3–4
39104 Magdeburg

Mainz

Landesbeauftragter für Behinderte
in Rheinland-Pfalz
Ministerium für Arbeit, Soziales,
Familie und Gesundheit
Postfach 3180
55021 Mainz

Potsdam

Landesbeauftragter für Brandenburg
Ministerium für Arbeit, Soziales,
Gesundheit und Frauen
Heinrich-Mann-Allee 103
14473 Potsdam

Saarbrücken

Behindertenbeauftragter im Saarland
Ministerium für Arbeit und Frauen
Franz-Josef-Röder-Straße 23
66119 Saarbrücken

Schwerin

Bürger- und Behindertenbeauftragter
beim Ministerpräsidenten
Mecklenburg-Vorpommern
Johannes-Stelling-Straße 14
19053 Schwerin

In nicht genannten Bundesländern ist
nach einem Beauftragten für die Belange von behinderten Menschen bei
dem Beauftragten der Bundesregierung zu fragen.

11. Weitere Adressen

Bonn

Arbeiterwohlfahrt e. V.
– Bundesverband –
Oppelner Straße 130
53119 Bonn

Bund Deutscher
Hirnbeschädigter e. V.
(BDH)
Humboldtstraße 32
53115 Bonn

Bundesministerium für
Arbeit
und Sozialordnung
Referat Öffentlichkeits-
arbeit
Postfach
53107 Bonn

Deutsches Rotes Kreuz
e. V.
Friedrich-Ebert-Allee 71
53113 Bonn

Reichsbund-Bundes-
verband e. V.
Beethovenallee 58
53173 Bonn

Verband der Kriegs-
und
Wehrdienstopfer,
Behinderten und
Sozialrentner Deutsch-
lands e. V. (VdK)
Wurzerstraße 2–4
53175 Bonn

Düsseldorf

Bundesarbeitsgemein-
schaft
„Hilfe für
Behinderte" e. V.
Kirchfeldstraße 149
40215 Düsseldorf

Bundesverband für
Körperbehinderte
und Mehrfachbehin-
derte
Brehmstraße 5–7
40239 Düsseldorf

Frankfurt/Main

Bundesarbeitsgemeinschaft
für Rehabilitation
Walter-Kolb-Straße 9–11
60594 Frankfurt/Main

Deutscher Paritätischer
Wohlfahrtsverband e. V.
– Gesamtverband –
Heinrich-Hoffmann-Str. 3
60528 Frankfurt/Main

Freiburg

Deutscher
Caritasverband e. V.
Karlstraße 40
79140 Freiburg

Marburg

Bundesvereinigung
Lebenshilfe
Raiffeisenstraße 18
35043 Marburg

Stuttgart

Diakonisches
Werk – EKD e. V.
Stafflenbergstraße 76
70184 Stuttgart

12. Adressen in Österreich

Hier können Informationen und Informationsmaterial angefordert werden:

Österreichische Sektion der Internationalen Liga gegen Epilspie:
(Entwickelt und verbreitet Informationen zur Epilepsie. Öffentlichkeitsarbeit. Organisiert wissenschaftliche Tagungen und Weiterbildungsveranstaltungen. Beratung Betroffener. Erteilt Auskünfte u.a. bzgl. Adressen der Selbsthilfegruppen.)

Präsident:	Prof. Dr. Gerhard Bauer
Sekretär:	Dr. Gerhard Luef
Sekretariat:	Universitätsklinik für Neurologie
	Anichstrasse 35
	A-6020 Innsbruck
	Tel. 0043 512 504 3879, Fax 0043 512 504 3852

Elterninitiative anfallkranker Kinder
(Steht rat- und hilfesuchenden Eltern epilepsiekranker Kinder bei, führt Kontakte zwischen betroffenen Eltern herbei. Beratung, Öffentlichkeitsarbeit).

Obere Augartenstr. 26–28
A-1020 Wien
Tel. 0043 1 330 16 94

Ludwig Boltzmann Institut für Epilepsieforschung

Prof. Dr. Bruno Mamoli
Neurologisches Krankenhaus Rosenhügel
Riedelgasse 5
A-1130 Wien
Tel. 0043 1 880 02 51, Fax 0043 1 880 03 84

Selbsthilfegruppe für Epilepsiekranke Tirol
(gibt heraus: Epilepsie-Information)

Turbinenweg 24
A-6250 Kundl
Tel. 0043 5338 86 24

Interessengemeinschaft für Anfallskranke (IFAK)
(gibt heraus: ZAK-Zeitschrift für Anfallkranke)

Wichtelgasse 55/17
A-1130 Wien
Tel. u. Fax 0043 1 489 52 78

13. Adressen in der Schweiz

Hier können Informationen und Informationsmaterial angefordert werden:

Schweizerische Liga gegen Epilepsie (SLgE)

(Entwickelt und verbreitet Informationen zur Epilepsie. Öffentlichkeitsarbeit. Organisiert wissenschaftliche Tagungen und Weiterbildungsveranstaltungen. Beratung Betroffener. Erteilt Auskünfte u. a. bzgl. Adressen der Selbsthilfegruppen. Herausgeber der Zeitschrift „Kontakte" – Zeitung für Epilepsie-Betroffene, sowie der Informationsschrift Epilepsie)

Geschäftsstelle: Frau Esther Hobi-Schärer
Postfach 1332
CH-8032 Zürich
Tel. 00 41/1/3 83 54 55 (ganztags: Montag, Dienstag und Donnerstag; Freitagvormittag)
Fax: 00 41/1/3 83 54 33

Schweizerische Vereinigung der Eltern epilepsiekranker Kinder – ParEpi

(Steht rat- und hilfesuchenden Eltern epilepsiekranker Kinder bei, führt Kontakte zwischen betroffenen Eltern herbei, organisiert regelmässige Zusammenkünfte und Aussprachen. Entwickelt und verbreitet Informationen zur Epilepsie. Öffentlichkeitsarbeit. Adressen von Kontaktpersonen und/oder Regionalgruppen sind über die Geschäftsstellen zu erhalten. Herausgeber vom „Mitteilungsblatt – Bulletino d'Informazione – Bulletin d'Information")

Geschäftsstelle
– deutsche
Schweiz:

Frau Regina Henggeler
Waldhofstrasse 21
CH-6314 Unterägeri
Tel. 00 41/41/7 50 50 02

Geschäftsstelle
– welsche
Schweiz:

ParEpi, Danièle Bianchi
Serre 7
CH-2000 Neuchâtel
Tel. 0 32/724 08 14

Geschäftsstelle
–Tessin:

Sig. Cristiana Gaffuri
Vicolo Pianchetta 10
CH-6877 Coldrerio
Tel. 00 41/91/6 46 47 43

Epilepsie-Vereinigung CH

(Fördert die Selbsthilfegruppen, vermittelt Adressen von Selbsthilfegruppen. Berät Betroffene. Organisiert Weiterbildungsveranstaltungen. Öffentlichkeitsarbeit)

z. Zt.:   Postfach 610
                     CH-3004 Bern-Felsenau

Weiterführende Literatur

Altrup, M., M. Specht: Informationstafeln Epilepsie. 2. Auflage, Ciba-Geigy Verlag, Wehr (1995).

Cooke, S.: Zerzaustes Käuzchen. Die Emanzipation einer Epilepsiekranken. Fischer, Frankfurt/Main (1987).

Dam, M., L. Gram: Epilepsie. Ratschläge für Betroffene und ihre Angehörigen. Hippokrates Ratgeber, Stuttgart (1987).

Daniels v., S., B. Lengert: Alternativen zum Sonderarbeitsmarkt. einfälle 42 (1992) 12–19.

Doose, H.: Epilepsien im Kindes- und Jugendalter. 10. Auflage (1995). Bezugsquelle: Desitin Arzneimittel GmbH, Weg beim Jäger 214, 22335 Hamburg (Das Buch ist nicht im Buchhandel erhältlich).

Freudenberg, D.: Soziale Entwicklung von Kindern mit verschiedenen Anfallformen unter Berücksichtigung von Schulfragen (Referat anläßlich Tagung Sozialarbeit bei Epilepsie [1984]). Tagungsbroschüre – Stiftung Michael (vergriffen).

Janz, D., H. Penin, K. F. Scheidemann, R. Thorbecke: Epilepsie-Bericht '85. Rheinland-Verlag GmbH, Köln (1985).

Kamprad, B., H.-A. Pflästerer: Gewitter im Gehirn. Epilepsie. Kreuz Verlag, Zürich (1994).

Krämer, G.: Epilepsie von A–Z. Medizinische Fachwörter verstehen. TRIAS-Thieme Hippokrates Enke, Stuttgart (1996).

Lengert, W.: Steuerrecht für Behinderte. einfälle 34 (1990) 14–15.

Mand, J.: Nichtaussonderung erwünscht. einfälle 43 (1992) 5.

Matthes, A., H. Schneble: Epilepsien. Diagnostik und Therapie für Klinik und Praxis. Thieme, Stuttgart, New York (1991).

Matthes, A., R. Kruse: Der Epilepsiekranke. TRIAS – Thieme Hippokrates Enke, Stuttgart, 5. überarb. Aufl. (1989).

Quednow, P.: Die Schulzeit geht zuende – und was nun? einfälle 41 (1992) 24–26.

Ried, S., G. Beck-Mannagetta: Epilepsie und Kinderwunsch. Blackwell Wissenschafts-Verlag, Berlin, Wien (1995).

Ried, S., H. Siemes: Tagebuch Epilepsie. Blackwell Wissenschafts-Verlag, Berlin, Wien (1996).

Schmidt, D.: Epilepsien und epileptische Anfälle. Thieme, Stuttgart, New York (1993).

Schmidt, D.: Epilepsien. Fragen und Antworten. Zuckschwerdt, München, 2. Aufl. (1988).

Schmidt, D.: Epilepsien. Fragen und Antworten. Zuckschwerdt, München, 3., erweiterte Auflage (1995).

Schneble, H.: Krankheit der ungezählten Namen. Huber, Bern, Stuttgart, Toronto (1987).

Schüler, G.: Wege und Irrwege in der beruflichen Habilation und Rehabilitation. einfälle 28 (1988) 14–17.

Schuster, U.: Lauter Stolpersteine. Über/Leben mit Epilepsie. Atempto Verlag, Tübingen (1996)

Schuster, U.: Michaels Fall. Mein Kind ist epilepsiekrank. Blackwell/Ueberreuter, Berlin (1990).

Sperling, M.: Berufsbildungswerke. einfälle 43 (1992) 29–31.

Stefan, H., J. Bauer: Status epilepticus. Springer, Berlin, Heidelberg (1990).

Stefan, H.: Epilepsien, Diagnose und Behandlung. Edition Medizin, Weinheim (1991).

Stefan, H.: Epilepsien, Diagnose und Behandlung. 2. Auflage, Chapman and Hall, Weinheim (1995).

Thorbecke, R., D. Janz, M. Specht: Arbeit und berufliche Rehabilitation bei Epilepsie. Herausgeber: Stiftung Michael, Hamburg (1995).

Thorbecke, R., G. Schüler: Schwerbehindertenausweis und das Fragerecht des Arbeitgebers nach der Schwerbehinderteneigenschaft. einfälle 33 (1990) 14–17, 21–23.

Thorbecke, R.: Behindertenwerkstätten-WORK/ARBEIT. einfälle 41 (1992) 18–21.

Wolf, P.: Einführung in die praktische Epileptologie. Beltz, Weinheim, Basel (1984).

Abbildungsnachweis

Folgende Abbildungen wurden mit freundlicher Genehmigung der genannten Autoren bzw. Verlage übernommen:

Abb. 1. H. Schneble, Krankheit der ungezählten Namen, Verlag Hans Huber, Bern/Stuttgart/Toronto 1987, Seite 19 (Abb. 3).

Abb. 4. H. Hinghofer-Szalkay, Praktische Physiologie für medizinische Assistenzberufe, 2. Auflage, Ueberreuter Wissenschaft, Wien/Berlin 1989, Seite 172 (Abb. 82).

Abb. 5. Festschrift „100 Jahre Schweizerische Epilepsie-Klinik in Zürich – 1886–1986", 1986, Seite 50.

Abb. 6. H. Schneble, Krankheit der ungezählten Namen, Verlag Hans Huber, Bern/Stuttgart/Toronto 1987, Seite 49 (Abb. 5).

Abb. 7. Fotoarchiv Dr. Rainer Sauer, Frankfurt/Main.

Abb. 8. H. Hinghofer-Szalkay, Praktische Physiologie für medizinische Assistenzberufe, 2. Auflage, Ueberreuter Wissenschaft, Wien/Berlin 1989, Seite 171 (Abb. 81).

Abb. 16. „Steinschneider", Hieronymus Bosch, Prado Madrid. Aus: Daniela-Maria Brandt, Epilepsie im Bild, Ciba-Geigy Pharma, Wehr 1985 (vergriffen).

Abb. 17. Festschrift zur 500-Jahrfeier der St. Valentinus-Kirche in Kiedrich (1493–1993), 1993, Seite 38 (Abb. 22).

Abb. 18. „Paeonie", Aquarell Albrecht Dürer, Archiv für Kunst und Geschichte, Berlin. Aus: Daniela-Maria Brandt, Epilepsie im Bild, Ciba-Geigy Pharma, Wehr 1985 (vergriffen).

Abb. 20. H. Hinghofer-Szalkay, Praktische Physiologie für medizinische Assistenzberufe, 2. Auflage, Ueberreuter Wissenschaft, Wien/Berlin 1989, Seite 166 (Abb. 78).

Abb. 22. Fotoarchiv Dr. Dietrich Hasse, Berlin.

Abb. 23. Festschrift „100 Jahre Schweizerische Epilepsie-Klinik in Zürich – 1886–1986", 1986, Seite 9.

Abb. 25. Griechische Ikone (Mitte 20. Jh.), Fotoarchiv Dr. Sibylle Ried, Berlin.

Abb. 28. „Kinderzeichnung", Archiv Brandt. Aus: Daniela-Maria Brandt, Epilepsie im Bild, Ciba-Geigy Pharma, Wehr 1985 (vergriffen).

Abb. 29. H.D. Steinmeyer, Rechtsfragen bei Epilepsie. Herausgeber: Stiftung Michael, Hamburg 1992.

Abb. 32. Berufsbildungswerke. Herausgeber: Bundesministerium für Arbeit und Sozialordnung, Referat Öffentlichkeitsarbeit, Postfach, 53107 Bonn, 1993.

Abb. 33. Berufsbildungswerke. Herausgeber: Bundesministerium für Arbeit und Sozialordnung, Referat Öffentlichkeitsarbeit, Postfach, 53107 Bonn, 1993, Seite 6.

Abb. 34. Festschrift „100 Jahre Schweizerische Epilepsie-Klinik in Zürich – 1886–1986", 1986, Seite 53.

Abb. 35. Empfehlungen zur Beurteilung beruflicher Möglichkeiten von Personen mit Epilepsie – überarbeitet 1994, Rehabilitation 33, 1994, 171–178,

Georg Thieme-Verlag, Stuttgart; Sonderdruck, überreicht von der Stiftung Michael.

Abb. 36. Berufsförderungswerke. Herausgeber: Bundesministerium für Arbeit und Sozialordnung, Referat Öffentlichkeitsarbeit, Postfach, 53107 Bonn, in Zusammenarbeit mit der Arbeitsgemeinschaft Deutscher Berufsförderungswerke, 1993.

Abb. 37. Berufsförderungswerke. Herausgeber: Bundesministerium für Arbeit und Sozialordnung, Referat Öffentlichkeitsarbeit, Postfach, 53107 Bonn, in Zusammenarbeit mit der Arbeitsgemeinschaft Deutscher Berufsförderungswerke, 1993, Seite 11.

Abb. 40. Informationen zum Schwerbehindertenrecht. Herausgeber: Landesamt für Zentrale Soziale Aufgaben – Landesversorgungsamt Berlin, Postfach 310929, 10639 Berlin, 1993, Seite 48.

Abb. 42. Das ABC der Behindertenhilfe, 4. Auflage, Arbeitsgemeinschaft der Deutschen Hauptfürsorgestellen, 48145 Münster, 1992.

Abb. 43. Informationsschrift des Landesamtes für Soziales und Versorgung, 03048 Cottbus.

Abb. 44. Fotoarchiv Frau Hildegard Ried, Frankfurt/Main.

Abb. 46. Ratgeber für Behinderte. Herausgeber: Bundesministerium für Arbeit und Sozialordnung, Referat Öffentlichkeitsarbeit, Postfach, 53107 Bonn, 1992.

Sachwortverzeichnis

Sibylle Ried/Hartmut Siemes

Tagebuch
Epilepsie

1996. 96 Seiten. 22,3 × 18,8 cm. Spiral-
heftung. DM 19,80/öS 145,–/sFr 18,50
ISBN 3-89412-218-8

Epilepsien sind Krankheiten, die nicht selten eine langwierige, ja oft lebenslange Behandlung notwendig machen. Patient und Arzt sollten Partner sein im Bemühen um eine erfolgreiche Behandlung. Der Arzt ist dabei auf umfassende Informationen über seine Patienten angewiesen; je mehr er über sie weiß, desto besser kann er ihnen helfen.

Jeder Arzt wird sich um eine möglichst vollständige Dokumentation der Krankengeschichte, Untersuchungsbefunde und Behandlungsschritte bemühen. In der Realität ergeben sich jedoch aus den verschiedensten Gründen immer wieder Lücken: gleichzeitige Betreuung eines Patienten durch mehrere Ärzte, stationäre Behandlung neben der laufenden ambulanten, Arztwechsel etwa wegen des Umzugs des Patienten oder Praxisaufgabe des Arztes. Diese Lücken wachsen mit der Dauer der Behandlung, wichtige Informationen und Befunde gehen oft verloren.

Die Wiederbeschaffung gestaltet sich dann meist für alle Beteiligten sehr müh-sam und zeitaufwendig und gelingt zuweilen auch nur bruchstückhaft. Als Patient, als Eltern epilepsiekranker Kinder oder als Betreuer von Epilepsiepatienten können und sollten Sie mithelfen, daß es erst gar nicht so weit kommt, indem Sie den Krankheitsverlauf selbst dokumentieren. Das **Tagebuch Epilepsie** hilft dabei.

Das Patienten-Tagebuch ist in fünf Kapitel – Krankengeschichte, Anfallsbeschreibungen, Diagnostik, Therapie und Adressen – unterteilt. Jedes Kapitel beginnt mit einer kurzen Einleitung, gefolgt von übersichtlichen und leicht ausfüllbaren Tabellen. Erläuterungen zum Ausfüllen der Tabellen sowie Beispiele erleichtern den Umgang mit dem Tagebuch.

Der Umfang der Tabellen ist so angelegt, daß das Tagebuch im Durchschnitt den Krankheitsverlauf von fünf Jahren erfassen kann. Es zu führen, lohnt sich – ein sorgfältig geführtes Tagebuch vergrößert den Behandlungserfolg bei einer Epilepsie.

Preisstand: 1. November 1996

Blackwell Wissenschafts-Verlag Berlin · Wien

Hartmut Siemes/Sibylle Ried
Friedemann Bedürftig

Jugend-
tagebuch E

1997. Ca. 80 Seiten. 21 × 28 cm. Broschiert. Ca. DM 28,–/öS 204,–/sFr 26,–
ISBN 3-89412-320-6

Wichtig ist es, daß das Kind selbst frühzeitig anfängt, sich mit seiner Krankheit Epilepsie auseinanderzusetzen. »Jugendtagebuch E« soll ihm hierbei eine Hilfe sein. Es ist nicht einfach, für das Erlebte Worte zu finden und sich anderen mitzuteilen. Geheimnisse aller Art aber lassen sich am ehesten dem sprichwörtlich geduldigen Papier anvertrauen. Deshalb: Jugendtagebuch E.

Im Lesen der kleinen Geschichten, im Dialog mit Vinni, dem heiteren Helfer, und im Beantworten von Fragen soll sich diese Sprachlosigkeit lösen. Das Tagebuch ist bewußt als Freiraum gestaltet, der nach Belieben weiter ausgestaltet werden kann. Vom bloßen »drin Schmökern« über Notizen nach vorgegebenen Tips bis hin zu penibler Buchführung über Befinden, Arztbesuche, Anfallsbeschreibungen, Krankengeschichte u.a. – jede Nutzung ist nützlich. Das Tagebuch nimmt nichts übel, verrät dem Arzt manches, was nur schwer sagbar ist, und hilft, die Sprachlosigkeit gegenüber einer Krankheit zu überwinden, die, besprochen viel von ihren Schrecken verlieren kann.

Das Führen eines Tagebuches soll dem Kind mit einer Epilepsie ermöglichen, sich mit seiner Krankheit auseinanderzusetzen. Zielgruppe sind betroffene Kinder und Jugendliche, vor allem im Alter von 10–16 Jahren.

Den Eltern von Kindern mit Epilepsien bereitet es oft große Probleme, die Erkrankung ihres Kindes zu akzeptieren, was sich in Sprachlosigkeit und Verschweigen niederschlägt. Andererseits gibt es Eltern, die sorgfältige Aufzeichnungen über den Verlauf der Erkrankung und die Therapien anfertigen.

Preisstand: 1. November 1996

Blackwell Wissenschafts-Verlag Berlin · Wien